Prescrição de
EXERCÍCIO *para*
EMAGRECIMENTO

CB019177

DOUGLAS POPP MARIN • DENIS FOSCHINI
CHRISTIANO BERTOLDO • JONATO PRESTES

Prescrição de EXERCÍCIO *para* EMAGRECIMENTO: uma abordagem técnica e comportamental

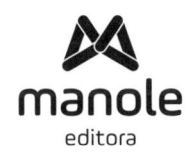

manole
editora

Copyright © Editora Manole Ltda., 2022, por meio de contrato com os autores.
Todos os direitos reservados.

Produção editorial: Flávia Pereira
Diagramação: Lira Editorial
Capa: Estúdio Galateia e Ricardo Yoshiaki Nitta Rodrigues
Imagem da capa: Istockphoto
Ilustração: Luargraf
Fotografia: arquivo pessoal dos autores

CIP-BRASIL. CATALOGAÇÃO NA PUBLICAÇÃO
SINDICATO NACIONAL DOS EDITORES DE LIVROS, RJ

P937

Prescrição de exercício para emagrecimento: uma abordagem técnica e comportamental/Douglas Popp ... [et al.]. – 1.ed. – Santana de Parnaíba [SP]: Manole, 2022.

Inclui índice
ISBN 9786555766882

1. Exercícios para emagrecimento. 2. Emagrecimento – Aspectos psicológicos. 3. Exercícios físicos – Aspectos da saúde. 4. Qualidade de vida. I. Popp, Douglas.

| 22-75563 | CDD: 613.712 |
| | CDU: 613.72-044.87 |

Camila Donis Hartmann – Bibliotecária – CRB-7/6472

EDITORA MANOLE LTDA.
Alameda América, 876 – Tamboré
Santana de Parnaíba
06543-315 – SP – Brasil
Fone: (11) 4196-6000 | www.manole.com.br | https://atendimento.manole.com.br
Impresso no Brasil | *Printed in Brazil*

AUTORES

DOUGLAS POPP MARIN

Graduado em Educação Física pela Universidade Metodista de São Paulo (2004). Especialista em Fisiologia do Exercício pela UNIFESP (2006). Mestre em Ciência do Movimento Humano (2009) e doutor em Ciências da Saúde (2019) pela Universidade Cruzeiro do Sul. Certificado como Wellness Coaching. Docente da Universidade Metodista de São Paulo. Professor de cursos de pós-graduação da Universidade Estácio de Sá, USCS, FMU, FAMERP, INADES, INSPIRAR e Uniguaçu.

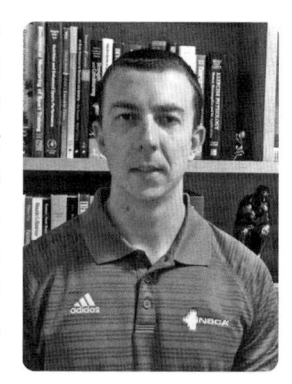

DENIS FOSCHINI

Pós-doutor em Alimentos, Nutrição e Saúde pela UNIFESP (2022). Doutor em ciências pela UNIFESP (2008). Mestre em Performance Humana pela UNIMEP (2004). Especialista em Fisiologia do Exercício pela UNIFESP (2002). Graduado em Educação Física pela UMESP (2001). Autor do livro *best-seller Prescrição e periodização do treinamento de força em academias* (Ed. Manole). Certificado em Wellness Coaching (2014 – Carevolution). Membro do grupo de estudos da Obesidade (GEO – UNIFESP). CEO da Precision Wellness (consultoria especializada em processos e

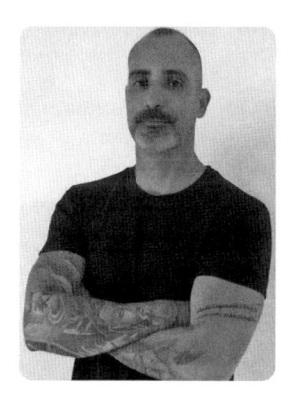

treinamentos de atendimento, com foco na retenção de clientes – desde 2001). Palestrou em eventos de Fitness/Wellness pelo Brasil, incluindo: IHRSA, Arnold Conference, Fitness Brasil, ENAF, JOPEF, BCF, Convenção Fitness.

CHRISTIANO BERTOLDO

Doutor em Ciências pela Faculdade de Medicina da UNICAMP. Mestre em Educação Física pela Universidade Metodista de Piracicaba (UNIMEP). Graduado em Educação Física pela Universidade Estadual Paulista (UNESP). Atuou como pesquisador e professor do "Programa de Mestrado em Educação Física" da Universidade Federal do Maranhão. Na prática, como treinador, coleciona premiações e foi campeão em todas as categorias do Fisiculturismo Feminino.

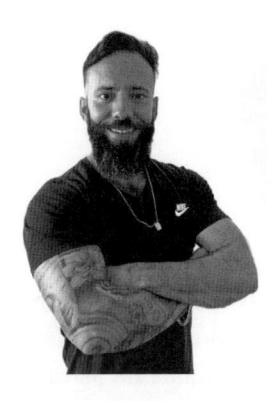

JONATO PRESTES

Pós-doutor pela Western Kentucky University. Doutor em "Ciências Fisiológicas" pela Universidade Federal de São Carlos (UFSCar). Mestre em Educação Física pela Universidade Metodista de Piracicaba (UNIMEP). Especialista em Treinamento Desportivo pela Universidade Estadual de Maringá (UEM). Graduado em Educação Física pela Universidade Estadual de Maringá (UEM). Autor dos livros *(best-seller)*: *Prescrição e periodização do treinamento de força em academias* (Ed. Manole) e *Programas de Condicionamento Físico Extremo*, além de artigos nacionais e internacionais relacionados ao treinamento de força. Possui experiência com academias de musculação e com clínicas de atividade física personalizada.

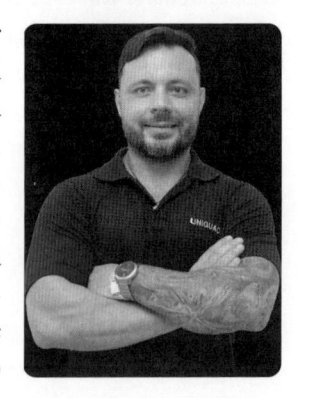

COLABORAÇÃO

LUÍS FELIPE TUBAGI POLITO

Graduado em Educação Física pela UNICID. Mestre e doutor em Educação Física pela Universidade São Judas Tadeu, com doutorado sanduíche na Stockholms universitet. Presidente do Centro de Aperfeiçoamento de Profissionais de Educação Física de Excelência – Descomplicando a Fisiologia do Treinamento – e do Programa de Preparação Física de Tenistas – Tennis Performance.

AGRADECIMENTOS

Dedico esta obra ao meu filho Bruno e à minha esposa Monica, meus grandes amores desta vida. Agradeço aos meus pais Hélio e Rosemary por todos os ensinamentos, especialmente por me ensinarem o valor da dedicação e do comprometimento, valores que permitiram a realização deste sonho. Sou grato aos amigos e parceiros desta jornada, Denis, Chris e Jonato. Obrigado pela amizade.

Douglas Popp Marin

Agradeço aos meus pais (Ronaldo e Lourdes), minha irmã (Tatiana), minha sobrinha (Malu) pelo apoio constante que foi determinante para conclusão desta obra. Aos amigos Douglas, Christiano e Jonato pela paciência e parceria ao longo dessa jornada. Aos amigos Vinícius Casão, Geovana Leite, Jorge Rota, Marcelo Rota e todos que participaram dessa fase da minha história. Dedico este livro ao grande amor da minha vida, minha filha Pietra Ferreira Foschini.

Denis Foschini

Agradeço inicialmente a oportunidade que tive e tenho pela vida, pelo viver, pelos ensinamentos e aprendizados diários. Aos meus pais, Maria José Bertoldo e Carlos Roberto Urtado, pela infância simples, repleta de sonhos, e pelos valores ímpares que me ensinaram. À minha querida irmã, Marília, exemplo de bondade e amor genuínos, pela presença e apoio incondicional em todos os capítulos da minha vida até aqui. À minha parceira, Adrielli Arnoni, por trazer novas cores à estrada da minha vida e iluminar com sua luz que me traz paz.

Aos professores e colegas de profissão, pela oportunidade de fazermos juntos esta obra; e, por fim, mas não menos importante, agradeço à oportunidade de poder escrever para você, leitor e profissional da área, um pouco desse conhecimento construído ao longo da *minha trajetória na Educação Física. Esses quase 20 anos de formação me fizeram perceber a importância da coerência ética para praticar e colocar em prática os conceitos que leio e estudo, afinal "enquanto a ciência sobe de escada, a prática sobe de elevador".*

Christiano Bertoldo

Primeiramente, agradeço aos meus pais, Hedvirges Prestes e Jauri de Oliveira Prestes; tudo que aprendi de correto e sobre como um ser humano deve se desenvolver em sua integralidade devo aos meus pais. Obrigado pelo apoio incondicional em todas as fases que me fizeram chegar a este momento, que é um dos mais importantes da minha vida, a realização de um sonho.

Aos meus queridos irmãos, Danuza Prestes, Janaina Prestes e Lucas Prestes, que também me incentivaram em todos os momentos e dificuldades. Agradeço também a todos os professores que auxiliaram na realização deste livro.

"O verdadeiro mestre não é o que ensina, mas o que inspira"
"O melhor treino é aquele que você ainda não fez"

Jonato Prestes

SUMÁRIO

PREFÁCIO

Depois que me tornei pai e escrevi um livro, descobri que esses dois grandes feitos têm muito mais em comum do que eu imaginava. Na prática, descobri que, assim como um filho é a pessoa mais importante da vida de um pai, um livro é o projeto mais importante da vida de um autor. Em outras palavras, assim como um filho está para o pai, um livro está para o autor.

Diante dessa analogia, receber o convite de um autor para prefaciar seu livro é como ser convidado pelo pai de uma criança para apadrinhar seu filho. Uma grande honra e uma enorme responsabilidade. Considerando o ensejo, aproveito o momento para deixar registrado aqui o meu agradecimento aos autores deste importante livro. A confiança depositada em mim alegra o meu coração.

A proposta deste livro começa na compreensão de que o excesso de peso é um grave e crescente problema de saúde pública mundial e, atualmente, atinge proporções nunca vistas na história da humanidade. Como consequência, emagrecer está entre os desejos mais comuns das pessoas; porém, são poucos os indivíduos que obtêm êxito nessa investida.

A ideia expressa no parágrafo anterior infelizmente é bastante comum de ser percebida no cotidiano, pois, apesar de o exercício físico ser uma das intervenções mais procuradas por pessoas que querem emagrecer, são raros os casos de sucesso. Arrisco-me a dizer que a identificação com esse contexto foi o principal motivo que lhe trouxe até este livro. Se eu acertei meu palpite, quero dizer que você fez a escolha certa.

No primeiro capítulo, os autores falam sobre a complexidade do emagrecimento, por se tratar de um processo multifatorial que deve contemplar aspectos biopsicossociais. Nesse contexto, além das informações básicas sobre as intervenções que impactam expressivamente na balança energética (alimentação, atividades e exercícios físicos), os autores exploram o que conhecemos como *spillover*, ou seja, o "efeito cascata" que o exercício físico gera sobre outros fatores, como comportamento alimentar, sono, entre outros, que também contribuem positivamente com o processo de emagrecimento.

Sei que, neste momento, você deve estar se questionando: "mas para o exercício físico proporcionar o efeito cascata, a pessoa precisa se exercitar regularmente, e esse é o grande desafio para quem está com excesso de peso". Nesse sentido, você tem toda razão e, por conhecer essa dificuldade, os autores dedicaram o segundo capítulo para discutir, em detalhes, estratégias que facilitam a mudança de hábitos, a adoção de comportamentos saudáveis e a motivação para o exercício físico.

Dando sequência a essas informações, o terceiro capítulo dedica-se a explanar os diversos fatores relacionados ao comportamento no exercício, ressaltando o processo de tomada de decisão para a prática de atividades e as razões que influenciam e determinam a adesão ao exercício, além da afetividade como ponto-chave nesse processo. Cabe destacar que há particularidades nas respostas emocionais e afetivas de pessoas com obesidade ao começar o exercício físico, e, neste livro, os autores detalham essas particularidades a fim de proporcionar um entendimento mais profundo ao leitor e, consequentemente, uma prescrição mais adequada para esse público.

Por fim, o quarto e o quinto capítulos trazem informações fundamentais sobre dois dos principais tipos de treino que podem exercer forte influência no processo de emagrecimento: treino intervalado de alta intensidade e treino de força. Além disso, abordam também as informações clássicas sobre os efeitos agudos e crônicos desses tipos de treinamento sobre o gasto energético e o emagrecimento. Os autores detalham o "efeito cascata" apresentando evidências sobre a influência que o treinamento físico exerce sobre o controle do apetite, a saciedade, o sono e outros comportamentos. Na parte relacionada à manipulação das variáveis agudas da prescrição, os autores ampliam o foco comumente observado sobre aspectos fisiológicos relacionados ao volume e à intensidade e apresentam informações relativas à prescrição e ao controle baseadas em aspectos psicofisiológicos, como percepção subjetiva de esforço, afetividade e divertimento. Esses capítulos encerram o livro com chave de ouro.

Em suma, *Prescrição de exercício para emagrecimento: uma abordagem técnica e comportamental* é um divisor de águas no entendimento sobre o processo de emagrecimento por meio do exercício. Estou certo de que sua visão sobre o processo complexo do emagrecimento e sobre a qualidade das intervenções para esse fim não será mais a mesma após a conclusão da leitura.

Aproveito para parabenizar os autores pelo excelente material, e você pelo investimento. Faça uma agradável e proveitosa leitura.

Prof. Cauê La Scala Teixeira, Ph.D.

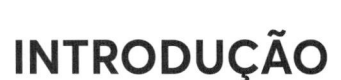

INTRODUÇÃO

Denis Foschini
Douglas Popp Marin

Conceitualmente, o emagrecimento consiste na redução do peso em função da diminuição da gordura corporal, e, segundo indicadores de saúde, os benefícios clínicos desse processo ocorrem mais evidentemente após a redução de 5% a 10% do peso corporal inicial. Existem inúmeras estratégias conhecidas e adotadas por profissionais da saúde para a redução da gordura corporal, e, nos últimos anos, a literatura científica[1-2] apresentou a combinação de três grandes estratégias necessárias para otimizar esse processo:

1. Ingestão dietética reduzida.
2. Aumento da atividade física regular.
3. Modificação de outros comportamentos.

Considerando que esse conhecimento está cada vez mais acessível para a população, por que tantas pessoas ainda têm dificuldade para emagrecer e manter o resultado atingido?

Com certeza a resposta não é simples e dependerá de muitos aspectos que envolvem o estilo de vida de cada pessoa e dos múltiplos fatores envolvidos no próprio processo de emagrecimento[3].

Por esse motivo, no capítulo 1, apresentaremos a complexidade que envolve o emagrecimento, considerando que para emagrecer uma pessoa necessitará mudar um ou mais comportamentos de seu estilo de vida. Porém, iniciar e manter novos hábitos é uma tarefa simples?

A resposta parece ser "não" para a maioria das pessoas. Por exemplo: quando analisamos os dados de adesão a programas de exercício físico em academias publicados na literatura e em relatórios do mercado *fitness*, raramente encontramos números de adesão que superam a taxa de evasão.

Um estudo publicado recentemente concluiu que apenas 37% dos ingressantes em 25 academias da Noruega conseguiram, ao longo de um ano, realizar exercício físico duas ou mais vezes por semana[4].

No Brasil, outro estudo mostrou que a probabilidade de ingressantes em uma academia do Rio de Janeiro desistirem antes de três meses foi maior que 50%[5]. Esse mesmo estudo apresentou outro dado que nos chama a atenção: a probabilidade de ingressantes com o objetivo de emagrecer desistirem do exercício antes de quatro meses foi de 88%.

Portanto, quando se pensa na adesão a programas de exercício físico para pessoas que procuram emagrecer, a escolha do tipo do exercício, dos sistemas de treino, da intensidade, do volume e de outras variáveis clássicas do treinamento, deve também considerar os aspectos psicológicos, ambientais, sociais e culturais de cada sujeito, incluindo as preferências dos clientes, as experiências anteriores (positivas e negativas), o estágio de mudança comportamental, as barreiras, o tipo e a qualidade da motivação, as respostas afetivas a diferentes protocolos de treinamento, entre outros aspectos.

Nesse sentido, os capítulos 1, 2 e 3 apresentarão bases teóricas e ferramentas práticas de abordagens da psicologia do exercício que, associadas ao conhecimento das adaptações fisiológicas e dos métodos práticos de HIIT (treinamento intervalado de alta intensidade – capítulo 4) e do treinamento de força (capítulo 5), fundamentarão a escolha de protocolos de treino seguros e eficientes, além de agradáveis e prazerosos para os diferentes perfis de clientes.

REFERÊNCIAS BIBLIOGRÁFICAS

1. Ramage S, Farmer A, Eccles KA, McCargar L. Healthy strategies for successful weight loss and weight maintenance: a systematic review. Appl Physiol Nutr Metab. 2014;39(1):1-20.
2. Collins C, Morgan P, Callister R, Fletcher K. Effectiveness of interventions with a dietary component on weight loss maintenance: a systematic review. JBI Libr Syst Rev. 2010;8(24 Suppl):1-18.
3. Teixeira P, Silva M. Repensar o peso: princípios e métodos testados para controlar o seu peso. Lisboa: Lidel; 2011.
4. Gjestvang ·C, Stensrud T, Abrahamsen F, Haakstad LAH. Motives and barriers to initiation and sustained exercise adherence in a fitness club setting: a one-year follow-up study. Scand J Med Sci Sports. 2020;00:1-10.
5. Adherence to physical activity in an unsupervised setting: explanatory variables for high attrition rates among fitness center members. Journal of Science and Medicine in Sport. 2016;19(11):916-20.

Complexidade do emagrecimento e abordagens ao cliente

Denis Foschini
Douglas Popp Marin

INTRODUÇÃO

Muitas estratégias foram desenvolvidas visando à redução do peso ou ao emagrecimento, porém, geralmente, elas não corroboram com a manutenção do novo peso/gordura corporal, o que resulta em reganho. Vários são os motivos para isso, sendo os mais comuns:

1. O nível de atividade física não é aumentado de forma regular e significativa para obter adaptações positivas. É comum que as pessoas superestimem o gasto calórico induzido pelo exercício ou não consigam manter a recomendação semanal suficiente de exercício para o emagrecimento.
2. A maioria dos programas de emagrecimento simplifica o déficit calórico por meio de um modelo matemático:
    A. impondo um limite máximo de consumo de energia (p. ex., 500-1.500 kcal/dia) ou
    B. selecionando um déficit diário específico de energia (p. ex., 600 kcal/dia) por meio do regime alimentar (restrição energética de 300 kcal/dia) e do aumento do gasto calórico induzido pelo exercício (p. ex., 300 kcal/dia).
3. Muitas pessoas emagrecem com alterações alimentares radicais, o que limita a manutenção desse padrão alimentar em longo prazo.
4. É comum o uso de medicamentos e/ou suplementos para "acelerar" tal processo, e esse efeito no emagrecimento é interrompido ao finalizar a "terapia", o que resulta em reganho do peso na maioria das vezes.

Apesar de o emagrecimento realmente depender do balanço energético negativo, pode-se notar na Figura 1 que o sucesso ou insucesso do processo será consequência de uma combinação de fatores não controláveis pelo indivíduo, incluindo: predisposição genética, aspectos endócrinos, metabólicos e os demais fatores biológicos de sua natureza, além de fatores ambientais.

A combinação da reeducação alimentar (composição da dieta + déficit calórico), com o aumento do nível de atividade física diária, tem sido a estratégia mais indicada por profissionais da saúde para a promoção do emagrecimento sustentável. Mas é possível emagrecer reeducando a alimentação sem aumentar o nível de atividade física ou vice-versa?

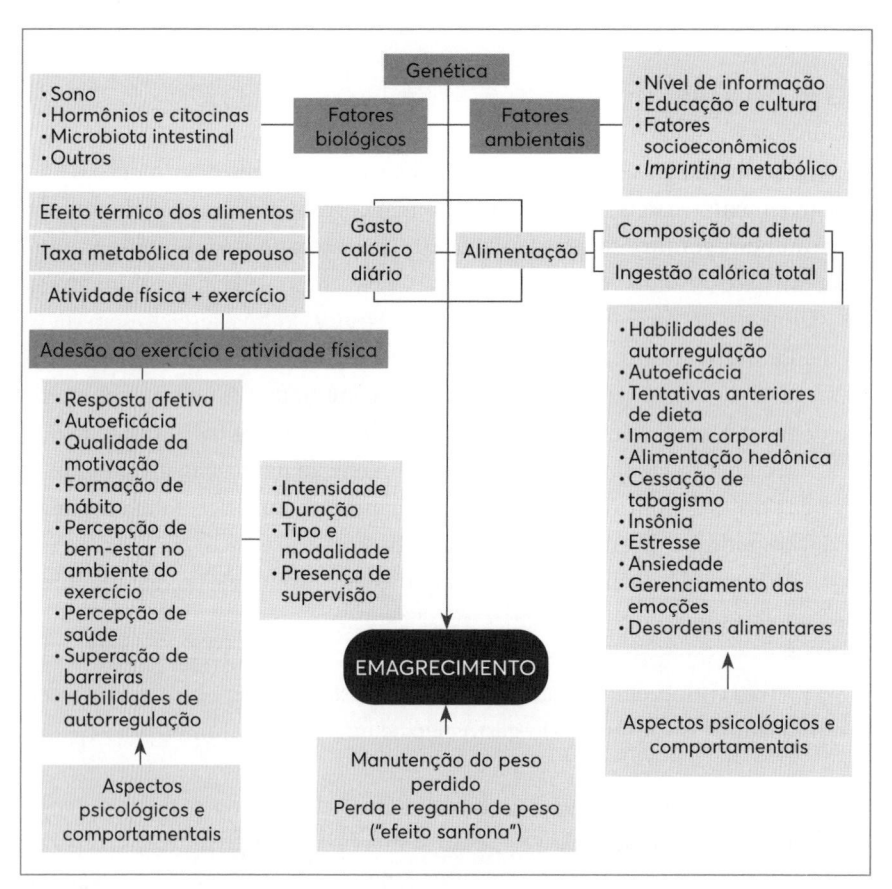

FIGURA 1 Apresentação da complexidade do processo de emagrecimento.

Uma metanálise revisou 493 estudos envolvendo três tipos de programas para emagrecimento em adultos com obesidade[1]:

1. Dieta.
2. Exercício.
3. Dieta + exercício.

Os dados mostram que o peso perdido apenas por meio de dieta, e de dieta + exercício foi de 10,7 ± 0,5 e 11 ± 0,6 kg, respectivamente, efeito maior do que somente a prática de exercício físico, 2,9 ± 0,4.

Interessantemente, no acompanhamento após um ano de intervenção, os programas de dieta e dieta + exercício resultaram na manutenção do peso perdido de 6,6 ± 0,5 e 8,6 ± 0,8 kg, respectivamente[1].

Esses dados vão ao encontro dos resultados obtidos no estudo do registro nacional de Portugal e dos EUA[2], o qual apresenta o "sucesso" de diferentes estratégias na manutenção do peso perdido. Norte-americanos e portugueses que tinham reduzido mais de 5 kg intencionalmente e sustentado esse resultado participaram do estudo, visto que mais de 80% deles relataram que conseguiram manter o peso perdido por meio da mudança em comportamentos alimentares e do aumento do nível de atividades físicas. O sucesso do exercício sem dieta foi menor que o obtido com as outras duas estratégias.

Contudo, os efeitos do exercício no processo de emagrecimento e manutenção do peso perdido vão muito além do gasto calórico. Alguns benefícios biológicos e comportamentais destacam-se, incluindo a manutenção da massa magra e da taxa metabólica basal, o controle do apetite, o aumento da oxidação de gordura, a redução do comer emocional, a melhora da imagem corporal e a redução do estresse e da ansiedade, dado que estes últimos podem gerar a fome emocional[3].

Note na Figura 1 que a adesão tanto a programas de exercício quanto a um novo padrão de ingestão alimentar é determinada direta e indiretamente por diversos fatores, entre os quais estão aspectos psicológicos e emocionais.

EMAGRECIMENTO, NUTRIÇÃO E FATORES PSICOLÓGICOS

A alimentação desempenha um papel fundamental no processo de emagrecimento, podendo ser considerada o "gargalo" desse processo.

O consumo de alimentos é influenciado por fatores fisiológicos, psicológicos, sociais e ambientais, os quais estão atrelados também à decisão de quais alimentos serão consumidos. Nesse sentido, foram descritas três dimensões psicológicas do comportamento alimentar[4]:

1. Ingestão emocional: representa a inclinação do indivíduo para comer em excesso em resposta às emoções negativas.
2. Ingestão externa: representa o excesso do consumo alimentar decorrente das caraterísticas do alimento (cheiro, aparência ou sabor), sobrepondo-se à percepção da fome/saciedade.
3. Ingestão restritiva: representa uma determinação consciente (controle cognitivo) da ingestão alimentar excessiva, com o intuito de reduzir o peso corporal ou de sustentar a perda de peso atingida[4].

Dessa forma, a literatura reporta associação entre o estado psicológico e o comportamento alimentar. Emoções específicas, como medo, raiva, tristeza, angústia e alegria, podem influenciar a motivação para comer, a resposta afetiva ao tipo de alimento, a mastigação, a escolha do alimento e a digestão[5].

Em resposta a um episódio de emoção negativa, alguns indivíduos podem aumentar ou mesmo diminuir o consumo alimentar. Não é raro conhecermos pessoas:

1. Com alimentação restritiva que aumentam o consumo alimentar em resposta a emoções positivas e negativas.
2. Que comem mais doces e alimentos ricos em gordura após um episódio de emoções negativas.
3. Com alimentação "normal", sendo menos vulneráveis, e mesmo assim suscetíveis ao consumo de alimentos de acordo com suas características cognitivas e emocionais.

A dificuldade de manter dietas restritivas ocorre devido ao comportamento de urgência disparado pelo sistema nervoso central para combater o estresse emocional o mais rápido possível. Somado a isso, comidas saborosas, ricas em gorduras e carboidratos simples, promovem resposta afetiva positiva, o que acaba reforçando seu consumo[6].

Com base no nosso humor, selecionamos o que comer, e os alimentos, geralmente, são consumidos com a intenção de melhorar o modo como lidamos com o estado de humor negativo ou como meio de lidar com o estresse[7]. A relação entre o estresse e o consumo de alimentos de conforto parece ser mediada pela secreção de hormônios glicorticoides. Dentre eles, o cortisol e a corticosterona agem no sistema de recompensa pela via dopaminérgica mesolímbica[8]. Em condições de estresse ambiental, a corticosterona estimula a secreção de corticotrofina (ACTH) e de cortisol, promovendo a resposta fisiológica ao estresse.

Durante períodos de estresse, o consumo de alimentos de conforto (ricos em carboidratos simples) reduz o fluxo do sistema nervoso simpático para o eixo hipotálamo-hipófise-adrenal, diminuindo a resposta metabólica ao estresse[8]. O consumo desses alimentos de conforto (doces, em sua maioria) parece atuar como um tipo de "medicação" para aliviar os sintomas do estresse.

Os carboidratos são classificados como simples ou complexos, de acordo com sua estrutura química. Os carboidratos simples são digeridos e absorvidos mais rapidamente que os carboidratos complexos, por isso, induzem a uma resposta rápida pós-prandial de glicose[9]. Para quantificar a resposta glicêmica dos alimentos fontes de carboidratos, Jenkins et al.[10] desenvolveram o conceito de índice glicêmico (IG – aumento da glicose plasmática), que ocorre após a ingestão de 50 g de carboidratos do alimento testado comparado com 50 g de um carboidrato de referência, geralmente glicose ou pão branco.

Em uma revisão sistemática da literatura, Roberts[11] verificou uma associação direta entre o consumo de alimentos de alto IG e o aumento subsequente da fome e/ou decréscimo da saciedade. Além disso, o autor documentou o aumento do consumo de energia (quilocalorias) após refeições de alto IG em comparação a refeições de baixo índice. Em longo prazo, o consumo de alimentos de alto IG pode promover o excesso de consumo de energia e, assim, contribuir para o ganho de peso ou para a manutenção do excesso de peso corporal.

O efeito de intervenções dietéticas para perda de peso, envolvendo dietas de baixo consumo de gordura, baixo consumo de carboidratos ou restrição calórica, foi comparado[12]. Nos primeiros seis meses de monitoramento, as intervenções de baixo consumo de carboidrato apresentaram redução significativamente maior no peso corporal em comparação a dietas de baixo consumo de gorduras. Por outro lado, após um ano de acompanhamento, não houve diferença entre a dieta de baixo consumo de carboidrato e a de baixo consumo de gordura.

Devido à alta densidade energética das gorduras e à palatabilidade aumentada por meio das comidas ricas em gorduras, é largamente aceito que o consumo de comidas ricas em gorduras conduz ao ganho de peso e à obesidade.

Por esses motivos, os principais órgãos de saúde pública recomendam dietas que controlam tanto a quantidade de quilocalorias consumidas como a de gorduras ingeridas.

Willett[13] mostrou associação positiva entre o percentual de energia ingerido a partir de gorduras e a prevalência de obesidade. Uma metanálise baseada em ensaios clínicos de curta duração demonstrou que a redução de 10% do total de energia ingerida a partir da gordura pode reduzir o peso corporal em 16 g/dia (em torno de 8,8 kg em 18 meses)[14].

Em um grande estudo randomizado de intervenção nutricional, Howard et al.[15] compararam, durante 7,5 anos, uma dieta com baixo consumo de gordura com uma dieta habitual em 48.835 mulheres pós-menopausa nos EUA. O grupo que recebeu intervenção com dieta com baixo consumo de gordura foi instruído a reduzir 20% do total de energia e a aumentar o consumo de frutas, vegetais e grãos. O grupo controle, por sua vez, recebeu uma cópia das recomendações de nutrição saudável dos EUA e continuou com seus hábitos regulares. No primeiro ano de acompanhamento, o grupo que ingeriu menos gordura perdeu mais peso que o controle, entretanto não houve diferença entre os dois grupos ao final do período de monitoramento. Esse estudo aponta que dietas de baixo consumo de gordura, isoladamente, não representam uma maneira eficaz de reduzir a adiposidade em longo prazo.

A análise de estudos que reduzem a quantidade de gorduras ingeridas deve ser realizada com cautela, levando em consideração o desenvolvimento econômico, a disponibilidade de comida e o nível de atividade física da população. Por exemplo, a população americana tem demonstrado uma redução progressiva no consumo de gorduras nas últimas duas décadas e um considerável aumento na obesidade ao mesmo tempo. Esses dados sugerem que a redução da ingestão de gordura por si só não pode explicar o fenômeno do aumento da adiposidade na população mundial.

A crença de que a ingestão de *fast-food* atrapalha o emagrecimento ou favorece o desenvolvimento de obesidade se deve à alta densidade calórica desse tipo de alimento, ao conteúdo de gordura *trans* e à palatabilidade das comidas servidas nos restaurantes *fast-food*[16].

Pereira et al.[17] durante 15 anos, investigaram em 3.031 adultos a associação entre os hábitos de *fast-food*, as alterações no peso corporal e a resistência à insulina. Os dados mostraram uma forte associação entre a frequência de visitas a restaurantes *fast-food*, o aumento do peso corporal e a resistência à insulina. Os indivíduos que frequentaram esses restaurantes mais que duas vezes por semana ganharam 4,5 kg de peso extra comparados aos consumidores que apresentaram pouca frequência (< 1 vez por semana).

Da mesma forma, French et al.[18] também observaram associação positiva entre a frequência de visitas a restaurantes *fast-food* e o ganho de peso corporal em mulheres durante três anos. Essa associação com a frequência do consumo de *fast-food* é provavelmente devida ao tamanho das porções, ao preço baixo e à palatabilidade desses alimentos.

Nas últimas décadas tem-se observado aumento no tamanho das porções de comida servidas em restaurantes *fast-food* e até mesmo nas próprias casas durante as refeições em família[19]. Como consequência, o aumento das porções promove aumento significativo da ingestão de energia.

Rolls et al.[5] investigaram o efeito do tamanho da porção sobre a ingestão de comida. Em cada refeição, os voluntários tiveram acesso a uma entre quatro porções de macarrão com queijo (500, 625, 750 ou 1.000 g) e poderiam comer *ad libitum* (à vontade). Os autores reportaram que o tamanho das porções influenciou significativamente a ingestão de comida em até 30% de quilocalorias a mais, independentemente do gênero e do índice de massa corporal (IMC) de cada voluntário.

O tamanho da porção geralmente conduz ao maior consumo de energia e deve ser levado em consideração como fator modificável para o emagrecimento, bem como na prevenção e no tratamento do excesso de peso e da obesidade.

Deliberti et al.[20] encontraram associação entre o tamanho da porção e a ingestão de quilocalorias em situação natural, ou seja, fora do ambiente laboratorial. As refeições foram apresentadas em dois tamanhos, tamanho padrão (248 g) e tamanho grande (377 g), e vendidas pelo mesmo preço em um restaurante estilo cafeteria. Após a refeição, os pratos foram recolhidos e pesados para avaliar o volume de alimento consumido. As pessoas que escolheram a porção grande consumiram 43% quilocalorias (172 kcal) a mais. Os clientes foram questionados se a refeição valia o preço proposto. Aqueles que compraram a refeição de tamanho grande atribuíram um valor significativamente maior à refeição (relação custo-benefício) do que os clientes que optaram pelo tamanho padrão.

O consumo frequente de grandes porções pode estar relacionado à compulsão alimentar. A compulsão alimentar é caraterizada por episódios de grande ingestão alimentar, por um período de tempo muito curto e, muitas vezes, de forma inconsciente e/ou acompanhada pela sensação de perda de controle após o consumo. Os episódios de compulsão alimentar incluem uma alimentação muito mais rápida que o normal, uma quantidade de comida desproporcional à fome ou é consequência de situações sociais que despertam sentimentos de vergonha, culpa, frustração ou tristeza[21].

Schelling et al.[22] documentaram que indivíduos que sofrem de compulsão alimentar apresentam maior motivação para perder peso, devido a sua insatisfação com seu corpo e com sua imagem corporal. A compulsão alimentar, isolada ou combinada a outros fatores individuais, também pode contribuir para o famoso "efeito sanfona" (flutuações no peso corporal), representado pelo processo cíclico de perda e reganho de peso. Essas flutuações são mais prevalentes em indivíduos com sobrepeso e apresentam implicações importantes na saúde[23].

Brownell e Rodin reportaram aumento do risco de morte por doença cardiovascular em indivíduos que apresentavam flutuações no peso corporal[24]. Devido ao conflito entre as metas estabelecidas para dietas e o prazer proporcionado pela comida, pessoas com ingestão restritiva apresentam atitude ambivalente em direção a comidas palatáveis (comidas de conforto)[25]. A ambivalência é definida como um estado que apresenta componentes, valores ou sentimentos em sentidos opostos. Por exemplo, pessoas com ingestão restritiva "amam" a boa comida por seu paladar, mas, ao mesmo tempo, sentem medo pela quantidade de calorias que contém.

Keller e Siergrist[4], em estudo longitudinal, acompanharam 2.733 voluntários durante quatro anos. Os autores concluíram que a ingestão emocional foi positivamente preditiva para flutuações no peso corporal. Além disso, identificaram que os participantes que apresentaram maior tendência à ingestão emocional, e as mulheres que manisfestaram maior ambivalência no início do estudo, tiveram maiores variações no peso corporal ao longo dos anos de estudo. Pessoas que reportaram estresse também admitiram maior desinibição alimentar, compulsão alimentar e fome, além de maior frequência de ingestão de comidas palatáveis, como salgadinhos, hambúrgueres e refrigerantes[26].

Em uma perspectiva fisiológica, estudos experimentais recentes sugerem que pessoas com ingestão alimentar emocional podem apresentar distúrbio nos mecanismos de controle da fome, principalmente relacionados à via de sinalização da grelina (hormônio que estimula a fome)[27]. Esses indivíduos não apresentaram declínio na concentração de grelina após uma refeição realizada ao serem expostos a algum tipo de estresse psicológico. A concentração sustentada de grelina pode favorecer o aumento da ingestão alimentar, e, embora ainda seja especulativo, o aumento da grelina nessas condições poderia manter uma associação entre emoções negativas induzidas pelo estresse psicológico e pela fome[27].

Outro fator que necessita de atenção quanto aos efeitos no processo de emagrecimento e no aumento do peso corporal é a ingestão de álcool. O álcool apresenta alta densidade energética (7 kcal/g). Estudos de curta duração têm mostrado que o álcool estimula o apetite e a ingestão de alimentos, incentivando o consumo energético[28]. A ingestão do álcool com a dieta reduz a oxidação de gordura e facilita o armazenamento de triacilglicerol. Mesmo em indivíduos saudáveis, o consumo de uma pequena dose de álcool (24 g) resulta em aumento da produção e liberação hepática de acetato, o que pode inibir a lipólise (53%) nos tecidos periféricos e a oxidação de gordura (73%)[29]. Além disso, o etanol pode não ser armazenado no corpo humano, tornando-se um substrato energético preferencial para oxidação após sua ingestão[30].

Em um estudo durante cinco anos, Wannamethee et al.[31] acompanharam 7.608 homens ingleses entre 40 a 59 anos e encontraram associação significativa entre o elevado consumo de álcool ($\geq$ 30 g/dia) e o ganho de peso corporal. Outro trabalho também mostrou que os maiores consumidores de álcool (> 75 g/ semana) foram associados com maior risco de ganho de peso (> 5 kg) em relação aos sujeitos que não consumiram álcool[32]. Até o momento, é desconhecido se o baixo ganho de peso em indivíduos que fazem consumo leve ou moderado de álcool é devido ao baixo consumo de etanol, ou se esses indivíduos também apresentam hábitos saudáveis de dieta e estilo de vida, o que impactaria na composição e no peso corporal.

Outro aspecto interessante, que, à primeira vista, parece ser uma crença popular, é referente ao tipo de bebida alcoólica. A maioria dos estudos parece concordar que o tipo de bebida alcoólica possui pouca influência sobre o ganho de peso e de gordura corporal. Cerveja, vinho ou bebidas destiladas exercem, portanto, o mesmo efeito sobre o peso corporal quando utilizados em doses elevadas (> 30 g/dia)[32].

Assim, como vimos até agora, a escolha alimentar, a frequência e a quantidade ingerida em cada refeição podem explicar (parcialmente) o aumento do peso ou a dificuldade de emagrecimento relatada pelas pessoas.

Modelo de desenvolvimento para a escolha dos alimentos

Ogden[33] comenta que a abordagem de desenvolvimento para a escolha dos alimentos fundamenta-se na aprendizagem e nas experiências no desenvolvimento das preferências alimentares na infância. A autora afirma que, para compreendermos o desenvolvimento das preferências alimentares, devemos levar em consideração a exposição, a aprendizagem social e a aprendizagem por associação.

Exposição

A aquisição de padrões de alimentação pode ocorrer em resposta à exposição repetida de alimentos (hábitos familiares), começando ainda no útero e se estendendo ao longo da vida. Por exemplo, Fisher e Birch[34] observaram que o leite materno apresenta sabores e odores que resultam da alimentação da própria mãe.

Aprendizagem social

As crianças geralmente recebem informação sobre os locais e os momentos do dia em que é adequado comer, além dos tipos de alimentos que são culturalmente considerados adequados para determinado momento do dia[34]. É esperado, portanto, que elas adotem o comportamento alimentar dos pais pela observação repetida. A aprendizagem social revela que nossas preferências alimentares mudam ao longo do tempo, e aos observamos outras pessoas comerem[35].

Aprendizagem associativa

A aprendizagem associativa refere-se ao impacto de fatores contingentes (não esperados ou desconhecidos) no comportamento e que podem ser considerados reforçadores[33]. Alguns estudos relacionam a presença de certos alimentos a um reforço ou recompensa para determinado comportamento social. Por exemplo, você já deve ter ouvido a frase: "Se você se comportar bem, poderá comer um chocolate". Tal atitude reforça a preferência pelo alimento utilizado como recompensa. Entretanto, essa relação pode apresentar efeito oposto. Ogden[33] sugere que esse tipo de estratégia pode estimular o aumento da preferência pela sobremesa, ou estimular a ingestão dos vegetais somente na presença de recompensa. Além disso, esses comportamentos podem ser mantidos ao longo da vida sem que a pessoa tenha consciência de quando e como começou.

As abordagens do modelo de desenvolvimento para a escolha dos alimentos apresentadas devem ser analisadas com moderação, isso porque, mesmo sendo comum observarmos tais situações em nosso cotidiano, os resultados foram obtidos em pesquisas de caráter laboratorial, ou seja, não foram realizados no contexto da vida real das pessoas ao longo do tempo.

Modelo cognitivo para a escolha dos alimentos

Esse modelo baseia-se na cognição do indivíduo sobre a predição e a explicação do seu comportamento alimentar. Os aspectos centrais desse modelo incluem: atitude em relação a determinado comportamento, percepção de risco (vulnerabilidade), percepção da gravidade do problema, custos e benefícios de determinado comportamento, autoeficácia e percepção de controle do comportamento.

Wamsteker et al.[36], em um estudo com indivíduos com obesidade, observaram que a perda de peso em programas de tratamento para a obesidade está positivamente associada à percepção de autoeficácia e negativamente relacionada à crença de que a obesidade tem uma causa física, e de que ela não está sob controle comportamental por parte do indivíduo. Esses resultados levaram os autores a concluir que será fundamental considerar as crenças dos indivíduos, assim como a percepção de autoeficácia destes na construção de programas de intervenção para perda de peso.

Uma das críticas ao modelo cognitivo da seleção dos alimentos aponta para o fato de que o comportamento é consequência de pensamentos racionais, ignorando o papel das emoções, como medo, prazer e culpa, no momento da escolha dos alimentos[33]. Do ponto de vista prático para o profissional da saúde, uma importante questão surge: como reduzir ou eliminar ou efeitos adversos à saúde promovidos pelo comportamento de ingestão emocional ou pela ambivalência sobre a flutuação do peso corporal?

A literatura recomenda o exercício físico como uma das estratégias para atenuar os efeitos deletérios da ingestão emocional de alimentos, sobretudo por melhorar o gerenciamento do estresse e aumentar a autorregulação do comportamento[4].

EXERCÍCIO FÍSICO, EMAGRECIMENTO, SAÚDE FÍSICA E MENTAL

Os benefícios do exercício sobre o gerenciamento do estresse e o aumento do bem-estar são bastante conhecidos[37]. Entretanto, uma evidência aponta que o estresse experienciado em diferentes situações cotidianas pode ser um importante impeditivo para atingir os benefícios do exercício para a saúde[38].

McEven[39] simplificou o conceito de estresse como algo para descrever experiências que são desafiadoras emocional e fisiologicamente. Os agentes estressores podem ser agudos ou crônicos e ter pequenas ou grandes magnitudes. O estresse pode ainda ser entendido como um estado de ameaça à homeostase do organismo, o qual reage no sentido contrário, promovendo respostas adaptativas afetivas, fisiológicas, bioquímicas e cognitivo-comportamentais. Em situações nas quais o agente estressor supera a capacidade adaptativa do organismo, observamos aumento do risco de doenças[37].

O estresse psicológico promove efeitos prejudiciais a uma ampla variedade de indicadores de saúde física e mental, levando ao desenvolvimento de doenças, como doença coronariana, infarto agudo do miocárdio, doenças infecciosas, fadiga excessiva e disfunção cognitiva.

O estresse pode influenciar o exercício de forma direta e indireta e também o comportamento do exercício, ou seja, pode reduzir o nível de atividade física das pessoas e aumentar o comportamento sedentário[40].

Estudos apontam para uma relação dinâmica e bidirecional entre o estresse psicológico e o comportamento fisicamente ativo[37]. Por exemplo, Salmon[41] sugeriu que as pessoas menos acometidas pelo estresse apresentam maior prontidão para a atividade física. Por outro lado, indivíduos que experienciam mais episódios estressantes se engajam em comportamentos compensatórios, como a ingestão de comidas de conforto de alto valor calórico, álcool, substâncias químicas diversas e sedentarismo (Figura 1). Além disso, o estresse pode influenciar negativamente a recuperação pós-exercício, atrasando a regeneração muscular e inibindo adaptações neurais ao treinamento[42].

Trazendo essa discussão para o emagrecimento, o estresse pode interferir no emagrecimento aumentando a ingestão calórica e reduzindo o gasto energético induzido pelo exercício e atividade física. Paradoxalmente, o exercício regular em intensidade moderada ou autosselecionada pode atuar como um meio de manejar ou lidar com os episódios de estresse. De fato, muitas pessoas utilizam o exercício como ferramenta para gerenciar o estresse ou reduzir seu impacto no dia a dia[37].

A ocitocina promove relaxamento e redução da resposta biológica ao estresse (glicocorticoides), além do alívio da ansiedade pela melhora na sensação de bem-estar[42]. A ocitocina pode reduzir o tônus simpatoadrenal e, portanto, reduzir a resposta de luta-ou-fuga induzida pelo estresse. A ocitocina é um neuropeptídio produzido pelo hipotálamo. Após sua síntese, a ocitocina é transportada e armazenada na hipófise posterior. Em outra via, a ocitocina é produzida por projeções específicas do núcleo paraventricular do hipotálamo, as quais liberam o neuropeptídio para outras áreas do cérebro, incluindo a amígdala, o hipocampo e o núcleo *accumbens*[43].

Dessa forma, a ocitocina auxilia na modulação da ansiedade, aumenta a confiança e reduz a sensação de medo. Também desempenha um papel importante sobre as interações interpessoais positivas, resultando em sentimentos de bem-estar mental e psicológico. Essas ações ocorrem por meio da ligação da ocitocina a receptores específicos na região central da amígdala[44].

A produção de ocitocina pode ser induzida por meditação, exercício físico e relações sociais positivas. Peterson et al. sugerem que o suporte social (amigos, familiares, profissionais da saúde) nas relações humanas pode promover aumento crônico na concentração de ocitocina, produzindo em longo prazo redução da pressão arterial e atuando como efeito antiestresse[45].

A depressão é outro fator que pode favorecer comportamentos sedentários e alterar o consumo de alimentos, pontos essenciais no processo de emagrecimento. A boa notícia é que o exercício físico pode ser uma estratégia auxiliar no tratamento de pessoas com depressão. Estudos epidemiológicos transversais indicam uma redução significativa nos sintomas de depressão entre indivíduos fisicamente ativos[46].

Poucos trabalhos compararam os benefícios do exercício à medicação antidepressiva. No estudo de Blumenthal et al.[47], 156 idosos diagnosticados com depressão moderada foram divididos aleatoriamente em três grupos:

1. Exercício físico aeróbico (30 minutos, 3 vezes por semana, 70-85% da frequência cardíaca máxima – FCmax).
2. Medicação antidepressiva.
3. A combinação de ambos.

Após 16 semanas de acompanhamento, foi observada redução similar dos sintomas de depressão entre os grupos, embora o grupo que utilizou medicação antidepressiva tenha apresentado redução mais rápida dos sintomas nos pacientes com depressão mais severa. Entretanto, seis meses depois do término do estudo, o grupo tratado com exercício mostrou a menor taxa de reaparecimento dos sintomas.

A recomendação para a intensidade, duração, frequência, tipo de exercício e progressão do treinamento ainda precisa ser mais bem estabelecida. Além disso, indivíduos que sofrem de depressão apresentam níveis mais baixos de aptidão física, tornando a prescrição do exercício limitada. Dunn et al.[48] investigaram o efeito de diferentes protocolos de exercício sobre os sintomas de depressão, em um esforço para determinar a dose mínima de exercício. Para tanto, 80 adultos diagnosticados com depressão foram recrutados e divididos aleatoriamente em cinco grupos durante 12 semanas:

1. Controle (flexibilidade três vezes por semana).
2. Baixo dispêndio energético três vezes por semana.
3. Baixo dispêndio energético cinco vezes semana.
4. Moderado dispêndio energético três vezes por semana.
5. Moderado dispêndio energético cinco vezes por semana.

Ao final da investigação, o grupo com moderado dispêndio energético apresentou maior redução dos sintomas de depressão. A frequência de três ou cinco vezes por semana não apresentou diferença entre os grupos sobre os indicadores da doença. O exercício aeróbio moderado parece ser uma ferramenta coadjuvante no tratamento de depressão, porém se sugere que os programas de exercício considerem as preferências, afetividades e outros fatores comportamentais na seleção dos exercícios. Esse conteúdo será aprofundado ao longo deste livro.

Até pouco tempo atrás, grupos de pesquisa focaram quase exclusivamente em estudos para aliviar o estresse e desordens mentais clínicas, incluindo a depressão. Contudo, pesquisas atuais demonstram que um baixo nível de mal-estar (estresse e depressão) não necessariamente significa aumento da percepção de bem-estar (felicidade e sentido de vida).

Nesse sentido, Huppert[49] reportou que o bem-estar, independentemente do nível de mal-estar, é um potente preditor de morbidade e mortalidade por todas as causas. Esses achados têm impactado significativamente na ciência atual, no sentido de direcionar os estudos e as abordagens para os aspectos positivos do comportamento e da saúde humana.

Apesar de a definição precisa de bem-estar ainda permanecer sobre debate, parece um consenso que a boa disposição compreenda dois domínios principais[50]:

1. Bem-estar hedônico (subjetivo).
2. Bem-estar eudaimônico (psicológico).

O bem-estar hedônico está associado com aspectos emocionais, como humor, sentimentos e emoções positivas, como alegria e afeto. Já o bem-estar eudaimônico está intimamente relacionado com a avaliação cognitiva da vida do indivíduo como um todo. São propostos seis domínios do bem-estar eudaimônico[50]:

1. Propósito de vida.
2. Domínio do ambiente.
3. Autoaceitação.
4. Crescimento pessoal.
5. Autonomia.
6. Relações positivas.

O processo pelo qual o exercício físico regular modula o bem-estar e a saúde mental é complexo. A literatura apresenta casualidade nos estudos associando o exercício físico ao bem-estar e à saúde mental. Isso ocorre, basicamente, porque indivíduos com melhores recursos psicológicos são provavelmente mais fisicamente ativos. Portanto, é difícil determinar se o exercício melhora a percepção de bem-estar ou vice-versa. De qualquer forma, as pessoas que praticam regularmente o exercício físico apresentam maior bem-estar e resiliência a doenças mentais, o que, por sua vez, aumenta a motivação para manutenção do comportamento fisicamente ativo[50].

Outro benefício indireto do exercício no emagrecimento é a melhora do sono. Recentemente, tem sido analisada a relação epidemiológica entre restrição do sono, obesidade e diabetes tipo 2[51]. Uma vez que a baixa qualidade de sono é um dos sintomas centrais da depressão, e a melhora dos sintomas de depressão está associada com a melhora da qualidade de sono, é razoável acreditarmos que a melhora da qualidade do sono induzida pelo exercício pode ser um mecanismo relevante no tratamento da depressão e na melhora do estado de humor[52], benefícios que podem ter impacto positivo sobre o emagrecimento e o controle do peso.

O sono pode ser definido como um estado comportamental caracterizado por imobilidade corporal prontamente reversível por estímulos externos, envolvendo funções cerebrais e orgânicas. E o exercício físico, por sua vez, é um importante aliado na promoção e melhora deste processo. O exercício físico regular:

1. Melhora a percepção subjetiva do sono.
2. Aumenta o tempo total do sono.

3. Reduz o tempo de latência para o início do sono (tempo entre o momento em que o indivíduo se propõe a dormir e aquele em que realmente inicia o sono).
4. Aumenta o sono de ondas lentas.
5. Diminui o sono REM (*rapid eye movement*).

Entretanto, o efeito agudo de uma sessão de exercício sobre as variáveis do sono ainda permanece pouco esclarecido. Acredita-se que o exercício físico pode modular o comportamento do sono por meio das alterações de temperatura[53]. Driver e Taylor[54] propuseram duas teorias para explicar a influência do exercício físico sobre o sono:

1. Teoria termorreguladora.
2. Teoria da restauração corporal e conservação de energia.

A teoria termorreguladora propõe que o exercício físico induz ao aumento acentuado da temperatura central, cutânea e cerebral relacionado às condições climáticas (temperatura e umidade), intensidade e duração do esforço. Uma atividade aeróbia em intensidade a 70% do volume de oxigênio máximo (VO_{2max}) induz ao aumento de 2 °C em 15-20 minutos de duração. A elevação da temperatura ativa os mecanismos de perda de calor, que, por fim, induzem ao sono. Entretanto, os efeitos das alterações de temperatura corporal induzidos pelo exercício sobre o sono podem ser mais observados em indivíduos com baixa qualidade ou distúrbios do sono[54].

Já a teoria da restauração corporal e conservação de energia sugere que o sono induz a menor demanda metabólica do organismo, facilitando a conservação de energia e/ou restauração tecidual. Nesse caso, o tempo total de sono e a duração do sono de ondas lentas podem aumentar em função do maior gasto energético diário, assim como pelo aumento do número de microlesões teciduais. Particularmente, o exercício físico vigoroso e o treinamento de força promovem depleção dos estoques de energia e das microlesões musculares. Esse aumento do catabolismo energético ao longo do dia favorece o efeito de supercompensação anabólica durante o sono de ondas lentas, momento em que ocorre maior secreção do hormônio do crescimento (GH) durante as 24 horas do dia.

Outro ponto interessante é que as pesquisas científicas atuais contradizem a crença de que não podemos fazer exercício próximo ao horário de dormir.

Youngstedt et al.[55] demonstraram que o exercício vigoroso em duas a três horas antes de dormir não promoveu alterações na qualidade e na duração do sono.

O exercício físico regular de intensidade moderada também está associado com o aumento do sono de ondas lentas, tempo total de sono e redução do sono REM, além de tempo de latência para início do sono[56] em indivíduos com hábitos de sono normal.

Geralmente é necessário um programa de treinamento a longo prazo para observar melhora na qualidade do sono quando avaliado por medidas objetivas (polissonografia). Irwin et al.[57] observaram aumento significativo na qualidade do sono após 12 meses de um programa de exercício físico regular. Entretanto, outros estudos apontaram melhora da qualidade do sono avaliada por questionário (Pittsburgh sleep quality index – PSQI) após somente 16 semanas de treinamento físico[58].

O exercício físico regular promove aumento do tônus parassimpático, resultando em bradicardia[59]. Essa modulação da atividade parassimpática parece estar associada com a melhora do sono e do humor em decorrência da prática regular de exercícios físicos.[60] Além da melhora do sono descrita até aqui, o exercício físico também tem sido considerado uma importante terapia não farmacológica no tratamento de transtornos do sono,[54] incluindo a Síndrome da Apneia Obstrutiva do Sono (SAOS).

A SAOS pode ser definida como episódios de parada ou redução do fluxo das vias respiratórias superiores durante o sono (duração superior a 10 segundos). O gênero masculino apresenta maior incidência devido às diferenças anatômicas das vias aéreas, perfil hormonal e acúmulo de gordura central (abdominal e pescoço). Outro dado interessante é que 70% dos indivíduos com SAOS apresentam alguns graus de sobrepeso ou obesidade.

O exercício físico regular promove benefícios significativos para o paciente acometido por SAOS, especialmente na aptidão cardiorrespiratória, no estado de humor e na redução da gordura corporal.

Então, sabendo que o emagrecimento sustentável é um processo multifatorial que envolve a mudança de hábitos, e que o exercício e a alimentação são as bases desse processo, a pergunta é: como ajudar cada cliente a ter consciência do que precisa fazer e como apoiá-lo nesse processo de mudança de hábitos?

Nesse contexto, o estilo de abordagem adotado por profissionais da saúde passa a ser mais um ponto que pode favorecer o emagrecimento, bem como a retenção de clientes.

ATENDIMENTO E ABORDAGENS PARA O EMAGRECIMENTO

O simples fato de profissionais de saúde enxergarem o emagrecimento e o tratamento para obesidade como comportamentos e não como processos multifatoriais leva a potencial discriminação e estigmatização em diferentes segmentos do atendimento em saúde[61]. Além disso, tratar a obesidade como um comportamento contribui para uma visão simplista do que é a obesidade e limita o conhecimento e o desenvolvimento de novas possibilidade de tratamento para ajudar as pessoas com excesso de peso. Um exemplo claro disso é o pensamento difundido entre profissionais da saúde de que a solução da obesidade é uma receita simples: comer menos e se movimentar mais. Ou seja, a obesidade seria simplesmente um desarranjo de dois únicos comportamentos, alimentação e nível de atividade física, o que não é verdade, como vimos até aqui.

Essa visão simplista do emagrecimento e do tratamento da obesidade pode favorecer julgamentos moralizadores, como as pessoas não emagrecem porque são: "preguiçosas", "relaxadas", "indisciplinadas", "não respeitam o próprio corpo", "não têm amor próprio", "têm cabeça de gordo", "vivem para comer", "não são inteligentes", "não têm inciativa" etc.

Estudos experimentais demonstram que palavras e pensamentos relacionados ao peso corporal podem ativar padrões automáticos de julgamento e avaliações do peso e das formas corporais das pessoas, motivando respostas afetivas negativas. Essas associações afetivas negativas em relação ao outro, mesmo de forma implícita, são sintomas de discriminação e estigmatização[62].

Evidências apontam que profissionais da saúde utilizam linguagem e estilo de comunicação discriminatórios sobre o peso das pessoas[63,64], interferindo negativamente no processo de atendimento e relacionamento com o cliente.

Desde que a obesidade foi classificada como doença em 2013, pela Associação Médica Americana, existe um movimento para incentivar a utilização de termos e linguagem que enfatizem as pessoas, não rotulando-as ou definindo-as por suas condições clínicas. Sem dúvida, mudar a forma de se comunicar com os indivíduos que desejam emagrecer ou com obesidade ajudaria a compreender respeitosamente seu estado atual e evitaria a estigmatização[62].

Diversas consequências da discriminação e estigmatização das pessoas com obesidade têm sido observadas, como:

1. Aumento das desordens alimentares.
2. Redução do nível de atividade física.

3. Aumento da obesidade.
4. Aumento de casos de depressão.
5. Aumento de pensamentos suicidas[61].

De fato, os guias e as recomendações mais recentes sobre emagrecimento e tratamento da obesidade reconhecem que o desenvolvimento da empatia e a redução das atitudes antiobesidade são os pilares da intervenção multiprofissional[61].

A empatia é a compreensão respeitosa da experiência da outra pessoa, incluindo seus desejos, sentimentos e necessidades[65]. A empatia nos permite desenvolver a curiosidade genuína a respeito de como os sujeitos pensam, seus motivadores, aspirações e crenças[66]. Nesse ponto de vista, a empatia difere da simpatia. Um indivíduo simpático se identifica com a experiência do outro, uma inclinação natural entre as pessoas. Por outro lado, um indivíduo empático procura compreender e apreciar a experiência dos outros indivíduos.

A empatia como habilidade de comunicação inclui três componentes:

1. Afetivo ou emocional: relacionado à habilidade de experimentar e compartilhar as respostas emocionais da outra pessoa. A empatia afetiva representa uma experiência vicariante, involuntária e que pode envolver muitas reações miméticas e respostas fisiológicas automáticas que espelham a experiência emocional do outro.
2. Cognitivo: relacionado à capacidade de compreender e adotar a perspectiva do outro (perspectiva segundo a qual as pessoas têm preferências, experiências e visões diferentes). A empatia cognitiva pode ocorrer na presença ou na ausência de empatia afetiva.
3. Comportamental: consiste em transmitir o entendimento explícito dos sentimentos e das perspectivas da outra pessoa, de maneira que ela se sinta compreendida.

De forma prática, algumas sugestões podem ser adotadas para reduzir as atitudes antiobesidade:

1. Receber o cliente/paciente para o atendimento com empatia e sem qualquer tipo de julgamento depreciativo.
2. Compreender que o cliente/paciente com obesidade foi exposto a diversas experiências negativas ao longo da vida, inclusive por outros profissionais da saúde.

3. Reconhecer que a obesidade tem uma etiologia complexa, causada por fatores internos e externos, e que essa condição não está totalmente sob controle voluntário.
4. Evitar o uso de algumas palavras com objetivo de manter o ambiente positivo e construtivo, fortalecendo o relacionamento com o cliente/paciente.
5. Evitar o uso do termo "pessoa obesa", substituindo-o por "pessoa com obesidade", uma vez que o termo "obesidade" não pode ser utilizado para definir o "ser", mas sim o "estar".

Dessa forma, os profissionais das áreas da saúde e educação física devem refletir:

- Quais são as principais mensagens que eu gostaria de transmitir a meu cliente?
- Essas mensagens favorecem a motivação para a mudança de estilo de vida do cliente?
- O que o excesso de peso de uma pessoa diz sobre seu caráter, valores pessoais, inteligência, estilo de vida, capacidades etc.?
- Estou ouvindo cuidadosamente o cliente de forma a compreender suas necessidades e desejos?
- Como posso atender as necessidades e os desejos de um cliente com sobrepeso?

Uma abordagem humanizada tende a ser mais construtiva no processo de mudança de hábitos e de emagrecimento, reduz a resistência à mudança e fortalece o vínculo de confiança entre profissionais e clientes. Tudo isso favorece que as pessoas percebam que estão "pisando em um terreno seguro", que podem falar com transparência sobre suas dificuldades e "erros" no modo de pensar e agir no emagrecimento; e fortalece, sobretudo, o relacionamento interpessoal positivo.

Note no Quadro 1 que a abordagem humanizada difere em muitos sentidos daquela que tradicionalmente é usada na saúde, principalmente porque nela o profissional se posiciona como autoridade, tendo a correção de comportamentos "errados" como foco da abordagem[67].

Vale reforçar que, quando o cliente se sente julgado, há uma tendência de ele justificar e esconder seus erros ou omitir as informações.

QUADRO 1 Comparação entre a abordagem tradicional e a humanizada usadas em psicologia e *coaching*

Abordagem tradicional	Abordagem humanizada
O profissional é autoridade	O profissional é parceiro
Instrutor/educador	Facilitador de mudança
"Disputa" com o cliente quem está certo ou errado	"Dança" com o cliente – busca a compreensão e se coloca junto no processo, sem julgamento
Concentra-se em corrigir o que está errado ou o que o cliente não consegue realizar	Concentra-se no que está dando certo, dá *feedbacks* positivos e promove novas possibilidades
Tem as repostas sobre o que o cliente precisa fazer	Auxilia o cliente a buscar as respostas, principalmente aquelas que estão "dentro" do cliente, sobre sua vida e experiências
Não escuta o cliente e o interrompe caso ele fuja do tópico	Deixa o cliente falar mais e aprende com sua história
Define a agenda e as metas do cliente	Esclarece e ajuda o cliente a organizar a agenda e planejar metas realizáveis naquele momento da vida

Fonte: adaptado de Moore et al., 2015[67].

A comunicação é a parte central do trabalho do profissional da saúde e do exercício físico, porém, até o momento, raramente encontramos no currículo formal dos cursos de graduação em Educação Física conteúdos dedicados ao desenvolvimento das habilidades de comunicação.

Um estilo de comunicação baseado no autoritarismo, no confronto com o cliente ou no desenvolvimento do sentimento de culpa poderá contribuir negativamente para os resultados promovidos pelo atendimento.

Por isso, o propósito da comunicação no contexto do exercício é facilitar o fluxo de informação necessária para o profissional demonstrar seu serviço, cuidado e atendimento ao cliente, bem como para trabalhar de forma colaborativa, considerando as perspectivas, as necessidades e os desejos das pessoas.

Entre muitas habilidades de comunicação que podem ser desenvolvidas por profissionais da saúde, destacaremos duas recomendadas por Moore et al.[67] e pela International Coach Federation[68]:

1. Formular perguntas abertas e fechadas, dependendo do contexto.
2. Escutar com atenção plena (escuta ativa).

Formular perguntas abertas e fechadas

"Se você quer saber algo sobre o seu cliente, faça uma pergunta." A maneira mais comum de expressar interesse ou curiosidade é fazendo perguntas. Essa é uma habilidade fundamental envolvida em todas as partes do atendimento.

Em uma anamnese tradicional ou durante o atendimento é comum usarmos perguntas fechadas, pois elas direcionam o cliente a responder de forma breve e direta. Essas perguntas são utilizadas para verificar fatos e informações, encurtar explicações longas ou controlar o fluxo da conversa.

Exemplos de perguntas fechadas:

- Você está praticando ou praticou algum tipo de exercício?
- Faz uso de algum medicamento? Qual?
- Está realizando algum tipo de dieta? Qual?

Já uma pergunta aberta requer uma resposta completa a partir do conhecimento e dos sentimentos do próprio sujeito, além de convidar o cliente a explorar conversas mais longas, gerando novos aprendizados. As perguntas abertas oferecem ampla possibilidade de explorar pensamentos e sentimentos e de demonstrar interesse e empatia. Permitem obter mais informações e conhecer mais profundamente o cliente para a customização do atendimento e do serviço. Realizar perguntas abertas é considerado uma habilidade de comunicação[67-68].

Perguntas abertas e fechadas podem ser usadas ao longo dos atendimentos, porém a escolha do tipo a ser adotado dependerá do objetivo pelo qual se formula a pergunta e do contexto que a envolve.

Exemplos de perguntas abertas no contexto do atendimento de emagrecimento:

- Qual a sua opinião sobre o exercício físico?
- Como foram suas experiências anteriores com o exercício?
- Qual foi sua melhor experiência com o exercício ao longo da vida?
- Quantos quilos você deseja emagrecer? Em quanto tempo?
- O que torna importante o emagrecimento para sua vida? Quando você emagrecer esses "X" quilos desejados, de que maneira sua vida será melhor?

- O que será necessário para você chegar a essa meta?
- Como foram suas experiências anteriores com o emagrecimento?
- Qual a sua melhor experiência com a dieta para emagrecimento?
- Como você avalia a influência do estresse e/ou da ansiedade sobre seu processo de emagrecimento?

Escutar com atenção plena

Essa, possivelmente, é a habilidade mais determinante na construção de confiança e de um bom relacionamento. É o elemento mais importante para melhorar a qualidade da comunicação entre profissional e cliente[67-68].

Trata-se da habilidade de ouvir sem julgar, ou seja, envolve "silenciar" os pensamentos e as distrações do ambiente para estar com atenção plena no cliente. Envolve ouvir o que não é dito, incluindo as melhores experiências, valores pessoais, sentimentos, desafios (barreiras), medos, hábitos e crenças, entre outros. Além disso, escutar com atenção plena é fundamental para superar a intuição e gerar melhores perguntas e reflexões evocativas[67].

Quando profissionais da saúde se distraem durante uma conversa com seu cliente, o relacionamento pode ser abalado. Talvez valha refletir:

- Distraio-me com pensamentos internos que não têm nenhuma relação com o que a outra pessoa está dizendo?
- Quando meu cliente está falando, costumo interromper minha escuta para pensar/planejar o que dizer em seguida?
- Costumo interromper as outras pessoas antes de terminarem?
- Identifico a comunicação não verbal de meus clientes?
- Permito que o que está acontecendo ao redor distraia minha atenção do atendimento?

Lembre-se de que nem todos os clientes se expressarão de forma clara, então é importante não só ouvir os fatos (escuta cognitiva), mas também os sentimentos e as necessidades por trás dos fatos (escuta afetiva). Caso você fique com alguma dúvida sobre o que o cliente falou ou quis dizer, confirme! A comunicação é um dos pilares dos relacionamentos saudáveis e duradouros.

COMO CUSTOMIZAR A ABORDAGEM AO CLIENTE DE ACORDO COM O ESTÁGIO COMPORTAMENTAL: DO INICIANTE AO AVANÇADO

Atender a um cliente iniciante no exercício (ou que ficou muito tempo sem praticá-lo) é similar a atender a um cliente que treina há cinco anos continuamente?

Muitos modelos teóricos e ferramentas foram desenvolvidos e estão sendo cada vez mais pesquisados para facilitar a mudança de comportamentos na saúde. Ao longo desta seção e dos próximos capítulos, apresentaremos diversas dessas ferramentas, seus fundamentos teóricos e suas formas de aplicação prática.

De acordo com o modelo desenvolvido por Prochasca e DiClemente[69], clientes em diferentes estágios se comportam de forma distinta, e, portanto, as abordagens devem ser adequadas às características do estágio em que se encontram.

Clientes iniciantes no exercício

Para caracterizar clientes iniciantes, consideramos as pessoas sedentárias que procuram voluntariamente o exercício para começar ou retornar sua prática.

Em geral, esses clientes chegam motivados e confiantes de que conseguirão manter a prática regular do exercício físico. Apesar de reconhecerem os benefícios do exercício e de terem um objetivo claro, é comum não comparecerem ou até mesmo sumirem repentinamente da academia. Iniciam o exercício com um planejamento para se exercitar (dias e horários estabelecidos), porém falham na execução, principalmente em função de barreiras que surgem no dia a dia ou em um período da vida[67,69].

Nesse sentido, selecionamos duas ferramentas/abordagens para o profissional do exercício usar a fim de favorecer a regularidade no exercício em clientes iniciantes nessa prática.

1. Planejamento de metas SMART.
2. Estratégias para superação de barreiras.

Metas

Para elaborar metas eficazes para o exercício, uma das sugestões é utilizar o modelo proposto por Locke e Latham[70]. Os autores sugerem que é fundamental ser específico quanto aos detalhes do planejamento, evocando questões mais profundas, como o sentido de a pessoa realizar o exercício. As metas devem atender a cinco princípios apresentados por Locke e Latham:

1. O quê?
2. Quanto?
3. Como?
4. Por quê?
5. Quando?

Específica (O quê?)

A meta deve ser definida de forma muito específica[70], a ponto de qualquer pessoa poder visualizá-la e entender exatamente o que fazer para completá-la. Deve-se detalhar ao máximo o que deve ser feito. A partir dessa descrição, você deve ser capaz de imaginar a meta e saber exatamente quando ela estará terminada.

Vejamos um exemplo. O cliente diz: "Vou praticar exercícios".

O que é praticar exercícios? Pode ser um jogo de *beach tennis,* uma caminhada em volta do quarteirão ou um treino de musculação. A importância de tornar essa meta específica significa explicar em detalhes aquilo que pretende fazer. Isso define limites e evita confusões. A sugestão é acrescentar um componente a essa meta, da seguinte forma:

META (parte 1): musculação e corrida na esteira da academia.

Dessa forma você especificará **o que** seu cliente pretende fazer para cumprir a meta.

Mensurável (Quanto?)

Mensurar uma meta significa determinar seus valores de forma quantitativa[70].

Considerando o exemplo anterior, acrescentaríamos:

O que o cliente vai fazer na musculação? Quanto do seu tempo será dedicado para isso? E quanto a correr na esteira, qual velocidade? Qual o tempo em cada atividade?

Se reescrevermos a meta acima, teremos:

META (parte 2): 40 minutos de musculação (treino de membros inferiores, método piramidal).

Treino intervalado de corrida, sendo os estímulos a 9 km/hora com intervalo ativo de dois minutos, caminhando a 6 km/hora.

Dessa forma, você especificará **o quanto** de cada atividade seu cliente pretende fazer para cumprir a meta.

Alcançável ou realizável (Como?)

Para que uma meta se concretize, é preciso saber definir quais passos serão necessários para realizá-la, ou seja, deve-se elaborar um plano de ação[70].

Você já sabe **o que** e **quanto** seu cliente pretende realizar de exercício, mas precisará entender também como será realizado.

META (parte 3): "Levar a roupa de treino para o trabalho. Sair do trabalho com a roupa do treino na mala e ir direto para a academia do outro lado da avenida."

Dessa forma, você especificará **como** seu cliente realizará sua meta!

Relevante (Por quê?)

São as principais perguntas que devemos fazer antes de elaborar a meta do cliente[70]: o que torna importante a realização dessa meta? De quais benefícios meu cliente pretende usufruir realizando essa meta?

Perguntar sobre a relevância da meta significa entender o sentido do comportamento do cliente e, sobretudo, evocar esse propósito para que ele mesmo reflita sobre os benefícios do comportamento em sua vida, atribuindo significados a eles.

Uma pergunta que sugerimos para evocar o porquê ("motivação") é: o que torna importante a realização do exercício na sua vida?

O cliente responde: emagrecer e aumentar a disposição.

O profissional explora o objetivo: o que torna importante o emagrecimento na sua vida?

META (parte 4): cliente: "Vou realizar essa rotina porque desejo emagrecer e ter mais disposição para brincar com meus filhos".

Dessa forma, você especificará **por que** seu cliente realizará sua meta!

Temporal (Quando?)

Dias e horários são importantes para reduzir as oportunidades de o cliente ficar adiando o treino. Ter uma data específica passa a ideia de desafio e aumenta o comprometimento com a meta[70].

Para fecharmos nosso exemplo, teríamos: "O cliente virá para a academia às segundas, quartas e sextas-feiras às 17 horas, logo após o trabalho".

Dessa forma, você especificará **quando** seu cliente realizará a meta.

Se pensarmos na meta como um todo, nesse momento teríamos:

- "Na próxima semana, o cliente virá para a academia na segunda, quarta e sexta-feira, às 17 horas, logo após o trabalho.

- Ele sairá de casa para trabalhar com a roupa de treino na mala e virá direto para a academia após o fim do expediente.
- Realizará musculação e corrida na esteira, sendo 40 minutos de musculação (treino de A, B e AB, método piramidal). Terminará o treino em 40 minutos. Realizará em seguida um treino intervalado de corrida, sendo os estímulos a 9 km/hora, e o intervalo ativo de dois minutos caminhando a 6 km/hora.
- Ele realizará essa rotina porque deseja emagrecer e ter mais disposição para brincar com seus filhos".

Estratégias para a superação de barreiras

Identificar as barreiras que surgem no dia a dia de cada cliente e auxiliá-lo a encontrar estratégias específicas pode ser determinante para a manutenção da prática regular do exercício físico. O profissional do exercício pode recorrer ao quadro a seguir quando perceber que o cliente está tendo dificuldade para superar tais barreiras. O Quadro 2 apresenta as estratégias para superação de barreiras pessoais, sociais ou ambientais em relação à prática de exercício físico[67,69,71-72].

QUADRO 2 Estratégias para superação de barreiras no exercício

Barreiras	Estratégias
Pessoais	
Falta de tempo	• Pedir para o cliente documentar como tem usado seu tempo durante uma semana e identificar espaços nos quais ele possa incorporar o exercício. • Encorajar o cliente a utilizar transportes relacionados à atividade física e a fazer escolhas tendo em vista um estilo de vida ativo (andar de bicicleta até o trabalho, subir escadas). • Explicar que distribuir atividades em curtos espaços de tempo (10 minutos cada) pode ser tão eficaz quanto uma atividade de longa duração.
Falta de motivação	• Discutir com o cliente as razões pelas quais ele se exercitará. • Encorajar o cliente a utilizar estratégias de automonitoramento, como controle de estímulo (gatilhos), visando um estilo de vida ativo. • Ajudar o cliente a encontrar atividades que ele sinta prazer em executar.

(continua)

QUADRO 2 Estratégias para superação de barreiras no exercício (*continuação*)

Barreiras	Estratégias
Falta de energia	• Discutir com o cliente os benefícios do exercício, incluindo o aumento de energia. • Perguntar ao cliente em qual período do dia ele acredita poder realizar consistentemente os exercícios. • Discutir sobre a alimentação para assegurar que o cliente tenha energia para realizar o exercício. • Encorajar o cliente a empregar certas estratégias, como ir direto do trabalho para a academia.
Falta de conhecimento sobre o exercício	• Utilizar "momentos de ensino" durante o treino do cliente para aumentar o conhecimento que ele possui sobre os conceitos *fitness*. • Postar nos quadros da academia ou em redes sociais os benefícios da prática regular do exercício.
Pessoais	
Não gostar de suar ou de realizar exercícios vigorosos	• Encorajar o cliente a se exercitar por um período maior sob menor intensidade. • Assegurar que o cliente entenda que se exercitar em menor intensidade também promove benefícios à saúde. • Ensinar o cliente sobre exercícios vigorosos. • Integrar, aos poucos, exercícios de alta intensidade ao programa do cliente para construir, intrinsecamente, a motivação pelos exercícios vigorosos.
Barreiras físicas (obesidade, doenças, machucados)	• Ajudar o cliente a aumentar a quantidade de exercícios gradualmente. • Prover atividades que não exacerbem condições preexistentes ou passadas. • Discutir com o cliente os benefícios do exercício, uma vez que as barreiras físicas podem vir acompanhadas de medo. • Desenvolver metas e discutir um plano para atingi-las.
Barreiras biológicas (gravidez, puberdade, velhice)	• Entender que certas mudanças biológicas podem afetar a participação atual ou passada nas atividades. • Formular programas que estejam de acordo com as necessidades do cliente e encaminhá-lo a um especialista quando necessário.

(continua)

QUADRO 2 Estratégias para superação de barreiras no exercício (*continuação*)

Barreiras	Estratégias
Má imagem corporal	• Discutir os benefícios do exercício sobre a dimensão psicológica e sobre a saúde, quando em oposição à perda/manutenção do peso. • Ajudar o cliente a desenvolver metas e recompensas não relacionadas à perda de peso. • Encorajar o cliente a reconhecer suas próprias qualidades, incluindo atribuições físicas e não físicas. • Utilizar estratégias para construir a autoestima do cliente.
Pessoais	
Motivação extrínseca	• Ajudar o cliente a desenvolver sua própria motivação intrínseca pelo exercício. Clientes com metas extrínsecas poderão se desencorajar pela falta de resultados ou tornarão-se complacentes uma vez que tais metas sejam atingidas. • Incentivar o cliente a tomar consciência da eficácia de longa duração das metas intrínsecas quando comparadas à eficácia de curta duração das metas extrínsecas, como a perda de peso.
Más experiências com exercícios no passado	• Discutir com o cliente sobre as más experiências passadas antes de começar o programa de treinamento. • Considerar cada experiência ruim relatada pelo cliente para assegurar que o programa e as metas darão suporte ao desenvolvimento da autoeficácia e da autoestima.
Medo de se machucar	• Informar o cliente sobre a experiência e as credenciais de todos os profissionais envolvidos (equipe multidisciplinar). • Comunicar-se com o cliente durante todo o programa de treinamento. • Avançar gradativamente no programa de treinamento, conforme o aumento do nível de condicionamento físico do cliente.
Sociais	
Família/ amigos/ trabalho/ obrigações	• Encorajar o cliente a ter uma séria discussão com familiares e amigos próximos sobre suas necessidades e objetivos. • Ensinar o cliente a acessar o suporte social tangível de que poderá necessitar para cumprir suas obrigações. • Discutir as prioridades do cliente para que ele possa identificar circunstâncias nas quais as obrigações são autoimpostas (p. ex., dizer "sim" para todo mundo).

(continua)

QUADRO 2 Estratégias para superação de barreiras no exercício (*continuação*)

Barreiras	Estratégias
Falta de apoio social	• Encorajar o cliente a ter uma séria discussão com familiares e amigos próximos sobre suas necessidades e objetivos. • Pedir ao cliente que identifique o apoio social de que precisa para se exercitar. Depois, discutir vários métodos para conseguir esse suporte. • Ajudar o cliente a identificar atividades que ele possa realizar com familiares e amigos (p. ex., atividades que os familiares e amigos gostem de fazer).
Sociais	
Atividades culturalmente inapropriadas e papel esperado para o gênero	• Esclarecer que os papéis desempenhados por mulheres e homens podem variar de acordo com a família, a idade e a cultura. Seja consciente sobre as diferenças entre as obrigações atribuídas aos indivíduos de cada gênero. Ajude o cliente a desenvolver estratégias para superar essas barreiras, desde que estejam de acordo com seu estilo de vida e crenças.
Ambientais	
Falta de acesso a programas e estruturas (custo e estruturas)	• Compartilhar com o cliente ideias de transporte relacionado à atividade física e ao estilo de vida mais saudável, além de atividades ao ar livre que ele possa utilizar fora da sessão de treino. • Preparar o cliente para tornar-se independente quanto a seu comportamento em relação aos exercícios, ensinando, inclusive, sobre como evitar recaídas. • Ajudar o cliente a tornar-se interessado em buscar oportunidades de exercícios gratuitos na comunidade. • Oferecer opções de vídeos de exercícios que possam ser utilizados em casa.
Questões de segurança (falta de calçadas, de faixa de ciclista, de segurança nas ruas)	• Ajudar o cliente a identificar parques ou lugares tranquilos onde possa realizar seus exercícios. • Usar estratégias sobre acesso social para ajudar o cliente a recrutar amigos e familiares para se exercitarem com ele. • Oferecer uma lista de equipamentos acessíveis que ele possa ter em casa e prescrever exercícios que possam ser realizados com amigos e familiares.

(continua)

QUADRO 2 Estratégias para superação de barreiras no exercício (*continuação*)

Barreiras	Estratégias
Mau tempo	• Ensinar o cliente a criar um plano "B", visando a planos-suporte em caso de adversidades. • Ensinar o cliente a se planejar em relação às mudanças de tempo. Discutir com ele sobre a vestimenta apropriada e as temperaturas extremas.

Clientes praticantes de exercício regularmente

Geralmente, clientes que atingem seis meses ou mais de prática regular de exercício físico têm menor tendência à desistência, porém o estresse e as emoções negativas são capazes de produzir "deslizes" durante as fases iniciais da manutenção da regularidade no exercício. Se os motivos forem reconhecidos rapidamente, o profissional poderá proporcionar ao cliente o apoio necessário para prevenir esses deslizes.

Dessa forma, fortalecer a confiança do sujeito, prescrever o programa de treinamento de acordo com o nível de competência do cliente, realizar reavaliações físicas periódicas para acompanhamento e comparação dos parâmetros iniciais, dar *feedbacks* que reforcem os resultados positivos do programa, estabelecer novas metas, variar o programa de exercícios com maior frequência e elogiar o comportamento ativo (sem exageros) são exemplos de abordagens recomendadas para facilitar o avanço do cliente na direção de um estilo de vida mais ativo[67].

Nos próximos dois capítulos, apresentaremos outros fundamentos que considerarão aspectos metodológicos técnicos e comportamentais para prescrição do exercício visando ao emagrecimento sustentável.

REFERÊNCIAS BIBLIOGRÁFICAS

1. Miller W, Koceja D, Hamilton EJ. A meta-analysis of the past 25 years of weight loss research using diet, exercise or diet plus exercise intervention. International Journal of Obesity. 1997;21:941-7.
2. Vieira PN, Teixeira P, Sardinha LB, Santos T, Coutinho S, Mata J, Silva MN. Sucesso na manutenção do peso perdido em Portugal. Ciênc. Saúde Coletiva. 2014;19(01):84-92.
3. Chin SH, Kahathuduwa CN, Binks M. Physical activity and obesity: what we know and what we need to know. Obes Rev. 2016;17(12):1226-44.
4. Keller C, Siegrist M. Ambivalence toward palatable food and emotional eating predict weight fluctuations: results of a longitudinal study with four waves. Appetite. 2015;85:138-45.

5. Rolls BJ, Morris EL, Roe LS. Portion size of food affects energy intake in normal-weight and overweight men and women. Am J Clin Nutr. 2002;76(6):1207-13.

6. Macht M. How emotions affect eating: a five-way model. Appetite. 2008;50(1):1-11.

7. Christensen L, Brooks A. Changing food preference as a function of mood. J Psychol. 2006;140(4):293-306.

8. Dallman MF, Pecoraro NC, la Fleur SE. Chronic stress and comfort foods: self-medication and abdominal obesity. Brain, Behavior, and Immunity. 2005;19(4):275-80.

9. Malik VS, Hu FB. Popular weight-loss diets: from evidence to practice. Nat Clin Pract Cardiovasc Med. 2007;4(1):34-41.

10. Jenkins DJ, Wolever TM, Taylor RH, Barker H, Fielden H, Baldwin JM, et al. Glycemic index of foods: a physiological basis for carbohydrate exchange. Am J Clin Nutr. 1981;34(3):362-6.

11. Roberts SB. High-glycemic index foods, hunger, and obesity: is there a connection? Nutr Rev. 2000;58(6):163-9.

12. Nordmann AJ, Nordmann A, Briel M, Keller U, Yancy WS, Jr., Brehm BJ, et al. Effects of low-carbohydrate vs low-fat diets on weight loss and cardiovascular risk factors: a meta-analysis of randomized controlled trials. Arch Intern Med. 2006;166(3):285-93.

13. Willett WC. Dietary fat plays a major role in obesity: no. Obes Rev. 2002;3(2):59-68.

14. Bray GA, Popin BM. Dietary fat intake does affect obesity! Am J Clin Nutr. 1998;68(6):1157-73.

15. Howard BV, Manson JE, Stefanick ML, Beresford SA, Frank G, Jones B, et al. Low-fat dietary pattern and weight change over 7 years: the Women's Health Initiative Dietary Modification Trial. Jama. 2006;295(1):39-49.

16. Bowman SA, Gortmaker SL, Ebbeling CB, Pereira MA, Ludwig DS. Effects of fast-food consumption on energy intake and diet quality among children in a national household survey. Pediatrics. 2004;113(1 Pt 1):112-8.

17. Pereira MA, Kartashov AI, Ebbeling CB, Van Horn L, Slattery ML, Jacobs DR, Jr., et al. Fast-food habits, weight gain, and insulin resistance (the Cardia study): 15-year prospective analysis. Lancet. 2005;365(9453):36-42.

18. French SA, Harnack L, Jeffery RW. Fast food restaurant use among women in the Pound of Prevention study: dietary, behavioral and demographic correlates. Int J Obes Relat Metab Disord. 2000;24(10):1353-9.

19. Nielsen SJ, Popkin BM. Patterns and trends in food portion sizes, 1977-1998. Jama. 2003;289(4):450-3.

20. Diliberti N, Bordi PL, Conklin MT, Roe LS, Rolls BJ. Increased portion size leads to increased energy intake in a restaurant meal. Obes Res. 2004;12(3):562-8.

21. Zeeck A, Stelzer N, Linster HW, Joos A, Hartmann A. Emotion and eating in binge eating disorder and obesity. Eur Eat Disord Rev. 2011;19(5):426-37.

22. Schelling S, Munsch S, Meyer AH, Margraf J. Relationship between motivation for weight loss and dieting and binge eating in a representative population survey. Int J Eat Disord. 2011;44(1):39-43.

23. Elfhag K, Rossner S. Who succeeds in maintaining weight loss? A conceptual review of factors associated with weight loss maintenance and weight regain. Obes Rev. 2005;6(1):67-85.

24. Brownell KD, Rodin J. Medical, metabolic, and psychological effects of weight cycling. Arch Intern Med. 1994;154(12):1325-30

25. Stroebe W, van Koningsbruggen GM, Papies EK, Aarts H. Why most dieters fail but some succeed: a goal conflict model of eating behavior. Psychol Rev. 2013;120(1):110-38

26. Groesz LM, McCoy S, Carl J, Saslow L, Stewart J, Adler N, et al. What is eating you? Stress and the drive to eat. Appetite. 2012;58(2):717-21

27. Raspopow K, Abizaid A, Matheson K, Anisman H. Anticipation of a psychosocial stressor differentially influences ghrelin, cortisol and food intake among emotional and non-emotional eaters. Appetite. 2014;74:35-43.

28. Westerterp-Plantenga MS, Verwegen CR. The appetizing effect of an aperitif in overweight and normal-weight humans. Am J Clin Nutr. 1999;69(2):205-12.

29. Siler SQ, Neese RA, Hellerstein MK. De novo lipogenesis, lipid kinetics, and whole-body lipid balances in humans after acute alcohol consumption. Am J Clin Nutr. 1999;70(5):928-36
30. Jequier E. Alcohol intake and body weight: a paradox. Am J Clin Nutr. 1999;69(2):173-4.
31. Wannamethee SG, Shaper AG. Alcohol, body weight, and weight gain in middle-aged men. Am J Clin Nutr. 2003;77(5):1312-7.
32. Rissanen AM, Heliovaara M, Knekt P, Reunanen A, Aromaa A. Determinants of weight gain and overweight in adult Finns. Eur J Clin Nutr. 1991;45(9):419-30.
33. Ogden J. The psychology of eating: from healthy to disordered behavior. 2nd ed. Blackwell Publishing; 2010.
34. Fisher JO, Birch LL. Eating in the absence of hunger and overweight in girls from 5 to 7 y of age. Am J Clin Nutr. 2002;76(1):226-31.
35. Addessi E, Galloway AT, Visalberghi E, Birch LL. Specific social influences on the acceptance of novel foods in 2-5-year-old children. Appetite. 2005;45(3):264-71.
36. Wamsteker EW, Geenen R, Iestra J, Larsen JK, Zelissen PM, van Staveren WA. Obesity-related beliefs predict weight loss after an 8-week low-calorie diet. J Am Diet Assoc. 2005;105(3):441-4.
37. Stults-Kolehmainen MA, Sinha R. The effects of stress on physical activity and exercise. Sports Medicine. 2014;44(1):81-121.
38. Lutz RS, Bartholomew JB, Stults-Kolehmainen MA. Exercise caution when stressed: stages of change and the stress-exercise participation relationship. Psychol Sport Exerc. 2010;11(6):560-7.
39. McEwen BS. Physiology and neurobiology of stress and adaptation: central role of the brain. Physiol Rev. 2007;87(3):873-904.
40. Hamer M. Psychosocial stress and cardiovascular disease risk: the role of physical activity. Psychosomatic Medicine. 2012;74(9):896-903.
41. Salmon P. Effects of physical exercise on anxiety, depression, and sensitivity to stress: a unifying theory. Clin Psychol Rev. 2001;21(1):33-61.
42. Bartholomew JB, Stults-Kolehmainen MA, Elrod CC, Todd JS. Strength gains after resistance training: the effect of stressful, negative life events. J Strength Cond Res. 2008;22(4):1215-21.
43. Ishak WW, Kahloon M, Fakhry H. Oxytocin role in enhancing well-being: a literature review. J Affect Disord. 2011;130(1-2):1-9.
44. Huber D, Veinante P, Stoop R. Vasopressin and oxytocin excite distinct neuronal populations in the central amygdala. Science. 2005;308(5719):245-8.
45. Petersson M. Cardiovascular effects of oxytocin. Prog Brain Res. 2002;139:281-8.
46. Buckworth J, Dishman RK. Exercise psychology. Champaign, IL: Human Kinetics; 2002.
47. Blumenthal JA, Babyak MA, Moore KA, Craighead WE, Herman S, Khatri P, et al. Effects of exercise training on older patients with major depression. Archives of Internal Medicine. 1999;159(19):2349-56.
48. Dunn AL, Trivedi MH, Kampert JB, Clark CG, Chambliss HO. Exercise treatment for depression: efficacy and dose response. American Journal of Preventive Medicine. 2005;28(1):1-8.
49. Huppert FA. A new approach to reducing disorder and improving well-being. Perspect Psychol Sci. 2009;4(1):108-11.
50. Clow AE, S. Physical activity and mental health. Human Kinetics; 2014.
51. Knutson KL, Van Cauter E. Associations between sleep loss and increased risk of obesity and diabetes. Annals of the New York Academy of Sciences. 2008;1129:287-304.
52. Uchida S, Shioda K, Morita Y, Kubota C, Ganeko M, Takeda N. Exercise effects on sleep physiology. Frontiers in Neurology. 2012;3:48.
53. Folkins CH. Effects of physical training on mood. Journal of Clinical Psychology. 1976;32(2):385-8.
54. Driver HS, Taylor SR. Exercise and sleep. Sleep Medicine Reviews. 2000;4(4):387-402.
55. Youngstedt SD, Kripke DF, Elliott JA. Is sleep disturbed by vigorous late-night exercise? Medicine and Science in Sports and Exercise. 1999;31(6):864-9.

56. Kubitz KA, Landers DM, Petruzzello SJ, Han M. The effects of acute and chronic exercise on sleep: a meta-analytic review. Sports Medicine. 1996;21(4):277-91.
57. Irwin MR, Olmstead R, Motivala SJ. Improving sleep quality in older adults with moderate sleep complaints: a randomized controlled trial of Tai Chi Chih. Sleep. 2008;31(7):1001-8.
58. King AC, Oman RF, Brassington GS, Bliwise DL, Haskell WL. Moderate-intensity exercise and self-rated quality of sleep in older adults: a randomized controlled trial. Jama. 1997;277(1):32-7.
59. Sandercock GR, Bromley PD, Brodie DA. Effects of exercise on heart rate variability: inferences from meta-analysis. Medicine and Science in Sports and Exercise. 2005;37(3):433-9.
60. Chennaoui M, Arnal PJ, Sauvet F, Leger D. Sleep and exercise: a reciprocal issue? Sleep Medicine Reviews. 2015;20C:59-72.
61. Durrer Schutz D, Busetto L, Dicker D, Farpour-Lambert N, Pryke R, Toplak H, et al. European practical and patient-centred guidelines for adult obesity management in primary care. Obes Facts. 2019;12(1):40-66.
62. Puhl RM. What words should we use to talk about weight? A systematic review of quantitative and qualitative studies examining preferences for weight-related terminology. Obes Rev. 2020:1-28.
63. Mensinger JL, Tylka TL, Calamari ME. Mechanisms underlying weight status and healthcare avoidance in women: a study of weight stigma, body-related shame and guilt, and healthcare stress. Body Image. 2018;25:139-47.
64. Phelan SM, Burgess DJ, Yeazel MW, Hellerstedt WL, Griffin JM, van Ryn M. Impact of weight bias and stigma on quality of care and outcomes for patients with obesity. Obes Rev. 2015;16(4):319-26.
65. Falcone E. A avaliação de um programa de treinamento da empatia com universitários. Revista Brasileira de Terapia. 1999;1(1):23-32.
66. Krznaric R. O poder da empatia: a arte de se colocar no lugar do outro para transformar o mundo. Rio de Janeiro: Zahar; 2015.
67. Moore M, Tschannen-Moran B, Jackson E. Coaching psychology manual. Wolters Kluwer: ACSM; 2015.
68. International Coach Federation. Coaching competencies. Disponível em: https://coachingfederation.org/core-competencies. Acesso em: Dez. 2021.
69. Prochaska J, DiClemente C. Stages and processes of self-change in smoking: toward an integrative model of change. Journal of Consulting and Clinical Psychology. 1983;5:390-5.
70. Locke EA, Latham GP. Building a practically useful theory of goal setting and task motivation. American Psychologist. 2012;57(9):705-17.
71. ACSM. ACSM's guidelines for exercise testing and prescription. 10th ed. Philadelphia, PA: LWW; 2017.
72. Prestes J, Foschini D, Charro MA, Marchetti PH. Prescrição e periodização do treinamento de força em academias. 2.ed. Barueri: Manole; 2016. p.19-21.

Mudança de hábitos e motivação para o emagrecimento

Douglas Popp Marin
Denis Foschini

INTRODUÇÃO: POR QUE É TÃO DIFÍCIL EMAGRECER?

Atualmente, encontramos um quadro pouco animador com relação ao sucesso dos programas e estratégias de emagrecimento. A literatura reporta que apenas 20% das pessoas com obesidade e que procuram tratamento conseguem perder peso (10% do peso inicial) e manter o peso saudável por pelo menos um ano[1]. É importante que as pessoas que buscam emagrecer e os profissionais da saúde dispostos a ajudar entendam que o emagrecimento é multifatorial e um evento que ocorre em longo prazo, ou seja, leva tempo para perder peso e sustentá-lo por muito tempo.

Muitas estratégias disponíveis no mercado valorizam excessivamente a magnitude e a velocidade da perda de peso inicial, porém não são compatíveis com a manutenção do peso perdido. Teixeira e Silva[2] destacam algumas práticas e problemas associados:

- O peso é reduzido apenas com alterações alimentares.
- Dietas muito restritivas e radicais são impossíveis de serem integradas em um plano alimentar a longo prazo.
- Mudanças de alimentação dependentes de prescrição que não incluem uma clara vertente de educação para alimentação saudável.
- Dependência de drogas e suplementos questionáveis para emagrecer (o uso será interrompido em algum momento).
- O nível de atividade física não é aumentado de forma consistente.

- Os recursos próprios, as preferências pessoais, as capacidades e a autonomia do indivíduo que deseja emagrecer não são suficientemente explorados.

- A gestão do peso e as alterações comportamentais necessárias são encarados como processos separados dos valores, significados, autoconceito, objetivos de vida e outras características das pessoas que desejam emagrecer.

MUDANÇA DE COMPORTAMENTO PARA O EMAGRECIMENTO

Muitos estudos realizados por meio de ensaios clínicos randomizados e controlados verificaram a eficiência dos diferentes modelos de intervenção comportamental para promoção do emagrecimento. Mas, afinal, o que é comportamento?

O comportamento é amplamente definido como qualquer realização que um organismo ou ser vivo faz, o que inclui ações, palavras e manifestações de emoções e pensamentos[3]. Para promover mudanças no estilo de vida, o comportamento deve ser observável, mensurável e definido.

A literatura científica apresenta uma série de comportamentos positivos para o emagrecimento, o que significa que pessoas que desejam emagrecer poderiam se beneficiar desses meios para mudar sua situação. Entretanto, ao mesmo tempo que observamos tais avanços tecnológicos, percebemos também que a adesão aos comportamentos cientificamente recomendados é baixa e de difícil promoção. Os estudos em fisiologia do exercício têm proporcionado um acúmulo de evidências sobre os efeitos de diferentes doses de exercício, principalmente em relação aos aspectos de intensidade, duração e tipo de exercício, podendo auxiliar na redução da gordura corporal. No entanto, devemos lembrar que essas doses de exercício cientificamente demonstradas são eficazes apenas para aquelas pessoas que conseguem inserir o exercício regular em seu estilo de vida e repeti-lo inúmeras vezes.

O emagrecimento envolve essencialmente uma mudança de comportamento em direção a um novo estilo de vida. Portanto, as emoções, os pensamentos e as relações sociais constituem um pano de fundo fundamental às decisões do dia a dia, tais como realizar atividade física, buscar conhecimentos sobre saúde, escolher melhor os alimentos e monitorar o peso corporal, entre outros. O desafio encontra-se em estimular e desenvolver padrões de comportamento ajustados ao emagrecimento, bem como em promover sua manutenção a longo prazo. Devemos lembrar que o profissional do exercício que trabalha com estratégias de mudança de comportamento voltadas para o emagrecimento e o bem-estar não afeta diretamente o comportamento final do indivíduo, mas sim os condicionantes internos e externos que estimulam a tomada de decisão. Dessa forma, a alteração do comportamento (fazer exercício ou escolher melhor os alimentos) representa apenas a tradução visível de tudo o que aconteceu[2]. As intervenções e estratégias têm resultados no emagrecimento porque afetam as variáveis mediadoras do processo ou do comportamento (motivação, autoeficácia, habilidades e competências, autorregulação do comportamento).

Teixeira et al.[4] exploraram algumas variáveis que ajudariam a explicar quais pessoas obtêm sucesso nos programas de intervenção para o emagrecimento. Tipicamente, os sujeitos que abandonam os programas precocemente apresentam maior índice de massa corporal (IMC) e menor nível de atividade física, já fizeram mais que quatro tentativas de dietas no último ano e apresentaram maiores flutuações no peso corporal nos últimos meses.

Algumas observações mostram que o número de participações ou tentativas de emagrecer pode influenciar negativamente no sucesso da perda de peso. Por exemplo, identificar clientes que passaram por três a quatro tentativas de dietas recentes pode indicar um possível caso de desistência precoce, ou improbabilidade de sucesso. Do mesmo modo que reforçar aspectos relacionados à autoeficácia pode favorecer a manutenção do comportamento nos processos futuros. Esses autores destacaram que os participantes que abandonaram o programa de emagrecimento baseado em mudança de estilo de vida apresentavam maiores expectativas para perda de peso e maior estresse emocional[4].

Nesse sentido, Teixeira et al.[5] analisaram por meio de um estudo de metanálise os possíveis mediadores do processo de emagrecimento em curto, médio e longo prazo. Podemos entender como mediadores os elementos trabalhados em um programa de intervenção para mudança de comportamento que são "responsáveis" pelo alcance dos resultados desejados. Alguns mediadores foram considerados potencialmente efetivos para o emagrecimento: motivação autônoma, autoeficácia, superação de barreiras, habilidades de autorregulação, flexibilidade psicológica na alimentação e satisfação com a imagem corporal. Esse estudo identificou ainda os mediadores para adesão à atividade física, incluindo motivação autônoma, autoeficácia e habilidades de autorregulação para o exercício. Em resumo, é possível sugerir que os resultados de emagrecimento obtidos nesses estudos são decorrentes da forma como os mediadores do comportamento foram manipulados.

HÁBITOS RELACIONADOS À SAÚDE

Alcançar determinado resultado no emagrecimento pressupõe desenvolver um conjunto de novos comportamentos, com base em decisões conscientes de fazer novas escolhas e executar ações diferentes de forma repetida, a ponto de conquistar um resultado diferente do atual. Por isso, mudar comportamentos é um processo difícil e trabalhoso – somos seres de hábitos.

Muitas ações e comportamentos relacionados à saúde são repetidamente executados com mínima premeditação, ou seja, são automatizados. Muitas pessoas mantêm seu nível de exercício regular e alimentação saudável por meio da formação de novos hábitos[6]. Para que isso aconteça, é necessário repetir esses novos comportamentos até que façam parte de uma nova rotina. Talvez aí esteja um dos principais desafios. Existe algo em comum entre todos os seres humanos, aquilo que faz parte de nossa própria natureza: buscamos naturalmente atividades que promovam prazer e bem-estar e evitamos atividades que desgostamos e que promovam desprazer. Infelizmente, alguns comportamentos positivos para o emagrecimento e para a saúde podem ser considerados desprazerosos para algumas pessoas.

Segundo a psicologia, hábitos são definidos como padrões comportamentais comandados automaticamente em resposta a uma situação (contexto), visto que tais padrões foram executados repetida e consistentemente no passado[7]. Quando uma nova ação é executada, uma associação mental entre a situação específica e a ação é criada, estabelecendo essa associação na memória. Na medida em que o estímulo do contexto se repete, a resposta habitual (comportamento) é automaticamente ativada.

Entende-se que os comportamentos regulados pela motivação exigem esforços deliberados. Em outras palavras, a energia empregada para praticar uma ação é conscientemente determinada. Entretanto, os hábitos são considerados comportamentos automaticamente ativados e, portanto, podem ocorrer na ausência de controle consciente, esforço mental e deliberação[8]. Pode-se dizer que as ações que foram inicialmente deliberadas conscientemente, quando repetidas, exigirão menor esforço cognitivo. Essa ideia é suportada por um estudo de metanálise relacionado ao comportamento alimentar e à atividade física. Os dados mostraram que o impacto da intenção (o indivíduo está intencionalmente disposto) sobre o comportamento diminui à medida que a força do hábito aumenta[6]. Nesse caso, entende-se força do hábito como a repetição do comportamento em um contexto consistente[9]. Por exemplo, uma pessoa pode começar a praticar exercício todas as manhãs porque valoriza sua saúde e bem-estar, mas, após a formação do hábito (o comportamento consistente reforça a associação estímulo-resposta), fará exercício sem precisar refletir todas as manhãs sobre seus benefícios para sua saúde. De fato, estudos experimentais apontam que pessoas que obtêm maior força do hábito têm também maiores probabilidades de iniciarem e sustentarem um programa de exercício físico regular[10].

Hábitos são cognitivamente menos dispendiosos e, portanto, mais sustentáveis do que comportamentos conscientemente formados. Outra característica importante é que o hábito pode persistir mesmo quando houver mudança de motivação, diferentemente do que ocorre com o comportamento. Lally e Gardner[8] consideram que o emagrecimento pode ser decorrente da formação de hábitos, como a adoção de alimentação saudável e atividade física. Por isso, o emagrecimento é caracterizado por um processo a longo prazo que inclui a iniciação de novos comportamentos saudáveis e sua manutenção (repetição) ao longo do tempo. Uma vez que o exercício físico e a alimentação saudável apresentam um componente habitual, parece interessante que os profissionais envolvidos nessa promoção utilizem abordagens de formação de hábitos nos modelos de intervenção.

Recentemente, um modelo de emagrecimento foi proposto com base na formação de hábitos. Esse modelo recomenda um conjunto de comportamentos para serem executados diariamente em um mesmo contexto. Os autores encontraram uma média de perda de peso de 2 kg nas primeiras 8 semanas, e de 3,8 kg após 8 meses de acompanhamento sem intervenção, com cerca de 54% dos participantes reduzindo mais de 5% de sua massa corporal inicial.

Automaticidade do hábito

A literatura tem mostrado consistentemente a obtenção de recompensa como reforço da associação entre estímulo-resposta. Inicialmente, os trabalhos mostraram que a atividade que é altamente recompensadora apresenta maior probabilidade de ser repetida ao longo do tempo, e que o hábito é formado a partir da recompensa para cada repetição da ação.

Conforme discutimos anteriormente, quando o hábito é formado, a iniciação da ação ou comportamento é transferida para o estímulo externo (gatilho), e a atenção consciente ou processo motivacional é reduzido[8]. Vários estímulos ambientais e sociais podem disparar o gatilho para o comportamento habitual. Diferentes elementos como a hora do dia, o local, a presença de pessoas e até determinados tipos de objetos podem ser estímulos para a resposta comportamental automatizada[11]. Para o exercício, os estímulos que atuam como gatilhos para a automaticidade do hábito parecem ser relacionados com a presença de determinadas pessoas, rotinas e estado de humor, mas não associado à hora do dia, à atividade ou ao local[12].

Hábitos são respostas automáticas ativadas na memória sem a necessidade de controle neural executivo[13]. Não estamos falando simplesmente de automaticidade, mas de respostas automáticas aprendidas com características específicas. Quando temos uma resposta comportamental a um estímulo, construímos uma experiência motora e sensorial, bem como uma representação mental. Um estudo realizado com corredores experientes mostra que a simples menção da palavra "corrida" ou a apresentação de fotos de lugares em que eles costumam correr ativam automaticamente a representação mental do hábito[14]. Uma vez que a resposta é ativada, as pessoas podem agir de acordo com esse estímulo, sem a necessidade de tomada de decisão consciente.

Na neurociência e na psicologia, dois tipos de processos são considerados responsáveis por governarem a regulação dos comportamentos: processos automáticos e processos controlados[15]. Processos controlados são iniciados intencionalmente, requerem recursos cognitivos e operam dentro do estado de consciência[16]. Processos automáticos, por outro lado, são acionados não intencionalmente, necessitam de recursos cognitivos em menor extensão e ocorrem paralelamente ao estado de consciência[17]. Em algumas ocasiões, os processos automáticos concorrem com os processos controlados. Por exemplo, após chegar do trabalho, um indivíduo pode realizar um comportamento sedentário ativando uma resposta comportamental (deitar-se no sofá), que compete com a intenção consciente de ser fisicamente ativo (ir para a academia fazer exercício). De fato, os processos automáticos têm uma importante função na predição do comportamento do exercício[18].O potente papel dos processos automáticos sobre a regulação comportamental pode explicar, ao menos em parte, a pandemia de inatividade física observada na população mundial[19].

Por exemplo, em um estudo, os participantes foram designados para experimentalmente manipular suas reações afetivas automáticas utilizando um procedimento de condicionamento avaliativo. Esses voluntários aprenderam a associar algumas figuras relacionadas ao exercício (imagens de esportes, como corridas e natação) e não relacionadas ao exercício (imagens de jogos eletrônicos e de experiências em frente à televisão) com imagens de afeto positivo (experiência positiva) e afeto negativo (experiência negativa). Os resultados revelaram que os participantes que aprenderam a associar imagens de exercício com imagens de afeto positivo e imagens de comportamento inativo com afeto negativo reduziram sua reação negativa automática ao exercício.

Na segunda parte do estudo, esses mesmos participantes escolheram uma intensidade mais alta de exercício em bicicleta ergométrica em ritmo autosselecionado[20]. Assim, podemos compreender que propagandas de televisão, *outdoors* e manequins em lojas de roupas de ginástica podem atuar com uma espécie de estímulo para o exercício e para a atividade física, desencadeando reações automáticas afetivas nas pessoas. As reações afetivas automáticas ao exercício, quando positivas, estão relacionadas com maior nível de atividade física semanal. Estudos com neuroimagem sugerem que algumas áreas do cérebro associadas com recompensa (ínsula, globo pálido, núcleo caudado) são ativadas por um estímulo relacionado ao exercício (imagem, pensamento, leitura)[21].

A consistência do hábito também foi identificada na literatura como fundamental para a repetição do comportamento em longo prazo. Por exemplo, um estudo que investigou hábitos de exercício físico em uma academia de ginástica durante doze semanas encontrou que um lapso (definido como uma semana sem participação no programa) no comportamento pode comprometer a continuidade do hábito, especialmente se ocorrido nas primeiras cinco semanas[22].

Alguns clientes ou profissionais da saúde podem ter ouvido falar que a formação do hábito ocorre em 21 dias. Esse mito parece ter sido originado de evidências informais de pacientes submetidos à cirurgia plástica que, em média, se adaptaram psicologicamente à nova imagem corporal em 21 dias[23]. Outras pesquisas apontaram que a automaticidade do hábito atingiu seu platô por volta de 66 dias após o início do comportamento[9], embora exista uma grande variabilidade entre as pessoas e os tipos de comportamentos. Atualmente, a literatura específica recomenda que os clientes sejam orientados a esperar a formação do hábito após dez semanas[23].

Recentemente, foi observado que a metade das pessoas previamente sedentárias que participou de um programa de exercício regular em academia consolidou o hábito para o exercício após seis semanas de treinamento (42-49 dias), com frequência maior ou igual a quatro vezes por semana[24]. A Figura 1 mostra o comportamento do escore do hábito ao longo de 12 semanas de acompanhamento. O grupo que apresentou frequência de treinamento menor ou igual a três vezes por semana perdeu a consistência do hábito a partir da sexta semana.

Esse estudo também apontou que a afetividade ao exercício parece ser o fator primário para a formação do hábito no início do programa, e que a consistência do hábito (relação entre a consistência do comportamento e a um determinado contexto) tornou-se o mais potente preditor do hábito ao longo do tempo. Os dados desse estudo sobre hábitos de exercício também sustentam a relação entre resposta afetiva, motivação intrínseca e consistência do comportamento. Os autores sugerem, portanto, que os profissionais do exercício devem focar a elaboração de um programa de exercício consistente, divertido e de acordo com as habilidades atuais de cada praticante (complexidade da ação).

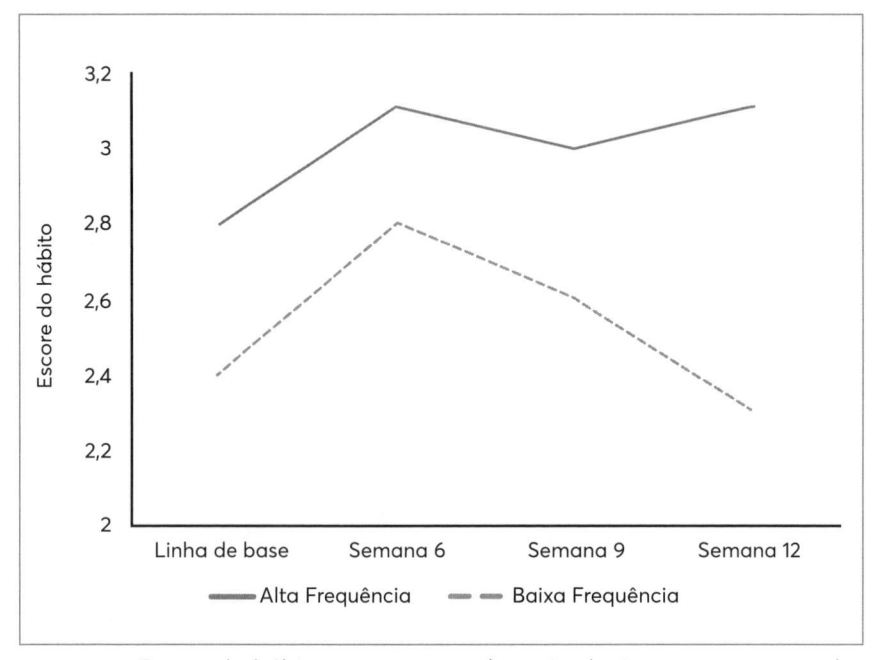

FIGURA 1 Escore do hábito entre grupos de maior (≥ 4 vezes por semana) e menor (≤ 3 vezes por semana) frequência de exercício.
Fonte: adaptado de Kaushal e Rodes, 2015[24].

REFORÇO DO COMPORTAMENTO E RECOMPENSA

Reforço é qualquer ato ou resposta que aumente a probabilidade de determinado comportamento ocorrer novamente[25]. O principal fundamento dessa abordagem está na ideia de que, se a consequência do comportamento é considerada "boa" ou positiva, existe maior probabilidade de as pessoas o repetirem. O mesmo tipo de reforço pode afetar pessoas de modo diferente. Um treinador pode dizer "Vamos lá, você está indo bem! Mas ainda podemos treinar mais". Diante disso, algumas pessoas podem se sentir motivadas, enquanto outras podem entender que não estão fazendo seu melhor, diminuindo sua disposição para continuar. Para ser efetivo, o reforço deve ser customizado para cada cliente.

Recompensa é o valor positivo atribuído a um objeto, a uma ação comportamental ou a um estado físico interno[25]. Isso nos permite fazer distinções entre recompensas extrínsecas (incentivo financeiro, elogios de outras pessoas) e recompensas intrínsecas (prazer, satisfação, divertimento). Lally et al.[7] apontam que o hábito para atividade física e alimentação saudável pode ser formado sem recompensas externas.

Devido ao fato de as recompensas possuírem valor positivo, as pessoas naturalmente são inclinadas a persegui-las, o que funciona como uma forma de incentivo. A percepção do estímulo relacionado à recompensa ativa a liberação de dopamina no cérebro, que conduz ao direcionamento da atenção para tais estímulos, induzindo ao desejo e ao impulso para realizar determinada ação necessária para obter a recompensa[15]. Por isso, recompensas ativam processos automáticos que podem iniciar, sustentar e mudar comportamentos adaptativamente entre diferentes opções disponíveis[27].

Embora ainda não exista um guia para utilizar reforço positivo no contexto do exercício, algumas evidências sugerem as estratégias a seguir[15,25]:

- Recompensas: devem ser importantes e relevantes para o cliente. Na prática, a recompensa oferecida deve ser desejada, podendo ser intrínseca (interesse pessoal, autoaprovação, aprendizado) ou extrínseca (reconhecimento social, aquisição de bens materiais, incentivo). É importante selecionar quais comportamentos serão recompensados, uma vez que recompensar cada comportamento do cliente pode desvalorizar o reforço.
- Organização dos reforços: o reforço contínuo e imediato é desejável quando o comportamento é novo ou o cliente está nos estágios iniciais de aprendizado do comportamento[28]. O reforço imediato garante a conexão entre o comportamento desejado e a resposta positiva. Na medida em que o comportamento se torna habitual, o reforço pode ser esporádico ou não esperado para evitar a monotonia ou perda de valor.
- Recompensar o comportamento e o esforço, não somente o resultado: recompensar o esforço e a dedicação sobre o comportamento pode assegurar mais persistência diante de adversidades e barreiras. O cliente aprende a valorizar o processo e menos o resultado final (desenvolvimento pessoal).

Repetição do comportamento

Conforme já discutimos, para formar um hábito é necessário que o comportamento (ação de rotina) seja repetido na presença de um mesmo estímulo ou contexto. Nos estágios iniciais de uma mudança comportamental de longo prazo, ações direcionadas ao comprimento de metas que produzem sentimento negativos (p. ex., afeto negativo em relação ao programa de exercício) podem ser interrompidas precocemente, antes mesmo de se tornarem um hábito. Além disso, experienciar emoções positivas relacionadas a determinada meta desejada durante o dia anterior pode levar as pessoas a empregarem maior esforço no dia seguinte, sobretudo no comportamento específico que levará ao alcance dessa meta[29]. É provável que as pessoas ajustem sistematicamente seus esforços dia a dia em resposta ao seu estado emocional e motivacional.

As pessoas tentam executar uma série de ações e comportamentos em várias áreas de suas vidas, como trabalho, casa, família, finanças, espiritualidade, saúde e relacionamentos sociais, porém seus recursos, como atenção, energia (vitalidade) e tempo, para atingir metas em todos esses domínios, são limitados. Louro et al.[29] conduziram um estudo para identificar como as pessoas realizam o equilíbrio dinâmico entre essas demandas de vida concorrentes para alcançar suas metas. Os autores encontraram que as emoções positivas decorrentes de algum sucesso anterior em um domínio conduzem ao aumento de esforço sobre esse mesmo domínio, particularmente quando o alcance de determinada meta ainda está distante. As experiências de sucesso anterior representam a base da percepção de confiança das pessoas (ver mais detalhes adiante). Por outro lado, emoções negativas relacionadas a resultados indesejados (considerados pelos indivíduos como fracassos) levam as pessoas a diminuir seus esforços para determinada meta e a canalizar suas forças em direção a outras metas que também valorizam. Dessa forma, as expectativas individuais de sucesso em cada domínio da vida posicionam um ponto de comparação para as pessoas ajustarem suas prioridades no alcance de metas em cada domínio.

A satisfação e o senso de autoaprovação são fundamentais para garantir a continuidade da ação, sendo por interesse e divertimento (se for o caso, p. ex., do exercício) ou pela sensação de que a tomada de decisão em direção ao novo comportamento foi correta. Conforme o comportamento é repetido e se torna automatizado, o esforço para iniciar a ação é gradativamente reduzido.

Somadas à motivação autônoma como fundamento para a repetição do novo comportamento desejado, destacam-se outras ferramentas de autorregulação. Especialmente em relação à repetição do comportamento, o automonitoramento das ações e resultados (monitorar o peso corporal) pode proporcionar o *feedback* necessário para a construção da autoeficácia, além de garantir que o indivíduo esteja executando o comportamento da mesma forma em cada ocasião e, portanto, sustentando a estabilidade contextual (resposta padronizada ao mesmo estímulo) requerida para formação do hábito[8]. Outra abordagem interessante nesse momento é estabelecer estratégias de superação de possíveis barreiras que podem impedir a repetição sistemática do comportamento.

Reformulando hábitos indesejados

O processo de emagrecimento muitas vezes requer a substituição de antigos hábitos por novos hábitos que são mais saudáveis. Contudo, para comportamentos que são realizados com frequência em um contexto consistente, somente a intenção de mudança não parece exercer um potente efeito sobre o processo de mudança[30]. Uma das propostas para modificação de hábitos é remover o estímulo que atua como gatilho sobre a resposta padrão do hábito. Interromper a exposição ao estímulo pode evitar o comportamento habitual e permitir a formação de um novo hábito para ser vinculado a esse novo contexto.

Outra abordagem de reformulação de hábitos é caracterizada pela troca de comportamento para um mesmo estímulo. No processo de quebra de hábitos parece inútil dizer "deixe de fazer isso..." em vez de "agora você deve deixar de fazer aquilo que fez nos últimos cinco anos, como comer um chocolate após o almoço". O processo de mudança requer uma reformulação do hábito por meio de uma nova associação estímulo-resposta. A nova associação deve ser repetida suficientemente até tornar-se mais forte que a associação com o antigo hábito. Essa abordagem exige um alto nível de motivação e autorregulação do comportamento para exercer autocontrole. Praticá-la pode auxiliar as pessoas a identificar conscientemente os estímulos que ativam as repostas comportamentais indesejadas.

O processo de construção do hábito se inicia pela seleção de um novo comportamento e por meio do contexto em que ele vai ser realizado (fase de iniciação do hábito). Nessa fase, a qualidade da motivação é fundamental para iniciar o novo comportamento. O cliente deve escolher o comportamento por si mesmo, suportando o senso de autonomia e interesse e identificando e satisfazendo valores pessoais em vez de pressões externas como recomendações de profissionais. Após isso, o cliente definirá o contexto no qual o comportamento será executado. Esse contexto pode significar qualquer estímulo: local ou evento (quando chegar em casa, ou quando chegar ao trabalho), hora do dia (imediatamente após o café da manhã, ou durante o intervalo de trabalho), relacionamento com pessoas (ao encontrar determinada pessoa). O mais importante nessa fase é que o indivíduo se depare com o contexto frequentemente.

A seguir, a automaticidade é desenvolvida por meio do aprendizado por associação, ou seja, o comportamento é repetido em um contexto escolhido conscientemente para fortalecer a associação contexto-comportamento. A ideia é repetir um comportamento específico e simples (por exemplo, ingerir dois copos de água e consumir uma fruta no intervalo do trabalho) para garantir sua consistência ao longo do tempo. Indivíduos que decidem praticar exercício em resposta a um estímulo específico apresentam ao longo do tempo maior automatização desse comportamento (p. ex., contexto do horário do dia e local – "Vou fazer exercício às 8 da noite na academia")[31].

A última fase é caracterizada pela estabilidade quando a formação e a força do hábito atingem seu platô, persistindo ao longo do tempo com menor esforço deliberativo. Espera-se que esse platô, dependendo da complexidade do comportamento, seja alcançado após dois ou três meses de repetição consistente da ação.

MOTIVAÇÃO PARA O EXERCÍCIO E MUDANÇA DO COMPORTAMENTO ALIMENTAR

Um dos maiores desafios de treinadores personalizados e nutricionistas é a adesão de seus clientes aos programas de intervenção, uma vez que os benefícios de qualquer programa de exercício ou intervenção nutricional são observados com a repetição regular de diversos comportamentos.

O comportamento humano é fortemente influenciado por fatores pessoais e contexto da motivação[32]. Com relação aos fatores pessoais, destaca-se o tipo de motivação (diferentes estilos de regulação motivacional) e as necessidades psicológicas. A falta de motivação para aderir aos processos de mudança de comportamento em direção a um estilo de vida saudável pode ajudar a explicar a incapacidade das pessoas de atingirem os resultados para o emagrecimento desejado. A raiz latina da palavra "motivação" significa "mover"; dessa forma, o estudo da motivação é baseado na ação. Teorias modernas estudam a motivação por meio de sua relação com o sistema de crenças, valores e metas do indivíduo.

Estudar a motivação no processo de emagrecimento parece importante, pois é ela que apresenta a energia e direção de nosso comportamento. Existem três componentes que estão no conceito da motivação: direção (escolha de determinada atividade ou comportamento), intensidade (quantidade de energia que o indivíduo mobiliza para realizar uma atividade) e persistência (relacionada com a continuidade ou não da atividade escolhida)[33]. De forma geral, a motivação trata da vontade que leva as pessoas a iniciar e manter determinado comportamento, sendo influenciada diretamente por fatores sociais e cognitivos, visto que a intenção comportamental – direção, energia e persistência – pode ser entendida como "por quê", "o quê"[34], e "como"[35]. A discussão da motivação no processo de emagrecimento ao longo deste livro será construída a partir de uma microteoria: a teoria da autodeterminação.

Teoria da autodeterminação

A teoria da autodeterminação (TAD) foi desenvolvida como uma estrutura teórica para entender as bases da motivação humana a partir de dois componentes centrais: a energia psicológica e a meta para a qual a energia é direcionada[36]. A estrutura conceitual da TAD parece ser bastante útil para explicar o processo de adesão a intervenções de saúde, explorando a dinâmica da motivação durante a mudança de comportamento. As intervenções fundamentadas na TAD têm sido testadas em programas de controle de diabetes, na interrupção do tabagismo, na reeducação alimentar, no processo de emagrecimento, na prática de exercício físico, entre outros[37-38]. O processo de motivação caracterizado na TAD foi organizado em um *continuum* de internalização motivacional ajustado com base no grau de regulação do comportamento (mais ou menos autorregulado), ou na qualidade da motivação. A TAD é útil para identificar tipos distintos de motivação, em que cada tipo tem consequências para o aprendizado, desempenho, experiência pessoal e bem-estar[34]. A Figura 2 apresenta o *continuum* de motivação com exemplos para cada tipo de regulação.

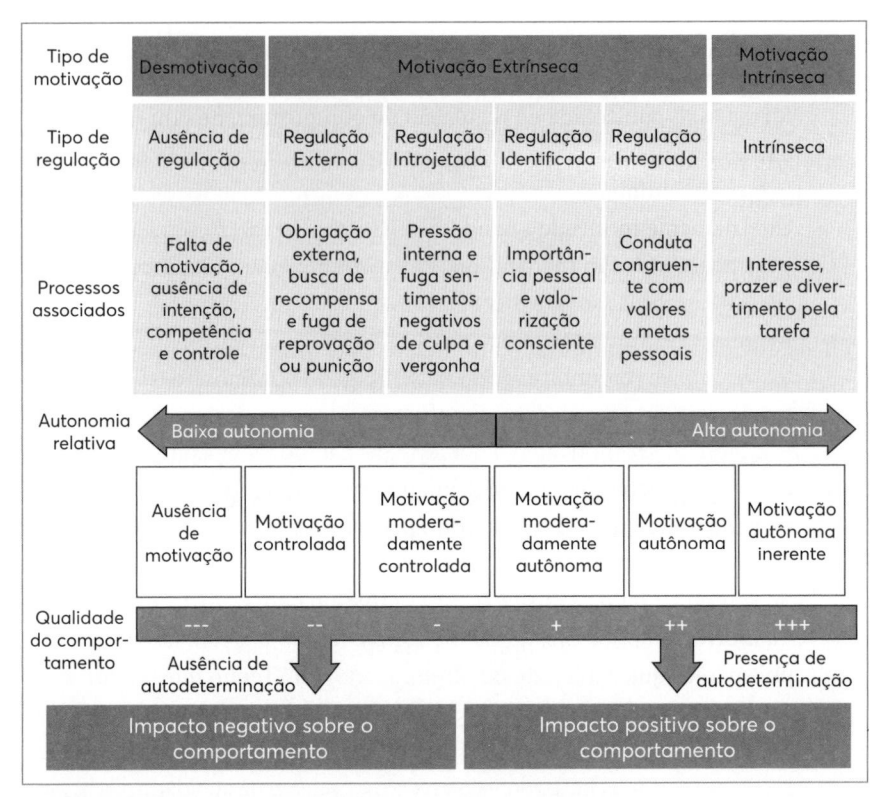

FIGURA 2 *Continuum* da teoria da autodeterminação.
Fonte: adaptada de Deci e Ryan, 2000[39].

A desmotivação é um estado em que se observa ausência de intenção para agir. A pessoa não reconhece os benefícios do comportamento, não valoriza a atividade e não se sente competente. Entretanto, o termo "desmotivação" também pode ser aplicado às pessoas que já estão envolvidas no comportamento (exercício ou dieta), porém não o valorizam (ou deixam de valorizar), não se sentem competentes (ou deixam de se sentir) ou mesmo não acreditam (ou deixam de acreditar) em seus resultados. O indivíduo desmotivado pode dizer: "Não vejo motivo para fazer ou continuar fazendo exercício físico" ou "Não acredito que o exercício pode me ajudar a emagrecer".

A motivação extrínseca ocorre quando o indivíduo executa uma atividade para obter resultados externos (recompensa financeira, reconhecimento público, fuga de pressão social e do sentimento de culpa) e não pela atividade em si. São descritos quatro tipos de motivação extrínseca, que variam de acordo com o grau de autodeterminação[39]:

- Regulação externa: comportamento controlado por medo de punições, demanda externa e recompensas circunstanciais. Regulação externa é a forma mais controlada de regulação do comportamento, ou seja, menos autodeterminada. A manutenção da motivação da pessoa depende da presença contínua de controle e reforço externo[40]. O indivíduo pode estar externamente motivado quando diz: "Comecei a fazer exercício somente por recomendação médica" ou "Na verdade, quero emagrecer porque minha família disse que preciso".

- Regulação introjetada: comportamento controlado para evitar sentimentos de culpa e vergonha e receio de ser julgado por outras pessoas. A clássica introjeção é regulada por contingentes de autoestima, em que as pessoas podem ser motivadas a demonstrar habilidades e competências (ou evitar falhas) com o objetivo de manter o sentimento de valor próprio. É caracterizada quando o indivíduo pressiona a si próprio no comportamento e, por consequência, realiza a atividade para evitar sentimentos de vergonha, culpa e ansiedade. O indivíduo com regulação introjetada da motivação pode dizer: "Eu me sinto culpado por não fazer exercício, pois parece que não cuido de minha saúde" ou "Tenho que procurar um nutricionista, pois estou com vergonha de minhas escolhas alimentares".

- Regulação identificada: a ação é aceita ou reconhecida como algo pessoalmente importante, havendo valorização consciente da atividade ou da meta comportamental. O indivíduo identifica-se com os benefícios do comportamento, ou seja, ele próprio considera a atividade importante, embora possa não gostar ou não se divertir com ela. A regulação da motivação é identificada, e o comportamento é realizado por seus resultados (benefícios instrumentais), e também por sua importância (autoaprovação)[40]. A regulação identificada é tipicamente encontrada em comportamentos relacionados à saúde, quando as pessoas não encontram interesse na atividade por si próprias (p. ex., o exercício e a alimentação saudável), mas mesmo assim a julgam importante para alcançarem seus objetivos pessoais. Nessas condições, uma pessoa pode dizer: "Apesar de o exercício ser cansativo e consumir muito do meu tempo, acho que é importante para minha saúde" ou "Fazer dieta é muito difícil e estressante, mas essa é a única forma de emagrecer".

- Regulação integrada: a integração ocorre quando a regulação identificada está totalmente internalizada pelo próprio indivíduo, ou seja, está em congruência com seus valores, objetivos e necessidades. As ações caracterizadas por regulação integrada compartilham muitas qualidades motivacionais com a motivação intrínseca, embora ainda sejam consideradas extrínsecas, devido ao fato de serem executadas para obter resultados externos, em vez de divertimento e interesse inerente. Dentre os estilos de motivação extrínseca, a motivação integrada é a forma mais interiorizada (autônoma), apresentando elevado grau de congruência com os valores pessoais e necessidades do indivíduo. O sujeito regulado pela motivação integrada poderá dizer: "Faço exercício regularmente porque já faz parte da minha vida" ou "Atualmente, faço dieta sem sacrifícios, pois faz parte do meu dia a dia".

- A motivação intrínseca é o mais alto nível de motivação autodeterminada; ela descreve a inclinação natural do ser humano para assimilação, domínio, interesse espontâneo e exploração essencial ao desenvolvimento cognitivo e social, além de representar a principal fonte de divertimento, prazer, satisfação e vitalidade ao longo da vida[34]. Quando intrinsecamente motivadas, as pessoas realizam determinados comportamentos pelos sentimentos positivos que resultam de sua própria realização: "Eu faço exercício porque é divertido e prazeroso" ou "É divertido procurar receitas de comidas saudáveis e fazê-las com minha família".

A motivação extrínseca externa e a introjetada representam formas controladas de regulação da motivação. A motivação identificada, a integrada e a intrínseca são consideras formas autônomas, sendo a forma intrínseca representa pelo mais alto nível de motivação autodeterminada, pois envolve o foco na tarefa por ela mesma e produz emoções positivas e energizantes, como interesse, satisfação e desafio (Quadro 1).

Do ponto de vista prático, clientes e pacientes intrinsecamente motivados apresentam maior comprometimento e persistência no exercício regular e na alimentação saudável. Mas como desenvolver esse tipo de regulação motivacional? A resposta está na teoria das necessidades psicológicas básicas.

QUADRO 1 Características centrais da motivação controlada e autônoma

Motivação controlada	Motivação autônoma
• Pressão externa. • Pressão interna. • Fuga de emoções negativas. • Busca de recompensas externas ou fuga de punições.	• Comportamento motivado por vontade. • Escolha pessoal. • Prazer e satisfação. • Busca pelo resultado de valor pessoal.

Fonte: Deci e Ryan, 2000[39].

Necessidades psicológicas básicas

O suporte ou a frustração das necessidades psicológicas básicas do ser humano representam o mecanismo central para a regulação da motivação e do comportamento humano. A TAD propõe três necessidades psicológicas básicas: autonomia (sentimento volitivo de escolha e responsabilidade relacionado ao comportamento), competência (sentimento de que pode realizar o comportamento e alcançar a meta) e relacionamento com os outros (sentimentos compreendidos e valorizados pelos outros). De acordo com Deci e Ryan[39], as necessidades psicológicas básicas representam "nutrientes" inatos, que quando satisfeitos autenticamente pelos contextos sociais, promovem integração e crescimento pessoal e afetam o bem-estar. No contexto da saúde humana, condições socioambientais que facilitam a satisfação dessas necessidades promoverão a persistência nos comportamentos[41]. Evidências associadas à adesão ao exercício apontam que o preenchimento dessas três necessidades psicológicas está relacionado com a internalização motivacional[42]. As pessoas precisam perceber o senso de escolha e a vontade com relação às suas metas de saúde, necessitam entender como atingir essas metas e devem sentir que são eficientes na execução das ações necessárias; por último, as pessoas também necessitam sentir-se respeitadas, apreciadas e valorizadas por aqueles que elas julgam importantes. Coletivamente, isso significa que os indivíduos não somente precisam perceber são capazes de conduzir o comportamento desejado (confiança, eficácia e competência), mas que são responsáveis por iniciar e manter o comportamento (percepção de autonomia) e que fazem isso voluntariamente e de maneira prazerosa (motivação intrínseca).

O papel das necessidades psicológicas básicas sobre a regulação da motivação

Existe grande probabilidade de as pessoas que buscam a prática do exercício apresentarem regulação controlada da motivação (Figura 2). As campanhas de *marketing* e publicidade enfatizam muito mais os efeitos instrumentais do exercício (emagrecimento, prevenção de doenças) do que os motivos ou resultados intrínsecos (divertimento, satisfação pessoal). Quando o cliente apresenta formas controladas de motivação (regulação externa e introjetada), ele faz exercício para alcançar resultados externos, como o emagrecimento estético ou a aprovação social. Esse tipo de circunstância pode estimular a adoção do comportamento (intenção) nos estágios iniciais, mas não sua manutenção a longo prazo. Por exemplo, a literatura mostra que a regulação externa do comportamento parece ser negativamente relacionada com o exercício nos últimos estágios de mudança do modelo transteórico (ação e manutenção)[43]. Buckworth et al.[44] reportaram que indivíduos no estágio de pré-contemplação e contemplação para o exercício apresentam maiores escores de motivação extrínseca (recompensas palpáveis) em comparação à motivação autônoma. Por outro lado, indivíduos no estágio de ação reportam maior escore para percepção de escolha, e aqueles em manutenção sugerem maior nível de competência.

O profissional da saúde pode utilizar ferramentas que desloquem o fluxo motivacional em direção à motivação autônoma, por meio do suporte de autonomia (estilo de comunicação durante a elaboração do programa), da percepção de relacionamento com os outros (membros da academia ou clube) e do senso de competência (aquisição de habilidades e competências necessárias para o desafio da atividade)[45]. Por outro lado, uma abordagem autoritária pode comprometer e frustrar a motivação autônoma. Em recente estudo de metanálise, Ntoumanis et al.[32] demonstraram efeito positivo na mudança de comportamentos relacionados à saúde após intervenção baseada na TAD. Especialmente no contexto do exercício, o estudo mostrou um grande efeito na mudança do nível de atividade física quando aplicado em academias e clubes.

O profissional da saúde pode estimular a regulação identificada enfatizando os benefícios e valores instrumentais da atividade com relação à saúde, aptidão física e qualidade de vida[46]. Ao mesmo tempo, a motivação intrínseca pode ser estimulada pelo divertimento, aquisição de novas habilidades, benefícios afetivos e interesse pessoal. Com relação a este último, deixamos claro que a ênfase é dada no aumento da percepção de bem-estar e vitalidade associado ao exercício. Isso não quer dizer que programas de exercício e alimentação devam desmerecer os motivos relacionados à aparência ou ao emagrecimento estético, ou qualquer outro motivo, uma vez que podem ameaçar a percepção de autonomia do indivíduo, comprometendo a adesão. Estamos enfatizando a necessidade de desenvolver motivos e regulações motivacionais intrínsecos nas pessoas que buscam o emagrecimento por meio do exercício e da alimentação saudável.

A literatura mostra que a pressão social sobre dado comportamento, prazos externamente determinados, metas impostas e ameaças diminuem a motivação intrínseca porque conduzem à percepção de lócus de controle externo[34]. Silva et al.[47] promoveram um modelo de intervenção para aumentar o nível de atividade física de mulheres obesas, enfatizando o senso de autonomia, divertimento, prazer e percepção de domínio, em vez dos benefícios relacionados ao peso corporal e à aparência.

O aumento da motivação intrínseca nas participantes foi um potente preditor do comportamento para o exercício moderado e vigoroso por um período de dois anos após a intervenção. Um aspecto central da TAD fundamenta-se na importância de o ser humano satisfazer três necessidades psicológicas básicas: a autonomia (sentimento de que a origem da ação é do indivíduo, de livre escolha e vontade), a competência (sentimento de eficácia e confiança na ação) e o relacionamento (sentimento de conexão e afeto dos outros e para os outros). É por meio do preenchimento e desenvolvimento dessas três necessidades que um indivíduo internaliza e integra determinado comportamento, tornando-o autorregulado no *continuum* da motivação[39].

Motivos de participação no exercício e atividade física regular

O termo "motivos de participação" é utilizado na psicologia do exercício para definir as razões pelas quais as pessoas se engajam no exercício ou na atividade física regular[48]. A TAD se refere aos motivos de participação como "conteúdo de metas ou objetivos" a que as pessoas aspiram. Esse conteúdo é responsável por definir a orientação motivacional, ou seja, se a motivação é autônoma ou controlada[39]. Podemos definir as aspirações das pessoas com o exercício como extrínsecas ou intrínsecas. Motivos de participação que refletem aspirações intrínsecas podem ser a afiliação social, o desafio e o crescimento pessoal, o divertimento e a promoção da saúde. Quando os motivos de participação do exercício são intrinsecamente orientados é provável que o indivíduo perceba um senso de vontade própria (volição), livre de qualquer pressão, e é esperado maior comprometimento devido à avaliação cognitiva e afetiva mais positiva do comportamento (exercício)[48].

Por outro lado, os motivos extrinsecamente orientados, como a busca pela fama, o reconhecimento de outras pessoas e a aparência, são baseados em pressões internas (autoimpostas) ou externas; geralmente as pessoas reportam sentirem-se controladas[39]. As pessoas orientadas por esses motivos podem relatar: "Eu devo fazer exercício", "Meus familiares disseram que preciso fazer exercício para emagrecer", "Me sinto envergonhado de ser sedentário". Uma questão importante envolvendo os motivos extrínsecos foi levantada por Sheldom et al.[49] Quando as pessoas praticam exercício por motivos extrínsecos (conteúdo de metas), sua autoestima pode se tornar contingente em relação ao alcance de suas metas e objetivos. Por exemplo, se algum cliente do treinamento personalizado está exclusivamente focado em reduzir seu percentual de gordura para aprimorar sua aparência e obter reconhecimento social, qualquer falha em atingir esses objetivos pode levá-lo ao sentimento de incapacidade, perda de autoaprovação e autoconceito, conduzindo-o ao desengajamento do exercício. Além disso, a busca pelo exercício somente por motivos extrínsecos pode levar as pessoas a comparações sociais mais frequentes. No contexto do exercício, isso pode conduzir o indivíduo à insatisfação frequente com seus resultados e benefícios adquiridos, ou consigo mesmo, porque sempre haverá outra pessoa com melhores resultados (mais magra, com maior volume muscular, com menor percentual de gordura).

Como vimos, os motivos contribuem para determinar o tipo de orientação motivacional do indivíduo em relação ao exercício (motivação controlada ou autônoma) e afetam o bem-estar das pessoas[39]. Por exemplo, motivos para a participação em programas de exercício, como divertimento, desafio pessoal e relacionamento sociais, são experienciados como autônomos e refletem motivação intrínseca para o exercício. Devido a seu maior alinhamento com interesses pessoais e valores, os motivos autônomos parecem invocar sua própria força motivacional e, dessa maneira, podem resultar na aplicação de esforço sustentável ao longo do tempo.

Recentemente, nosso grupo investigou diferenças motivacionais entre praticantes de treinamento de força e praticantes *CrossFit*[50]. Nossos dados mostraram que os praticantes de treinamento de força apresentavam motivos relacionados com a aparência, enquanto os praticantes de *CrossFit* reportaram mais motivos relacionados à afiliação, à competência e ao divertimento. Frederick e Rayn[51] reportaram que praticantes de atividades esportivas (p. ex., tênis e esportes coletivos) mostraram maior prevalência de motivos de interesse, divertimento e prazer, e menos motivos relacionados à imagem do corpo, em comparação a praticantes de treinamento de força e exercícios aeróbicos. Esse tipo de evidência pode nos ajudar a explicar a desistência precoce de algumas pessoas em certas modalidades de exercício e a maior taxa de adesão a outras modalidades. Nesse sentido, recomendamos que o estilo de comunicação e o ambiente do exercício favoreçam o desenvolvimento dos motivos intrínsecos (divertimento, interesse, valor pessoal, afiliação) para sustentar a prática de exercício regular.

A TAD diferencia motivos de participação com a regulação da motivação para o exercício. A orientação motivacional ou motivo pode ser entendido como "o quê" da motivação, enquanto a regulação motivacional significa o "como" da motivação. Por exemplo, um cliente que procura fazer exercício pelo emagrecimento apresenta um motivo considerado extrínseco (emagrecimento e aparência). Entretanto, a regulação motivacional pode ser considerada autônoma, caso a busca pelo emagrecimento seja regulada por questões de valor pessoal na saúde, ou pela identificação de benefícios relacionados à saúde e ao crescimento pessoal (vitalidade, bem-estar, disposição).

Motivação para o emagrecimento

No contexto do gerenciamento de peso em longo prazo, parece desconhecido o motivo pelo qual somente cerca de 20% das pessoas que buscam emagrecer conseguem inserir com sucesso um programa de exercício em seu estilo de vida[52]. Esses dados chamam a atenção para as questões: como facilitar a adoção de um estilo de vida fisicamente ativo em pessoas que estão com excesso de peso, e como ajudá-las a sustentar o nível de atividade física em longo prazo?

Silva et al.[53] investigaram o efeito de 12 meses de intervenção baseada na TAD por meio de reuniões semanais com mulheres acima do peso. O grupo controle recebeu "cursos temáticos", ou seja, estratégias cognitivas sobre como emagrecer, gerenciar o estresse, zelar pelo autocuidado, promover a alimentação saudável e atentar-se aos benefícios do exercício regular. O grupo de mulheres que participou da intervenção demonstrou, ao final dos 12 meses, aumento significativo no nível de atividade física semanal em intensidade moderada-vigorosa (+138 minutos por semana) e no número de passos por dia (+2.049 avaliado por pedômetro). Com relação à composição corporal, o grupo intervenção reduziu o peso corporal e o percentual de gordura em 5,6 kg e 6,9%, respectivamente. As reuniões semanais do grupo intervenção promoveram efeito sobre a autorregulação da motivação, especialmente pelo aumento da motivação intrínseca das participantes em gerenciar o peso corporal, maior percepção de competência e maior internalização do lócus de controle (autorresponsabilidade sobre seus resultados).

Os autores destacaram que o aprimoramento dos indicadores psicológicos das participantes em direção a uma motivação mais autônoma ocorreu devido à oferta do suporte de autonomia. O ambiente durante as reuniões foi conduzido de forma a minimizar a cobrança, o controle e a pressão social. Os dados desse estudo mostram que o entendimento das necessidades e perspectivas de cada indivíduo, a abordagem empática e o fornecimento de possibilidades de escolhas, em vez de prescrições rígidas, atendem às necessidades psicológicas básicas das pessoas, facilitando a adesão e a perda de peso.

Palmeira et al.[54] conduziram uma intervenção de 15 sessões/reuniões, com 120 minutos de duração, durante 16 semanas, baseadas em componentes educacionais e práticos para o gerenciamento de peso em 142 mulheres obesas. O conteúdo das reuniões seguiu os construtos da TAD aplicados para a nutrição e atividade física. Todas as sessões iniciaram com conversas em grupo para dividir experiências, o que impactou o suporte social e a autoeficácia (experiência vicária e persuasão verbal). Além disso, os tópicos relacionados às metas foram direcionados para o desenvolvimento da autonomia.

Os autores encontraram uma grande variabilidade em relação aos resultados do peso corporal (–13,8 a +5,3 kg). No início da intervenção, somente 25% das participantes estavam nos estágios de ação e manutenção para prontidão à atividade física. Após a intervenção, o percentual de participantes nos estágios de ação e manutenção aumentou 77%. Além disso, a intervenção promoveu aumento significativo na percepção de suporte social e de competência, na motivação intrínseca e na redução da percepção de barreiras para o exercício. A motivação intrínseca e a autoeficácia foram positivamente associadas à perda de peso, especialmente a autoeficácia relacionada à dieta que pôde explicar 21% da variação na alteração do peso das voluntárias.

O ponto central da TAD é a autorregulação autônoma para a mudança de comportamento. Evidências sugerem que somente a forma autônoma de motivação pode predizer os resultados de emagrecimento. Enquanto as formas controladas (externa e introjetada) de motivação não promovem mudanças significativas no comportamento das pessoas, a motivação autônoma está associada à manutenção da mudança de comportamento[47].

Santos et al.[57] conduziram um estudo de um ano de intervenção para o emagrecimento, seguido por dois anos de acompanhamento, de 154 mulheres com sobrepeso e obesidade. O objetivo central da intervenção foi promover o gerenciamento de peso em longo prazo, baseado na motivação autônoma das participantes para promover mudanças no seu estilo de vida, especialmente no nível da atividade física e alimentação saudável. Vale a pena destacar que o estudo não promoveu intervenção direta na prescrição de exercício ou dieta, mas um encorajamento para mudanças no estilo de vida conforme os princípios da TAD. Os resultados mostraram que, entre as mulheres que atingiram perda de 10% do peso inicial, a motivação intrínseca para o exercício ao final de um ano de intervenção foi o mais forte preditor da perda de peso em três anos de acompanhamento.

Outros autores encontraram que a motivação intrínseca para o exercício durante a intervenção (aumento da percepção de prazer e divertimento, interesse genuíno e sensação positiva de desafio) pode parcialmente explicar os efeitos de um programa de intervenção para o emagrecimento[5]. Nesse contexto, a experiência do exercício como algo positivo, valorizada pelo indivíduo e com senso de propósito, em vez de simplesmente como meio de controle de peso e gasto energético, promove maior sucesso na adesão aos programas de emagrecimento[43]. A motivação intrínseca para o exercício ainda pode fortalecer outros comportamentos fundamentais para a perda de peso. O exercício exerce um importante papel no gerenciamento de peso a longo prazo por meio de mecanismos fisiológicos, como o metabolismo energético e o apetite, assim como por meio de mecanismos psicológicos relacionados à autoeficácia, à imagem corporal e ao humor[38,56].

Teoria da autodeterminação e controle alimentar

Atualmente, vivemos em um aparente paradoxo no mundo moderno com relação à alimentação: ao mesmo tempo que observamos uma crescente preocupação com a imagem corporal, também percebemos um aumento dramático nos índices de obesidade mundial[54]. Os equívocos na escolha dos alimentos ou a alimentação inconsciente culminam no aumento de vários fatores de risco para a saúde física e mental. Além disso, a preocupação com a imagem corporal contradiz a um maior número de comportamentos alimentares não saudáveis e a um menor nível de bem-estar[58].

A autodeterminação reflete como as pessoas agem, levando em conta seus interesses, valores e metas; pessoas com menor nível de autodeterminação tendem a ser mais orientadas por pressão e expectativas sociais no ambiente de convívio[59]. Nessa direção, a autodeterminação pode funcionar com um tamponante ou regulador contra as pressões socioculturais que direcionam a conduta para a obtenção do corpo ideal, o que constitui um fator de risco para preocupações e transtornos de imagem corporal e desordens alimentares[58].

A regulação da alimentação é uma tarefa complexa, sendo simultaneamente influenciada pela fisiologia (sinalização do apetite, saciedade e recompensa), além das preferências estabelecidas a partir de experiências adquiridas, normas sociais, hábitos e condições ambientais, como preço e disponibilidade dos alimentos. A regulação da alimentação envolve uma variedade de comportamentos e metas, como a escolha da quantidade e qualidade dos alimentos, o gerenciamento do peso corporal, o tratamento de desordens alimentares, entre outros.

Evidências acumuladas na literatura sugerem que o aprimoramento na regulação alimentar nos programas de emagrecimento parece baseado no modelo de autocontrole da regulação[60], primariamente focado na mudança comportamental imediata em vez da integração ao hábitos de longo prazo no dia a dia das pessoas. Entende-se por autorregulação o controle exercido pelos indivíduos sobre seus pensamentos, sentimentos, impulsos e apetites, além de seu desempenho de tarefas[60]. Teixeira et al.[61] destacam que, nesses programas, as metas, como a restrição consciente de calorias ou de determinados tipos de alimentos (restrição cognitiva), e o desenvolvimento da percepção de confiança para resistir a recaídas e sustentar o plano alimentar diante de situações desafiadoras (autoeficácia) são selecionados essencialmente pelos benefícios esperados, como o emagrecimento. Além disso, as intervenções enfatizam a aquisição de técnicas e habilidades de autorregulação, como o automonitoramento, o controle de estímulo, o planejamento de metas, entre outras[62].

Assim como o desenvolvimento da autoeficácia e a restrição cognitiva são considerados preditores da perda de peso[59], as intervenções baseadas nas estratégias e nas ferramentas de autorregulação apresentam resultados positivos para a mudança de comportamento e emagrecimento e estão, portanto, mais relacionadas ao sucesso do emagrecimento em curto prazo[60].

As aparentes limitações das intervenções baseadas somente nas estratégias de autorregulação podem ser, de acordo com Teixeira et al.[61], explicadas por três fatores. Primeiro, o comportamento alimentar diário depende de uma quantidade enorme de decisões, muitas delas tomadas com baixo nível de consciência, tornando muito difícil o controle do comportamento em tempo integral. Segundo, novos hábitos de alimentação podem ter pouco valor inerente; além dos benefícios contingentes (p. ex., o valor da mudança de hábito alimentar só está relacionado ao emagrecimento), não há integração com outras metas, valores e interesses pessoais, bem como não se tornam experiências interessantes no nível social (p. ex., planejar e preparar refeições saudáveis de forma criativa, envolvendo família e amigos). Terceiro, a motivação para a manutenção do comportamento é considerada apenas pelo ponto de vista quantitativo (quão motivado o indivíduo está), em vez de observar os elementos qualitativos que sustentam a motivação.

Modelos mais recentes de intervenção são compatíveis com a promoção da automotivação para comportamentos de saúde sustentáveis a longo prazo. Com foco na TAD, a regulação da alimentação está associada aos motivos que fundamentam essa variedade de comportamentos e esforços. O conceito dos comportamentos intrinsecamente motivados está incorporado à ideia de que as pessoas apresentam uma tendência natural de crescimento e desenvolvimento, com a motivação intrínseca sendo a manifestação dessa tendência. Entretanto, nem todos os comportamentos são inerentemente interessantes ou prazerosos. Isso pode ser o caso do comportamento alimentar voltado ao emagrecimento: poucas pessoas promovem restrições na alimentação por divertimento e satisfação. Isso porque fazer restrições na alimentação pode envolver algum grau de desconforto físico e psicológico, embora alguns indivíduos possam desenvolver certo interesse em seu padrão alimentar diário ou encará-lo como um desafio positivo em suas vidas[61].

A intenção e a ação de mudar padrões de alimentação estão direcionadas a resultados separados da atividade em si. Em outras palavras, se o objetivo é melhorar a saúde, emagrecer ou atingir uma aparência física desejada, todas essas condições são, por definição, extrinsecamente motivadas.

Embora as mudanças no comportamento alimentar para emagrecer sejam extrinsecamente motivadas, existe uma importante variabilidade nas razões que fundamentam as motivações extrínsecas. Por exemplo, a regulação identificada representa uma forma mais autônoma de motivação externa. Esta se refere à valorização dos benefícios e ao entendimento da importância da mudança de comportamento alimentar. A regulação integrada envolve não somente a valorização do comportamento, mas também a congruência (integração) do comportamento do sujeito com suas metas e valores pessoais. Destacamos que em ambos os casos as pessoas possuem o sentimento de "querer" em vez de "ter" que mudar seu comportamento alimentar.

A questão crítica é como a energia psicológica que conduz a ação (motivação) pode ser mantida a longo prazo. A construção de um ambiente de atendimento e intervenção alimentar favorável para o suporte das necessidades psicológicas básicas promove oportunidade de desenvolver motivos autônomos para a mudança[58]. Pettelier e Dion[59] reportaram que a autodeterminação foi positivamente associada à regulação alimentar mais autônoma, e negativamente associada à regulação controlada em mulheres. A insatisfação com a imagem corporal foi relacionada à motivação controlada da alimentação. Interessantemente, a motivação autônoma foi correlacionada à preocupação das participantes com "o que comer" (qualidade dos alimentos), enquanto a motivação controlada para a alimentação se correlacionou com "o quanto comer" (quantidade de comida)[59,64].

Além dos motivos relacionados à regulação da alimentação, a TAD também pode ajudar na compreensão do cumprimento de metas. A qualidade da motivação parece ser importante também para o cumprimento de metas relacionadas à alimentação. Por exemplo, a motivação autônoma foi associada positivamente à aproximação dos participantes com o plano alimentar saudável, enquanto a regulação controlada da alimentação foi positivamente associada à evasiva do plano alimentar saudável. De fato, a motivação autônoma tem sido correlacionada com o consumo de frutas e vegetais e com a redução da ingestão de gordura saturada[64].

Outro estudo demonstrou que um grupo de participantes com sobrepeso focados no emagrecimento por razões estéticas foi associado a um maior número de episódios de alimentação compulsiva em comparação a outro grupo motivado por razões relacionadas à saúde[65]. A presença de mensagens culturais sobre a busca por um corpo magro ideal pode interferir na satisfação das necessidades psicológicas relacionadas ao bem-estar. Esse tipo de busca cria uma pressão intrapessoal (redução da autonomia) e pode conduzir as pessoas a comparações sociais estressantes (redução de relacionamento). A impossibilidade de alcançar metas culturalmente estabelecidas em relação à aparência do corpo ideal magro muitas vezes resulta em sentimentos de insatisfação e inferioridade que são decorrentes da incapacidade do indivíduo de atingir resultados (redução da percepção de competência)[58].

Coletivamente, a literatura atual sugere que os profissionais da saúde auxiliem seus clientes e pacientes a desenvolver um padrão de alimentação saudável por meio da regulação autônoma do comportamento alimentar. As abordagens comportamentais oferecem um conjunto prático de estratégias de intervenção e habilidades de comunicação consistentes com a TAD, visando satisfazer as necessidades psicológicas básicas para promoção do bem-estar e do emagrecimento sustentável. O leitor poderá se perguntar que tipo de resposta do cliente ele pode esperar ao promover um ambiente democrático que facilite a autodeterminação. Seguem alguns exemplos: "Escolhi mudar esse comportamento (algum comportamento em questão) porque é importante para mim", "Fazendo isso, realmente tenho certeza de que será o melhor para mim mesmo", "Sinto que fazer as escolhas por mim mesmo (tomar conta da ação) é uma boa maneira de me sentir responsável e satisfeito com os resultados da mudança", "Essas mudanças realmente estão de acordo com o novo estilo de vida que desejo para o futuro".

MANUTENÇÃO DO EMAGRECIMENTO

Para a prevenção e tratamento da obesidade, os benefícios decorrentes da mudança de comportamento relacionada ao estilo de vida (alimentação, exercício e atividade física, controle da ansiedade e do estresse, hábitos de sono, entre outros) encontram-se bem descritos na literatura[2]. Entretanto, um dos maiores desafios associados à mudança comportamental em saúde não é somente a adoção do comportamento, mas sua manutenção em longo prazo e a prevenção de recaídas. A manutenção da perda de peso é um bom exemplo disso.

A perda de peso e de gordura corporal em longo prazo é o objetivo desejado no tratamento da obesidade e nos programas de emagrecimento. Embora várias abordagens tenham sido descritas e investigadas para a promoção do emagrecimento, pouca atenção tem sido destinada a prevenir o reganho de peso na fase de manutenção. De forma geral, as pessoas que continuam engajadas na mudança de estilo de vida, especialmente na modificação de hábitos alimentares e na prática de exercício físico regular, são aquelas que provavelmente apresentarão sucesso no emagrecimento em longo prazo[1]. Entretanto, por qual motivo apenas um número reduzido de pessoas consegue sustentar o emagrecimento em longo prazo?

A literatura sugere que uma redução de 5-10% da massa corporal promove benefícios clínicos significativos com relação à saúde[66]. No entanto, a maior parte das pessoas que obtêm sucesso em programas para perda de peso está sujeita a alguma taxa de reganho no futuro. Indivíduos que perderam peso em programas de emagrecimento costumam readquirir cerca de 1/3 do peso perdido em um ano e, geralmente, retornam a seu peso inicial em três a cinco anos[62]. Um estudo de metanálise mostrou que, quatro anos e meio após completar um programa estruturado de emagrecimento (dieta hipocalórica com ou sem exercício), a média de perda de peso mantida foi de 3 kg (3,2% de redução no peso inicial)[67].

A manutenção pode ser definida como "um curso de ação sustentado ao longo de um período específico de tempo"[65]. Wing e Hill[49] propuseram o sucesso na manutenção do emagrecimento como a perda de peso intencional de ao menos 10% do peso inicial e a manutenção do peso perdido por ao menos um ano. Dessa forma, os autores encontraram que somente 20,6% das pessoas sustentam o emagrecimento.

A identificação dos fatores associados à manutenção da perda de peso pode aumentar nosso entendimento sobre os comportamentos e pré-requisitos necessários para um processo contínuo de redução da adiposidade. Programas comportamentais para o emagrecimento demonstraram que algumas variáveis pré-tratamento, como peso corporal inicial, histórico de tentativas de emagrecer por meio de dietas, autoeficácia relacionada a dieta, psicopatologias e imagem corporal, estão associadas ao resultado subsequente de emagrecimento.

Estudos recentes apontam que a regulação homeostática do peso corporal ocorre primariamente no hipotálamo e resulta da integração de sinais periféricos, conduzindo informações do equilíbrio energético de curto e longo prazo[66]. Esse mecanismo protege mais o organismo humano contra a perda de peso acentuada do que do ganho de peso acentuado[69,70].

No contexto da saúde, após iniciar um novo comportamento, as pessoas avaliam cognitiva e emocionalmente os resultados de seus esforços. Se os resultados encontrados estão alinhados com suas expectativas, a motivação inicial é reforçada, e as pessoas provavelmente fazem avaliações positivas de seus esforços, reforçando o comprometimento na manutenção desses novos comportamentos[71].

Indivíduos que não conseguem sustentar o emagrecimento ao longo do tempo têm reportado maior taxa de estresse e baixo nível de motivação como barreiras principais[72]. Além disso, considerando coletivamente os indivíduos que conseguem e aqueles que não conseguem sustentar a perda de peso, as principais barreiras reportadas incluem o estresse pessoal e familiar, a agenda de trabalho e a dificuldade de controlar o tamanho das porções durante as refeições. DePue et al.[72] sugerem que os indivíduos que reganham o peso perdido experimentam maior quantidade de estresse ou respondem ao estresse diferentemente. Da mesma forma, Kayman et al.[72] demonstraram que indivíduos que sustentam a perda de peso também experimentam estresse, porém abordam a situação-problema de forma mais direta e confortável. Por outro lado, os indivíduos que apresentaram reganho de peso reportaram enfrentar a situação-problema com estratégias envolvendo a comida e o sono, ou mesmo desejando que os problemas fossem embora.

Observando as estratégias comportamentais, os indivíduos que mantêm a perda de peso em longo prazo após a primeira fase de emagrecimento são aqueles que continuam engajados em programas de exercício, possuem grupos de suporte social e apresentam alta confiança na habilidade de gerenciar seu próprio peso corporal no futuro[73].

Pessoas mais motivadas a emagrecer apresentam a autoconfiança como a principal razão para sua motivação em vez de fatores externos ou médicos[75]. Essa confiança é determinante para o aumento da autoestima e percepção de bem-estar do indivíduo consigo mesmo. Ogden[75] examinou os fatores relacionados às crenças de pessoas com obesidade com relação às causas e consequências da obesidade e seus motivadores para emagrecer. Os resultados indicaram que as pessoas que conseguiram emagrecer e sustentar a perda de peso reportaram menos crenças com relação a fatores médicos e de saúde para explicar o ganho de peso ao longo da vida. Em contraste, a ausência de motivação para a mudança de comportamento favorável ao emagrecimento deriva muitas vezes de uma baixa autoeficácia. Pessoas com baixa autoeficácia percebem a si mesmas como incapazes de lidar com várias situações que envolvem o processo de emagrecimento, como a pressão social ou emoções negativas[74].

A regulação motivacional parece ser diferente para pessoas que buscam emagrecer em relação àquelas envolvidas na manutenção do peso perdido. Pessoas engajadas em programas de emagrecimento buscam a mudança de comportamento motivadas pelo desejo de alcançar uma meta futura positiva, enquanto a manutenção do comportamento é motivada pelo desejo de evitar o retorno ao estado anterior ou a condição não favorável.[65]

West et al.[76] compararam o efeito de dois programas de atendimento com foco motivacional ou baseado em habilidades comportamentais para a manutenção da perda de peso. Foram selecionadas 338 mulheres americanas obesas, sendo divividas em: grupo com estratégias motivacionais, grupo baseado em habilidades comportamentais e grupo controle (este recebeu sessões de educação sobre os benefícios da alimentação saudável e atividade física). Após um período inicial de emagrecimento (–7,8 kg, correspondendo a –7,9% do peso inicial), as voluntárias foram acompanhadas por mais 12 meses visando à manutenção do emagrecimento. Os pesquisadores verificaram que nos primeiros seis meses de manutenção houve uma taxa mínima de reganho de peso (0,69 kg e 0,73kg para o grupo com foco motivacional e para o grupo baseado em habilidades comportamentais, respectivamente) sem diferença entre os grupos.

Por outro lado, o intervalo final de acompanhamento do programa (6-12 meses) apresentou reganho de peso (1,8 kg e 1,94 kg para o grupo com foco motivacional e para o grupo baseado em habilidades comportamentais, respectivamente) sem diferença entre os grupos. Interessantemente, a perda de peso encontrada no grupo que recebeu intervenção baseada na motivação autônoma não foi correlacionada com a adesão às sessões de atendimento.

Os autores especularam que o emagrecimento baseado no aumento da regulação autônoma do comportamento ocorreu na ausência de monitoramento externo dos próprios pesquisadores. Nesse caso, a internalização dos motivos, razões e valores pessoais empregados na mudança de comportamento em direção a um estilo de vida saudável pode promover resultados duradouros sem supervisão ou monitoramento dos profissionais da saúde. Poderíamos dizer que essa mudança no perfil motivacional em direção à autonomia e à motivação intrínseca pode conduzir o processo de emagrecimento sustentável por um período acima de 12 meses.

Algumas questões surgem a partir dos resultados vistos. Será que o emagrecimento e sua manutenção dependem da cobrança externa dos profissionais da saúde? Ou será que, após a remoção do monitoramento externo (acompanhamento do profissional), as pessoas conseguiriam manter o emagrecimento sozinhas?

Durante a etapa de manutenção da perda de peso, o aumento da motivação intrínseca para o exercício físico pode ser considerado um potente preditor[63]. Teixeira et al.[63] utilizaram um modelo de intervenção em grupo, ao longo de 16 semanas, voltado à mudança para um estilo de vida saudável. O objetivo da intervenção foi aumentar a percepção de autonomia e competência das participantes (136 mulheres com obesidade), encorajando-as a aumentar o nível de atividade física semanal e a mudança de hábitos alimentares. A autoeficácia para o exercício e atividade física foi estimulada por meio de persuasão verbal pelos pesquisadores, experiências vicárias das reuniões em grupos e experiências anteriores de sucesso.

Outras abordagens, como descrição de benefícios esperados, estratégias de superação de barreiras, automonitoramento (utilização de pedômetros) e prevenção de recaídas, também foram utilizadas. Ao final de quatro meses de intervenção, a média de peso perdido foi de –5,1 kg (–6,2% do peso inicial), e o gasto energético induzido pelo exercício e pela atividade física aumentou significativamente (153 kcal/dia). As voluntárias foram acompanhadas por um período adicional de 12 meses sem intervenção comportamental. Foi observado um reganho médio de 0,8 kg (1,1%) durante o período de 12 meses, incluindo alta variabilidade entre as participantes, –29 kg (–31%) a +8 kg (+8%). A percepção de interesse e divertimento para o exercício foi significativamente correlacionada com a perda de peso durante a intervenção e com as alterações do peso corporal durante o período de acompanhamento.

A Figura 3 mostra a perda de peso das voluntárias quando separadas em grupos referentes ao estado de motivação intrínseca para o exercício. Os dados revelaram que somente as mulheres que apresentaram alta taxa de motivação intrínseca para o exercício e atividade física continuaram perdendo peso durante o período pós-intervenção. O estudo ainda destaca que a baixa percepção de barreiras para o exercício, o baixo nível de compulsão alimentar e a restrição dietética consciente foram preditores da perda de peso a curto prazo, enquanto somente a motivação intrínseca para o exercício foi preditor a longo prazo.

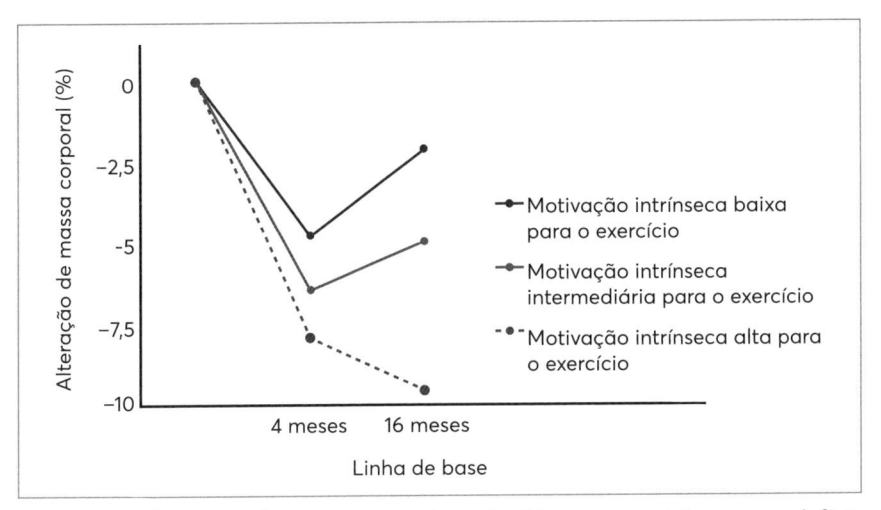

FIGURA 3 Alteração do peso corporal em 4 e 16 meses em três grupos definidos pelo tercil de motivação intrínseca para o exercício durante o tratamento
(interesse e divertimento).
Fonte: adaptado de Teixeira et al., 2006.[63]

Duas recentes revisões sistemáticas investigaram os determinantes comportamentais para o emagrecimento[77,78]. Os resultados indicaram que a autoeficácia para o exercício, a autoeficácia para a alimentação saudável, a autoeficácia
para o gerenciamento de peso e o automonitoramento foram os fatores cognitivos e psicológicos determinantes para o sucesso na manutenção do emagrecimento (Figura 4).

Autoeficácia

Os profissionais da saúde têm apresentado interesse cada vez maior na compreensão dos fatores que determinam a motivação para sustentar o engajamento nos programas de exercício e na mudança de hábitos alimentares. Conforme
discutido anteriormente, a TAD apresenta que a motivação surge por meio da
satisfação das necessidades psicológicas básicas: relacionamento, competência
e autonomia. Em especial, a competência é relevante pois é necessária para do-
minar tarefas pessoalmente desafiadoras, como organizar a agenda para fazer
exercício, preparar cardápios, elaborar plano de prevenção de recaídas, planejar metas etc.

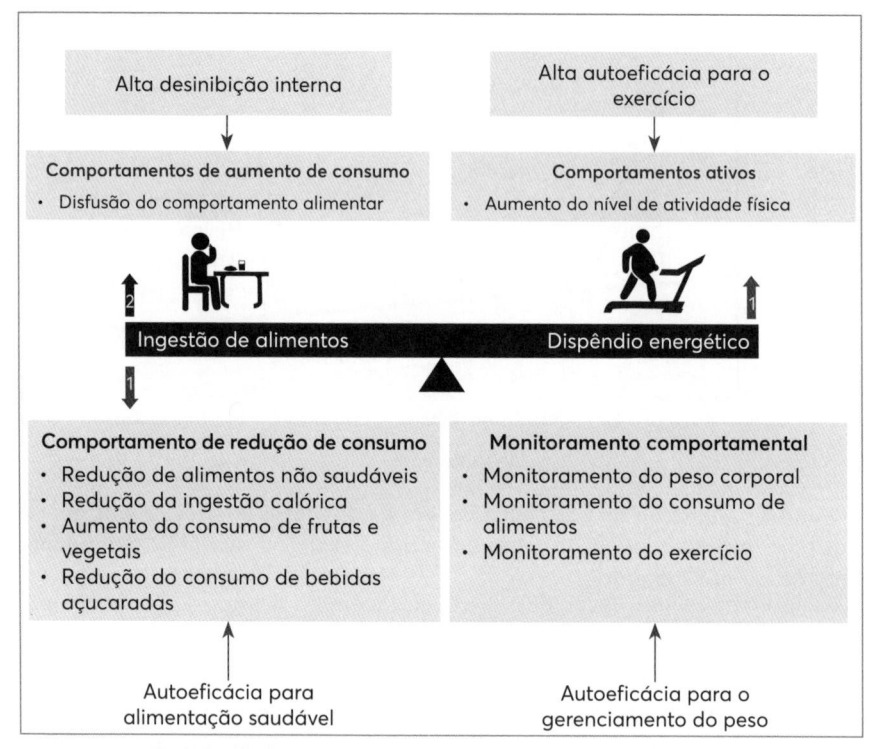

FIGURA 4 Determinantes da manutenção do emagrecimento. A seta 1 representa efeito positivo sobre a manutenção do emagrecimento, enquanto a seta 2 representa efeito negativo.
Fonte: adaptado de Verkevisser et al., 2019[77].

No processo de mudança de comportamento, a competência é extremamente importante, uma vez que está relacionada à necessidade de efetuar mudança no ambiente e de atingir resultados valorizados, ou seja, com a afeição pessoal[79]. A percepção de competência vai além da simples habilidade de executar um comportamento; ela inclui a consideração pessoal em realizá-lo. Esse é caso de alguns comportamentos de saúde que não são inerentemente agradáveis, portanto, realizá-los depende da crença em sua importância pessoal.

Considerando essas informações, podemos concluir que a percepção de competência está relacionada à persistência comportamental (p. ex., persistência no comportamento de fazer exercício regularmente) somente na presença de suporte de autonomia, em que o valor pessoal atribuído ao comportamento ou à tarefa por ser manifestado.

Já a autoeficácia representa as crenças do indivíduo em sua capacidade de organizar e executar cursos de ação requeridos para produzir certas realizações[80]. Ou, ainda, pode ser entendida como a crença do indivíduo em suas habilidades para produzir resultados desejados específicos por meio de suas próprias ações.

Explorando um pouco mais a definição de autoeficácia, podemos notar um caráter subjetivo (crença) sobre possibilidades pessoais (crença de capacidade) de ser agente na produção da própria trajetória (organizar e executar), destacando que a autoeficácia está relacionada a metas e objetivos (realizações ou comportamentos específicos). Em outras palavras, aquilo que acreditamos ter competência para executar é preditor de como agiremos. Vale a pena destacar que a autoeficácia difere da eficácia (poder ou capacidade para produzir um efeito), uma vez que se refere à crença do indivíduo (certa ou não) em sua capacidade de realizar determinada tarefa. Isso quer dizer que pessoas com capacidades similares, mas crenças distintas, podem apresentar resultados comportamentais de sucesso ou fracasso diferentes[81].

Claramente, a concepção de autoeficácia é direcionada para a intenção e a ação de um indivíduo a um comportamento específico. Isso quer dizer que o indivíduo pode apresentar elevada autoeficácia para determinado domínio (p. ex., praticar exercícios de musculação) e baixa para outros (p. ex., sustentar mudanças na alimentação). Isso justifica a diferença entre autoeficácia e confiança. A confiança é um termo genérico que designa uma força ou crença, mas sem especificidade em relação à tarefa ou ao comportamento[82].

Diferentemente da percepção de competência, a autoeficácia pode predizer a persistência somente para os comportamentos que acreditamos realizar, não sendo necessariamente preciso atender às necessidades psicológicas básicas[79]. Em outras palavras, é possível que uma pessoa tenha elevada autoeficácia para praticar exercícios na academia, mesmo que extrinsecamente motivada. Nessa situação, a pessoa pode continuar fazendo exercício pode muito tempo (persistência), porém não desenvolverá a percepção de competência devido à ausência de autonomia, comprometendo a percepção de bem-estar.

Autoeficácia para a perda de peso

A autoeficácia é determinante para a continuidade do processo de emagrecimento a longo prazo. O aumento da autoeficácia durante um programa de emagrecimento é um forte preditor para a adoção e manutenção de um comportamento endereçado ao estilo de vida fisicamente ativo e à alimentação saudável.

Alguns trabalhos na literatura encontraram correlação entre o aumento da autoeficácia para o programa de exercício, ou seja, a crença de que o indivíduo pode sustentar a adesão ao exercício, e o aumento da autoeficácia para realizar a dieta[83].

Uma maior percepção desse construto psicológico está fortemente associada ao sucesso inicial de um programa de emagrecimento supervisionado. Palmeira et al.[54] identificaram que o aumento da autoeficácia foi preditor para perda de peso em mulheres com obesidade durante quatro meses de intervenção. O principal componente para esse aumento é, sem dúvida, o incremento da percepção de competência construída ao longo do programa de emagrecimento. À medida que as pessoas constroem e estabelecem para si mesmas metas realistas, o cumprimento dessas metas aumenta a autoconfiança fundamentada no sucesso das próprias experiências (melhores experiências).

REFERÊNCIAS BIBLIOGRÁFICAS

1. Wing RR, Phelan S. Long-term weight loss maintenance. Am J Clin Nutr. 2005;82(1 Suppl):222S-5S.
2. Teixeira PJ, Silva MN. Repensar o peso. Princípios e métodos testados para controlar o seu peso. Lisboa, Portugal: Lidel; 2009.
3. Downs DS, Nigg CR, Housenblas HA, Rauff EL. Why do people chnge physical activity behavior? In: Nigg CR, editor. ACSM's behavioral aspects of physical activity and exercise. Philadelphia, CA: Lippincott Willians & Wilkins; 2014.
4. Teixeira PJ, Going SB, Houtkooper LB, Cussler EC, Metcalfe LL, Blew RM, et al. Pretreatment predictors of attrition and successful weight management in women. Int J Obes Relat Metab Disord. 2004;28(9):1124-33.
5. Teixeira PJ, Carraca EV, Marques MM, Rutter H, Oppert JM, De Bourdeaudhuij I, et al. Successful behavior change in obesity interventions in adults: a systematic review of self-regulation mediators. BMC Med. 2015;13:84.
6. Gardner B, de Bruijn GJ, Lally P. A systematic review and meta-analysis of applications of the Self-Report Habit Index to nutrition and physical activity behaviours. Ann Behav Med. 2011;42(2):174-87.
7. Lally P, Wardle J, Gardner B. Experiences of habit formation: a qualitative study. Psychol Health Med. 2011;16(4):484-9.
8. Lally P, Gardner B. Promoting habit formation. Health Psychology Review. 2013;7(S1):S137-S58.
9. Lally P, van Jaarsveld CHM, Potts HWW, Wardle J. How are habits formed: Modelling habit formation in the real world. European Journal of Social Psychology. 2010;40(6):998-1009.
10. Di Maio S, Keller J, Hohl DH, Schwarzer R, Knoll N. Habits and self-efficacy moderate the effects of intentions and planning on physical activity. Br J Health Psychol. 2021;26(1):50-66.
11. Gardner B, Abraham C, Lally P, de Bruijn GJ. Towards parsimony in habit measurement: testing the convergent and predictive validity of an automaticity subscale of the Self-Report Habit Index. Int J Behav Nutr Phys Act. 2012;9:102.
12. Pimm R, Vandelanotte C, Rhodes RE, Short C, Duncan MJ, Rebar AL. Cue Consistency Associated with Physical Activity Automaticity and Behavior. Behav Med. 2015:1-6.
13. Wood W, Rünger D. Psychology of Habit. Annual Review of Psychology. 2016;67:289-314.

14. Neal DT, Wood W, Labrecque JS, Lally P. How do habits guide behavior? Perceived and actual triggers of habits in daily life. Journal of Experimental Social Psychology. 2012;48(2):492-8.

15. Cheval B, Radel R, Neva JL, Boyd LA, Swinnen SP, Sander D, et al. Behavioral and Neural Evidence of the Rewarding Value of Exercise Behaviors: A Systematic Review. Sports Med. 2018;48(6):1389-404.

16. Gawronski B, Creighton LA. Dual Process Theories. In: Carlston D, editor. The Oxford Handbook of Social Cognition. New York, NY: Oxford University Press.; 2013. p. 282-312.

17. Moors A, De Houwer J. Automaticity: a theoretical and conceptual analysis. Psychol Bull. 2006;132(2):297-326.

18. Cheval B, Sarrazin P, Isoard-Gautheur S, Radel R, Friese M. Reflective and impulsive processes explain (in)effectiveness of messages promoting physical activity: a randomized controlled trial. Health Psychol. 2015;34(1):10-9.

19. Kohl HW, 3rd, Craig CL, Lambert EV, Inoue S, Alkandari JR, Leetongin G, et al. The pandemic of physical inactivity: global action for public health. Lancet. 2012;380(9838):294-305.

20. Hyde AL, Elavsky S, Doerksen SE, Conroy DE. The Stability of Automatic Evaluations of Physical Activity and Their Relations With Physical Activity. Journal of Sport and Exercise Psychology 34(6):715-36.

21. Jackson T, Gao X, Chen H. Differences in neural activation to depictions of physical exercise and sedentary activity: an fMRI study of overweight and lean Chinese women. Int J Obes (Lond). 2014;38(9):1180-5.

22. Armitage CJ. Can the theory of planned behavior predict the maintenance of physical activity? Health Psychol. 2005;24(3):235-45.

23. Gardner B, Lally P, Wardle J. Making health habitual: the psychology of 'habit-formation' and general practice. Br J Gen Pract. 2012;62(605):664-6.

24. Kaushal N, Rhodes RE. Exercise habit formation in new gym members: a longitudinal study. J Behav Med. 2015;38(4):652-63.

25. Downs DS, Nigg CR, Hausenblas HA, Rauff EL. Why do people change physical activity behavior? In: Nigg CR, editor. ACSM's Behavioral aspects of physical cactivity and exercise. Philadelphia, PA: Lippincott Williams & Wilkins; 2014.

26. Schultz W, Tremblay L, Hollerman JR. Reward processing in primate orbitofrontal cortex and basal ganglia. Cereb Cortex. 2000;10(3):272-84.

27. Srinivasan M, Ruina A. Computer optimization of a minimal biped model discovers walking and running. Nature. 2006;439(7072):72-5.

28. Berridge KC, Kringelbach ML. Neuroscience of affect: brain mechanisms of pleasure and displeasure. Curr Opin Neurobiol. 2013;23(3):294-303.

29. Louro MJ, Pieters R, Zeelenberg M. Dynamics of multiple-goal pursuit. J Pers Soc Psychol. 2007;93(2):174-93.

30. Webb TL, Sheeran P. Does changing behavioral intentions engender behavior change? A meta-analysis of the experimental evidence. Psychol Bull. 2006;132(2):249-68.

31. de Bruijn GJ, Gardner B, van Osch L, Sniehotta FF. Predicting automaticity in exercise behaviour: the role of perceived behavioural control, affect, intention, action planning, and behaviour. Int J Behav Med. 2014;21(5):767-74.

32. Ntoumanis N, Ng JYY, Prestwich A, Quested E, Hancox JE, Thogersen-Ntoumani C, et al. A meta-analysis of self-determination theory-informed intervention studies in the health domain: effects on motivation, health behavior, physical, and psychological health. Health Psychol Rev. 2021;15(2):214-44.

33. Biddle SJH, Mutrie N, Gorely T. Psychology of Physical Activity: Determinants, Well-Being and Interventions 3rd Edition ed. New York: Routledge; 2015.

34. Ryan RM, Deci EL. Self-determination theory and the facilitation of intrinsic motivation, social development, and well-being. Am Psychol. 2000;55(1):68-78.

35. Chatzisarantis N, Hagger M. Intrinsic Motivation and Self-Determination in Exercise and Sport. In: Hagger M, Chatzisarantis N, editors. Intrinsic Motivation and Self-Determination in Exercise and Sport Champaign, Illinois: Human Kinetics; 2007.

36. Nigg CR. ACSM's Behavioral Aspects of Physical Activity and Exercise. Nigg CR, editor. Philadelphia, PA: Lippincott Williams & Wilkins; 2014.

37. Fortier MS, Duda JL, Guerin E, Teixeira PJ. Promoting physical activity: development and testing of self-determination theory-based interventions. Int J Behav Nutr Phys Act. 2012;9:20.

38. Teixeira PJ, Silva MN, Mata J, Palmeira AL, Markland D. Motivation, self-determination, and long-term weight control. Int J Behav Nutr Phys Act. 2012;9:22.

39. Deci EL, Ryan RM. The " What " and " Why " of Goal Pursuits : Human Needs and the Self-Determination of Behavior. Psychology Inquiry. 2000;11(4):227-68.

40. Ryan R, Deci EL. Active Human Nature: Self-Determination Theory and the Promotion and Maintenance of Sport, Exercise, and Health. In: Hagger M, Chatzisarantis N, editors. Intrinsic Motivation and Self-Determination in Exercise and Sport. Champaing, Illinois: Human Kinetics; 2007.

41. Silva MN, Markland D, Minderico CS, Vieira PN, Castro MM, Coutinho SR, et al. A randomized controlled trial to evaluate self-determination theory for exercise adherence and weight control: rationale and intervention description. BMC Public Health. 2008;8:234.

42. Edmunds J, N. N, Duda JL. A Test of Self-Determination Theory in the Exercise Domain. Journal of Applied Social Psychology. 2006;36(9):2240–65.

43. Teixeira PJ, Carraca EV, Markland D, Silva MN, Ryan RM. Exercise, physical activity, and self-determination theory: a systematic review. Int J Behav Nutr Phys Act. 2012;9:78.

44. Buckworth J, Leeb RE, Reganc G, Schneiderd LK, DiClementee CC. Decomposing intrinsic and extrinsic motivation for exercise: Application to stages of motivational readiness. Psychology of Sport and Exercise. 2007;8(4):441–61.

45. Ryan RM, C. WG, Patrick H, Deci EL. Self-dertermination theory: The dynamics of motivation in development and wellness. Hedonic J Psychol. 2009;6:107-24.

46. Vasconcellos D, Parker PD, Hilland T, Cinelli R, Owen KB, Kapsal N, et al. Self-Determination Theory Applied to Physical Education: A Systematic Review and Meta-Analysis. Journal of Educational Psychology. 2020;112(7):1444–69.

47. Silva MN, Markland D, Carraca EV, Vieira PN, Coutinho SR, Minderico CS, et al. Exercise autonomous motivation predicts 3-yr weight loss in women. Med Sci Sports Exerc. 2011;43(4):728-37.

48. Markland D, Ingledew DK. Exercise Participation Motives: A Self-Determination Theory Perspective. In: Hagger M, Chatzisarantis N, editors. Intrinsic Motivation and Self-Determination in Exercise and Sport Champaign, IL: Human Kinetics; 2007. p. 23-34.

49. Sheldon KM, Ryan RM, Deci EL, Kasser T. The independent effects of goal contents and motives on well-being: it's both what you pursue and why you pursue it. Pers Soc Psychol Bull. 2004;30(4):475-86.

50. Marin DP, Polito LFT, Foschini D, Urtado CB, Otton R. Motives, motivation and exercise behavioral regulations in CrossFit and resistance training participants. Psychology. 2018;9:2869-84.

51. Frederick CM, Ryan RM. Differences in motivation for sport and exercise and their relations with participation and mental health. Journal of Sport Behavior. 1993;16(3):124-46.

52. Wing RR, Hill JO. Successful weight loss maintenance. Annu Rev Nutr. 2001;21:323-41.

53. Silva MN, Vieira PN, Coutinho SR, Minderico CS, Matos MG, Sardinha LB, et al. Using self-determination theory to promote physical activity and weight control: a randomized controlled trial in women. J Behav Med. 2010;33(2):110-22.

54. Palmeira AL, Teixeira PJ, Branco TL, Martins SS, Minderico CS, Barata JT, et al. Predicting short-term weight loss using four leading health behavior change theories. Int J Behav Nutr Phys Act. 2007;4:14.

55. Santos I, Mata J, Silva MN, Sardinha LB, Teixeira PJ. Predicting long-term weight loss maintenance in previously overweight women: a signal detection approach. Obesity (Silver Spring). 2015;23(5):957-64.

56. Mata J, Silva MN, Vieira PN, Carraca EV, Andrade AM, Coutinho SR, et al. Motivational "spill-o-ver" during weight control: increased self-determination and exercise intrinsic motivation predict eating self-regulation. Health Psychol. 2009;28(6):709-16.

57. Ogden CL, Yanovski SZ, Carroll MD, Flegal KM. The epidemiology of obesity. Gastroenterology. 2007;132(6):2087-102.

58. Verstuyf J, Patrick H, Vansteenkiste M, Teixeira PJ. Motivational dynamics of eating regulation: a self-determination theory perspective. Int J Behav Nutr Phys Act. 2012;9:21.

59. Pelletier LG, Dion SC. An examination of general and specific motivational mechanisms for the relations between body dissatisfaction and eating behaviors. Journal of Social and Clinical Psychology. 2007;26(3):303-33.

60. Baumeister RF, Gailliot M, DeWall CN, Oaten M. Self-regulation and personality: how interventions increase regulatory success, and how depletion moderates the effects of traits on behavior. J Pers. 2006;74(6):1773-801.

61. Teixeira PJ, Patrick H, Mata J. Why we eat what we eat: The role of autonomous motivation in eating behaviour regulation. Nutrition Bulletin. 2011;36:102-7.

62. Wing RR, Tate DF, Gorin AA, Raynor HA, Fava JL. A self-regulation program for maintenance of weight loss. N Engl J Med. 2006;355(15):1563-71.

63. Teixeira PJ, Going SB, Houtkooper LB, Cussler EC, Metcalfe LL, Blew RM, et al. Exercise motivation, eating, and body image variables as predictors of weight control. Med Sci Sports Exerc. 2006;38(1):179-88.

64. Pelletier LG, Dion SC, Slovinec-D'Angelo M, Reid R. Why Do You Regulate What You Eat? Relationships Between Forms of Regulation, Eating Behaviors, Sustained Dietary Behavior Change, and Psychological Adjustment. Motivation and Emotion. 2004;28(3):245-77.

65. Schelling S, Munsch S, Meyer AH, Margraf J. Relationship between motivation for weight loss and dieting and binge eating in a representative population survey. Int J Eat Disord. 2011;44(1):39-43.

66. Knowler WC, Barrett-Connor E, Fowler SE, Hamman RF, Lachin JM, Walker EA, et al. Reduction in the incidence of type 2 diabetes with lifestyle intervention or metformin. N Engl J Med. 2002;346(6):393-403.

67. Anderson JW, Konz EC, Frederich RC, Wood CL. Long-term weight-loss maintenance: a meta-analysis of US studies. Am J Clin Nutr. 2001;74(5):579-84.

68. Rothman AJ. Toward a theory-based analysis of behavioral maintenance. Health Psychol. 2000;19(1 Suppl):64-9.

69. Sumithran P, Proietto J. The defence of body weight: a physiological basis for weight regain after weight loss. Clin Sci (Lond). 2013;124(4):231-41.

70. Schwartz MW, Woods SC, Seeley RJ, Barsh GS, Baskin DG, Leibel RL. Is the energy homeostasis system inherently biased toward weight gain? Diabetes. 2003;52(2):232-8.

71. Kwasnicka D, Dombrowski SU, White M, Sniehotta F. Theoretical explanations for maintenance of behaviour change: a systematic review of behaviour theories. Health Psychol Rev. 2016;10(3):277-96.

72. Elfhag K, Rossner S. Who succeeds in maintaining weight loss? A conceptual review of factors associated with weight loss maintenance and weight regain. Obes Rev. 2005;6(1):67-85.

73. DePue JD, Clark MM, Ruggiero L, Medeiros ML, Pera V, Jr. Maintenance of weight loss: a needs assessment. Obes Res. 1995;3(3):241-8.

74. Kayman S, Bruvold W, Stern JS. Maintenance and relapse after weight loss in women: behavioral aspects. Am J Clin Nutr. 1990;52(5):800-7.

75. Ogden J. The correlates of long-term weight loss: a group comparison study of obesity. Int J Obes Relat Metab Disord. 2000;24(8):1018-25.

76. West DS, Gorin AA, Subak LL, Foster G, Bragg C, Hecht J, et al. A motivation-focused weight loss maintenance program is an effective alternative to a skill-based approach. Int J Obes (Lond). 2011;35(2):259-69.

77. Varkevisser RDM, van Stralen MM, Kroeze W, Ket JCF, Steenhuis IHM. Determinants of weight loss maintenance: a systematic review. Obes Rev. 2019;20(2):171-211.
78. Paixao C, Dias CM, Jorge R, Carraca EV, Yannakoulia M, de Zwaan M, et al. Successful weight loss maintenance: A systematic review of weight control registries. Obes Rev. 2020.
79. Rodgers WM, Markland D, Selzler AM, Murray TC, Wilson PM. Distinguishing perceived competence and self-efficacy: an example from exercise. Res Q Exerc Sport. 2014;85(4):527-39.
80. Azzi RG. Introdução à teoria social cognitiva. 1 ed. São Paulo: Casa do Psicólogo; 2014.
81. Barros M, Batista-dos-Santos AC. Por dentro da autoeficácia: um estudo sobre seus fundamentos teóricos, suas fontes e conceitos correlatos. Revista Espaço Acadêmico. 2010;112:1-9.
82. Bandura A. Self-efficacy: the exercise of control. New York: W.H. Freeman; 1997.
83. Pinto BM, Clark MM, Cruess DG, Szymanski L, Pera V. Changes in self-efficacy and decisional balance for exercise among obese women in a weight management program. Obes Res. 1999;7(3):288-92.

Comportamento no exercício

Douglas Popp Marin
Denis Foschini

PAPEL DO EXERCÍCIO NO EMAGRECIMENTO – MUITO ALÉM DO GASTO CALÓRICO

O corpo fisicamente ativo exerce papel fundamental nos programas de emagrecimento. Como estratégia única para o emagrecimento, apesar de não ter mostrado resultados clinicamente relevantes[1], o exercício físico pode contribuir para o processo multifatorial do emagrecimento de diversas formas (Figura 1).

O exercício físico auxilia no processo de emagrecimento e é especialmente importante durante a manutenção do peso perdido, como nas situações em que a restrição calórica se torna difícil em função dos sinais corporais: aumento da fome e palatabilidade dos alimentos, aumento da capacidade de estocar energia, redução dos sinais de saciedade[2].

O papel do exercício físico regular no processo de emagrecimento tem sido essencialmente atribuído ao seu efeito sobre o gasto energético durante a sessão de atividade, contribuindo com o balanço calórico negativo. Porém, a função do exercício físico pode estar muito além do gasto energético.

Os programas de emagrecimento baseados em mudanças no estilo de vida são direcionados para mudanças no comportamento alimentar e para aumento do nível de atividade física. Quando um indivíduo apresenta o objetivo de emagrecer, é esperado que ações e comportamentos sejam alinhados a esse propósito. No nível neurocognitivo, essas mudanças no estilo de vida (alimentação e exercício físico regular) requerem alterações neurobiológicas e plasticidade cerebral para o processamento de novas rotas comportamentais[3].

Muitas pessoas com obesidade são sedentárias ou insuficientemente ativas. Mudar esse quadro não é uma tarefa simples, considerando a aversão e a baixa

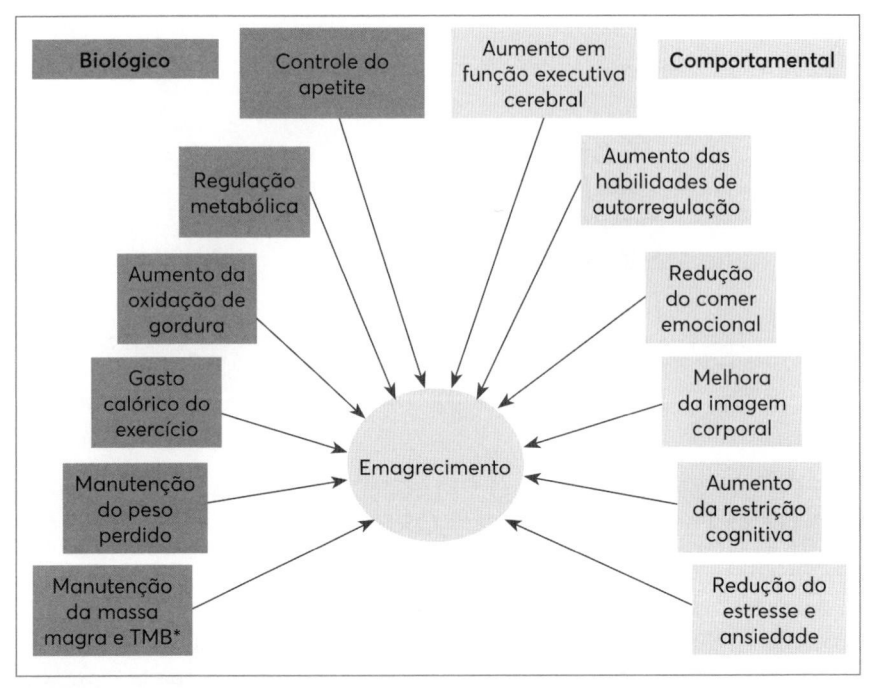

FIGURA 1 Resumo do papel do exercício no processo de emagrecimento.
*TMB: taxa metabólica basal.

tolerância ao exercício físico. A relação inversa entre o nível de atividade física e a obesidade apresenta uma relação causal complexa que vai muito além do dispêndio calórico induzido pelas atividades diárias. Por exemplo, existe uma relação mais forte entre a obesidade e a inatividade física do que entre a inatividade física e a obesidade[4]. Isso significa que, uma vez que o indivíduo desenvolve a obesidade, ela se torna uma barreira para o exercício, estimulando o ciclo vicioso. Por isso, a construção, implantação e adesão ao programa de exercício com o objetivo de emagrecimento se tornam uma tarefa desafiadora.

A literatura apresenta uma série de evidências de que a relação entre o desenvolvimento da obesidade e a atividade cerebral (córtex pré-frontal) é recíproca[5]. A menor atividade inibitória do córtex pré-frontal sobre os sistemas de recompensa pode induzir ao aumento do consumo de alimentos ricos em calorias. Isso pode levar à redução das habilidades de autorregulação, acentuando o consumo de alimentos de conforto e de alta densidade energética. Esse ciclo de desregulação cortical facilita o desenvolvimento e a manutenção da obesidade por meio da sensibilização dos sistemas de recompensa[5] (Figura 2).

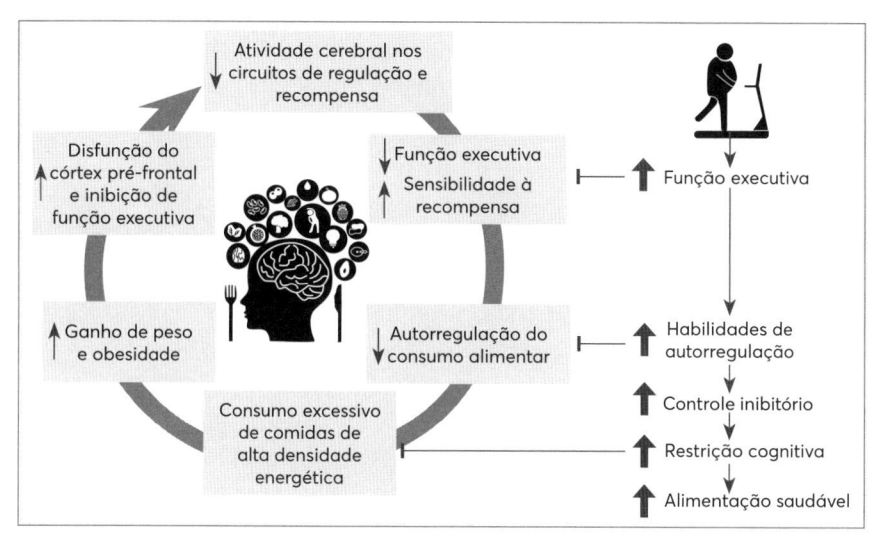

FIGURA 2 Modelo de relação entre a função cognitiva, o comportamento alimentar e a interação com o nível de atividade física.

▼ efeito de estímulo; ⊢— efeito inibitório.
Fonte: elaborada pelos autores com base em Lowe et al.[5] e Joseph et al.[3]

Alguns estudos destacam que o exercício físico regular e o comportamento alimentar saudável apresentam uma relação de interação e reforço[3,6]. Brodney et al.[7] encontraram associação entre a maior aptidão cardiorrespiratória e o menor consumo de energia na forma de gorduras, maior consumo de fibras e melhor adesão às recomendações nutricionais de saúde. Outras evidências também apontam que pessoas fisicamente ativas consomem mais fibras e menos gorduras totais e colesterol em comparação com pessoas inativas ou sedentárias[8].

O comportamento fisicamente ativo influencia de maneira positiva as habilidades de autorregulação alimentar pelo aumento da sensibilidade dos sistemas de sinalização fisiológica de saciedade, ajuste da escolha de consumo dos macronutrientes e alteração do padrão de resposta comportamental em relação ao estímulo hedônico (escolhas alimentares orientadas pelo prazer) dos alimentos[3].

As atividades de autorregulação (planejamento, monitoramento, avaliação de resultados, funções inibitórias, autocontrole) estão intimamente relacionadas com as funções executivas[9]. As habilidades de autorregulação fazem parte de um grande "guarda-chuva" definido como função cerebral executiva, ou seja, um grupo de processos cognitivos avançados que interrompem o fluxo normal responsável por impulsionar as ações. Essas funções proporcionam o controle cognitivo, o que permite aos indivíduos manterem suas metas por longos períodos de tempo e adaptarem seus comportamentos na medida em que novas demandas e conflitos surgem em suas vidas[10].

Pessoas com maior capacidade de autorregulação iniciam e sustentam maior número de comportamentos saudáveis. Por outro lado, a capacidade limitada de autorregulação é associada com o excesso de consumo de calorias, tabagismo, uso de drogas e baixa adesão ao exercício[10]. Nesse sentido, um número crescente de evidências mostra que, além dos processos de prazer e recompensa do cérebro, as funções executivas estão integralmente envolvidas na regulação dos comportamentos que contribuem para o desenvolvimento da obesidade[11].

Os impulsos para o consumo de comidas de conforto ou para o comportamento sedentário (comportamentos de conforto) são produzidos por um sistema automático nos circuitos cerebrais límbico e paralímbico, relacionados com o sistema de recompensa dopaminérgico[3]. Por outro lado, temos um sistema que permite a decisão racional e consciente. Esse sistema demanda muito mais recursos cerebrais para poder sobrepor os sinais automáticos orientados pelo prazer e, assim, executar o comando às ações orientadas para um objetivo consciente (p. ex., emagrecer). Na prática, nosso sistema executivo, coordenado pelo córtex pré-frontal, exerce esforço para alinhar nossos comportamentos com nossas intenções racionais. Por exemplo, quando uma pessoa se depara com um alimento prazeroso, sua resposta automática é consumir esse alimento para obter a sensação de prazer e recompensa; entretanto, se o impulso de comer conflita com o objetivo pessoal de controlar a dieta para emagrecimento, as funções executivas devem suprimir os impulsos para manter a restrição planejada.

Pessoas que apresentam alta desinibição comportamental (um déficit nos processos executivos inibitórios) tendem a comer mais por impulso e também a apresentar consumo calórico excessivo, o que facilita o desenvolvimento da obesidade[3]. Por outro lado, não é difícil imaginarmos o contrário. Indivíduos que apresentam maior controle inibitório (inibição cognitiva) sobre a ingestão alimentar são mais capazes de iniciar e manter a alimentação saudável. Assim, o aumento da restrição cognitiva e da autoeficácia em conjunto com a redução da alimentação emocional (fome emocional) é forte preditor do sucesso no emagrecimento[12]

O estudo do Registro de Controle Nacional do Peso[13] nos EUA, que acompanhou mais de 7 mil pessoas, mostrou que o mais forte preditor do sucesso da manutenção do peso perdido em longo prazo foi a menor desinibição alimentar. De fato, estudos de neurociência evidenciam que pessoas que obtiveram sucesso na manutenção do emagrecimento mostraram maior ativação no córtex pré-frontal em reposta ao estímulo com alimentos[14].

Recentes evidências apontam que a relação entre o exercício e o controle cognitivo é recíproca[15]. O efeito do exercício sobre a função cognitiva está relacionado com vários processos cerebrais, incluindo aumento do volume do hipocampo, da densidade da matéria cinzenta no córtex pré-frontal e da produção de neurotrofinas, além de maior densidade microvascular.[16].

O exercício físico regular aumenta a função executiva cerebral.[3] Como consequência, está associado com a redução da desinibição alimentar e a menor motivação para comer[3]. Isso significa que a melhora na função executiva cerebral induzida pelo exercício está implicada na redução da impulsão do comportamento alimentar. O papel do exercício no emagrecimento está também relacionado com mudanças em fatores psicológicos do comportamento alimentar, como motivação, comprometimento e autoeficácia[17]. A Figura 2 mostra que o exercício regular constrói recursos cognitivos (controle inibitório) necessários para impedir comportamentos impulsivos, os quais podem ser adversos à saúde, como o excesso de consumo alimentar.

Conforme dito anteriormente, o sucesso na adoção e adesão a um programa de exercício pode aumentar a percepção de competência, lócus de controle interno e motivação geral em direção a outros comportamentos envolvidos no gerenciamento de peso, como a restrição de alimentos de alta densidade calórica, o automonitoramento da dieta e as práticas de gerenciamento de estresse e ansiedade. Esse efeito de transbordamento do exercício sobre outros comportamentos (*spillover effect*) pode também depender da qualidade da motivação, especialmente se esta for caracterizada por um lócus de controle interno e motivos intrínsecos e sustentada por sentimentos de autonomia e autodeterminação[18].

A motivação intrínseca para o exercício pode estar relacionada com alguns indicadores de autorregulação para o comportamento alimentar. Mata et al.[18] reportaram que a motivação intrínseca para o exercício pode predizer o aprimoramento do comportamento alimentar em direção ao emagrecimento (redução da alimentação emocional). Isso significa que, além dos efeitos fisiológicos do exercício, os mecanismos de motivação podem também explicar a relação entre a prática regular e o comportamento alimentar saudável.

ADESÃO AO EXERCÍCIO

Atualmente, a inatividade física é considerada como a quarta principal causa de morte no mundo[19], estimando-se que pode ser responsável por 3,2 milhões de óbitos por ano[20]. Esse dado representa um aumento de 68,4% no número de mortes em uma única década. É provável que, se o nível de atividade física da população aumentasse em 25%, mais de 1 milhão de mortes por ano em todo o mundo seriam evitadas[21].

O comportamento sedentário é complexo e multifatorial, influenciado por diversos fatores, como idade, sexo, cultura local, situação econômica, ambiente, percepção de segurança e criminalidade, ausência de locais adequados, além de fatores psicossociais e relacionados à saúde das pessoas[22]. Dessa forma, identificar fatores que estão associados à participação nos programas de exercício e atividade física pode auxiliar professores e pesquisadores a desenvolverem modelos de intervenção e formas de atendimento que aumentem o sucesso na adesão ao exercício físico regular, uma vez que, aproximadamente, 50% dos indivíduos que iniciam algum tipo de atividade física abandonam o programa nos primeiros seis meses[23].

Considerando apenas ambientes estruturados e supervisionados para prática de exercício (clubes e academias), encontramos resultados similares com relação à baixa adesão. Cerca de 40-65% dos indivíduos abandonam o exercício entre 3-6 meses após o início do programa em academias nos EUA[24]. Dados recentes coletados no Brasil mostraram que cerca de 63% dos indivíduos que iniciam um programa de atividade física em academias de ginástica o abandonam nos primeiros três meses[25]. Interessantemente, essa taxa é similar em programas de atividade física não supervisionados. Os dados revelam que os espaços especializados para promoção da atividade física, bem como os profissionais do exercício, não utilizam estratégias eficientes para adoção e manutenção do comportamento ativo com base em evidências científicas.

Seria esperado que o conhecimento dos benefícios do exercício facilitasse a adesão. Porém, evidências sugerem que a educação, de forma isolada, parece ser pouco efetiva para sustentar a mudança de estilo de vida[26]. Na Grã-Bretanha, 89% dos homens e 91% das mulheres acreditam que o exercício promove benefícios significativos para a saúde[27], porém 94 e 96%, respectivamente, não são fisicamente ativos de acordo com as recomendações mínimas. Nos EUA, 97% dos adultos consideram a falta de exercício um fator de risco para a saúde; além disso, 52% consideram a atividade física "muito importante", 37% a consideram "importante" e 8% a consideram "pouco importante"[28]. Entretanto, estudos baseados em medidas objetivas de atividade física por meio de acelerômetros mostram que 90% dos americanos são menos ativos do que a recomendação mínima[29].

Ao contrário do que se possa imaginar, a percepção de baixa qualidade de vida e saúde são inversamente associadas com a participação em programas de exercício[30]. A ideia lógica de que as pessoas com doenças cardiometabólicas (p. ex., diabetes tipo 2 e hipertensão arterial) supostamente "precisam" se exercitar regularmente não se traduz em aumento da intenção e participação em longo prazo. Pacientes que participavam de um programa de reabilitação cardíaca foram investigados quanto a suas percepções de risco, expectativas de resultados e necessidade de aumento no nível de atividade física[31]. Os resultados mostraram que esses pacientes estavam bem conscientes sobre seu elevado risco de saúde (p. ex., "Se eu mantiver meu estilo de vida da forma que estava antes de iniciar o tratamento, vou sofrer de doença cardiovascular"), e que a associação entre a percepção de risco de saúde e a intenção de aumentar o nível de atividade física (p. ex., "Tenho intenção de ser fisicamente ativo regularmente") foi muito baixa.

Em um importante estudo, Tudor-Locke et al.[32] analisaram que a maioria das pessoas utiliza de 2,6% e 0,2% do tempo total diário em atividade física moderada e vigorosa, respectivamente. No geral, aproximadamente 3,2% dos americanos atingem valores recomendados de atividade física. Pessoas consideradas eutróficas despenderam cerca de 25,7 minutos em atividade em intensidade moderada e 7,3 minutos em atividade vigorosa por dia. Quando foram consideradas somente pessoas com obesidade, os autores observaram que elas dispuseram de 17,3 minutos em atividade moderada e 3,2 minutos em atividade vigorosa por dia.

Fatores que determinam a adesão ao exercício

A promoção da adesão ao exercício é uma tarefa desafiadora e depende da compreensão de processos que atuam sobre o comportamento humano. Especialmente no ambiente *fitness* e de treinamento personalizado, Rhodes et al.[30] desenvolveram um estudo de revisão sistemática com o objetivo de identificar fatores demográficos, comportamentais, intrapessoais, interpessoais e ambientais associados à participação em exercício regular. Foram identificados 23 fatores relacionados ao treinamento com pesos, em 51 estudos realizados, em 9 países (Figura 3).

O estudo de Rhodes et al. nos ajuda a pensar que não podemos atribuir o sucesso na adesão a um programa de exercício somente a um ou dois fatores. Eles destacam a presença de determinantes interpessoais e intrapessoais, sociais

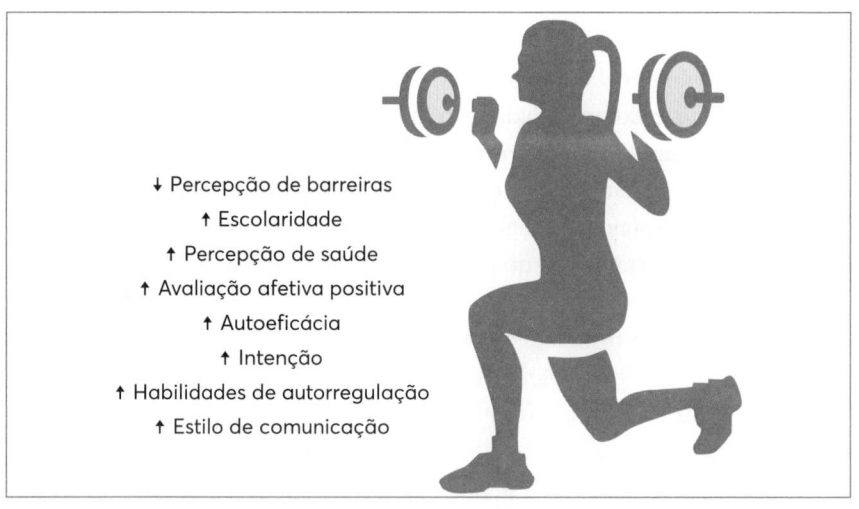

FIGURA 3   Fatores associados à participação nos programas de treinamento com pesos.

e ambientais que influenciam a prática regular de exercício. Conhecer os fatores que influenciam a participação em programas de exercícios nos permite elaborar programas de intervenção de maneira assertiva.

Construir uma base de sucesso inicial para o programa de exercício é fundamental à promoção da adesão e manutenção do programa. Aumentar a percepção de autoeficácia (confiança do indivíduo de que ele é capaz de iniciar e sustentar um curso de ações necessárias para atingir determinado resultado – assunto que será discutido mais adiante neste capítulo), a motivação autônoma (intimamente relacionada com a persistência em um comportamento) e as habilidades de autorregulação (função executiva cerebral: planejamento de metas, elaboração de estratégias, monitoramento) é determinante para a manutenção do comportamento do exercício e da atividade física ao longo do tempo[33]. Além disso, devemos ter atenção à instrução cuidadosa da técnica, ao controle da intensidade e ao *feedback* positivo de avaliação, bem como discutir sobre crenças relacionadas ao exercício e às manifestações corporais (evitar interpretações equivocadas a respeito dos sinais de fadiga e da dor muscular de início tardio).

A participação em programas de exercício em longo prazo é determinante para o sucesso na manutenção do emagrecimento (3 anos)[34]. Portanto, o protocolo de exercício que assegure a satisfação e o divertimento, a percepção de competência e o senso de autonomia do praticante terá os fatores principais para garantir o controle de peso a longo prazo. Outro aspecto interessante envolvendo o profissional da prescrição de exercício está relacionado com a percepção de suporte experienciada pelo indivíduo. Rodrigues e colaboradores[35] demonstraram que a percepção de suporte do profissional do exercício e o ambiente colaborativo para a satisfação das necessidades psicológicas básicas (discutidas adiante) promoveram efeito significante sobre o comportamento futuro no exercício. Portanto, a experiência positiva com o ambiente do exercício no passado tem efeito importante na probabilidade de um indivíduo também sustentar o programa de exercício no futuro.

Motivação para o exercício

A falta de motivação para a prática de exercício pode ser discutida simplificadamente de duas formas. As pessoas podem não estar suficientemente interessadas no exercício, ou seus benefícios podem não serem suficientemente valorizados para se tornar prioridade em suas vidas. Isso é particularmente importante, uma vez que a principal barreira reportada pelas pessoas para não aderir à prática de exercício é a falta de tempo. Em segundo lugar, algumas pessoas apontaram que não se sentem suficientemente competentes praticando exercício, percebendo que não possuem habilidades necessárias para executar determinadas atividades.

A teoria da autodeterminação (TAD) é fortemente recomendada para a compreensão do comportamento humano em relação ao exercício e à atividade física em modelos de intervenção a curto e longo prazo[36]. Por exemplo, Wilson et al.[37] encontraram aumento no nível de atividade física em adolescentes após 4 semanas de intervenção comportamental baseada na TAD. Os motivos que promovem a motivação autodeterminada para o exercício ainda estão sob investigação. Entretanto, já podemos destacar o divertimento, a percepção de competência e as razões intrínsecas para a participação como principais fatores para a manutenção do comportamento fisicamente ativo a longo prazo.

A razão dos indivíduos para participar dos programas de exercício (motivos de participação) representa um desafio importante diante da adesão. Evidências sugerem que a maior parte das pessoas que inicia um programa de exercício está sob regulação controlada do comportamento (regulação externa e introjetada)[38].

Os motivos intrínsecos para a participação no exercício regular, como a apreciação pela atividade e o divertimento, aumentam a percepção de autodeterminação. Nessa direção, a adesão a programas de exercício em academias é maior quando motivos intrínsecos relacionados ao divertimento e à percepção de competência são reportados pelos alunos, em comparação aos motivos relacionados à imagem corporal[39]. Circunstâncias externas (evitar punição ou buscar recompensas) e introjetadas (evitar sentimento de culpa e vergonha) que regulam a participação no exercício podem produzir resultados, que são limitados a curto prazo. A manutenção de um programa está especialmente relacionada com a qualidade da experiência que proporciona, enfatizando os motivos intrínsecos e autônomos[34].

A variação do grau em que os indivíduos internalizam o valor do exercício pode determinar aqueles que irão aderir ao programa ao longo do tempo[40]. A regulação identificada reflete o grau em que o indivíduo valoriza os resultados associados ao comportamento específico. Para valorizar os resultados e benefícios induzidos pelo exercício regular, o praticante inicialmente pode reconhecer os benefícios promovidos pelo engajamento no programa. As pessoas com pouca experiência apresentam conhecimento limitado sobre tais benefícios e, portanto, devem passar por um processo contínuo de educação por meio de estratégias cognitivas.

Chatzisarantis et al.[41], em um estudo de metanálise, encontraram uma correlação forte entre as formas mais autodeterminadas de motivação e as medidas de intenção e competência para atividade física (Figura 4). Embora as medidas de correlação não determinem a direção das medidas de associação, podemos observar que os indivíduos mais autonomamente motivados apresentam maiores valores de percepção de competência (sinônimo de autoeficácia) e intenção para o exercício.

Considerando que a percepção do atendimento às necessidades psicológicas básicas (discutidas no capítulo anterior) pode ser desenvolvida ao longo da intervenção ou do programa de treinamento, o treinador personalizado que aplica ferramentas para o desenvolvimento do comportamento democrático (suporte de autonomia), suporte social (suporte de relacionamento), instrução técnica e *feedback* positivo (suporte de competência) pode reforçar a motivação autônoma. De fato, quando o professor ou treinador promove suporte de autonomia, os clientes apresentam um perfil mais autodeterminado na regulação do comportamento para o exercício[42]. Em contraste, um estilo mais autocrático e controlador pode levar ao reforço de uma motivação extrínseca de regulação externa do aluno, aumentando a possibilidade de desistência do programa[43]. Edmunds et al.[44] demonstraram que não houve diferença na pré-intervenção entre os indivíduos que aderiram e aqueles que não aderiram ao treinamento para a percepção de suporte de autonomia, competência e indicadores gerais de bem-estar.

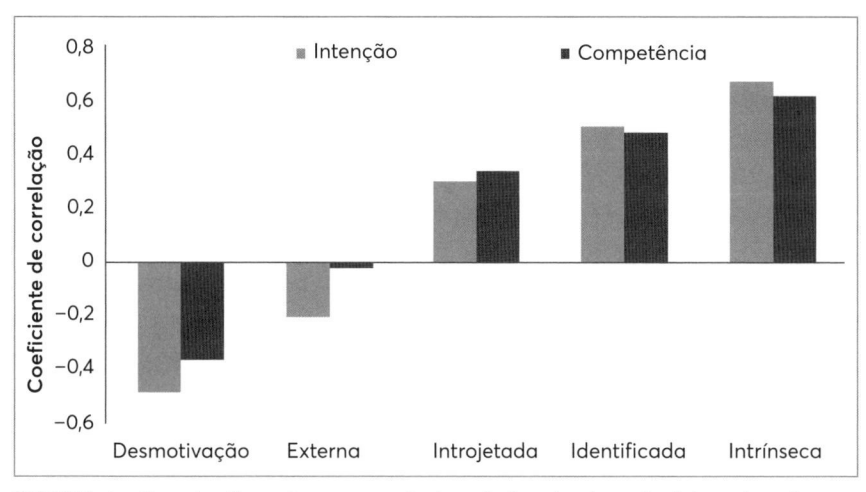

FIGURA 4 Correlação entre os construtos da teoria da autodeterminação e a intenção e a percepção de competência para atividade física.

Fonte: adaptada de Chatzisarantis et al.[41]

Dessa forma, as diferenças na adesão ao exercício devem ser atribuídas às mudanças ocorridas durante a participação ao longo dos programas.

Klain et al.[45] investigaram 558 praticantes de exercício em academias de ginástica com (183 indivíduos) ou sem (405 pessoas) treinador personalizado. Os resultados do estudo mostraram correlação positiva entre o suporte de autonomia e a satisfação das necessidades psicológicas básicas dos praticantes de exercício. A autonomia pode explicar 40% dos resultados relacionados com as necessidades psicológicas básicas e 32% da regulação autônoma. Por outro lado, a motivação externa regulada foi negativamente associada com a autonomia. As formas menos reguladas de motivação (controlada e introjetada) foram negativamente relacionadas à adesão ao exercício. Interessantemente, o estudo encontrou que os praticantes com suporte do treinador personalizado demonstraram maior percepção de autonomia. Por outro lado, aqueles sem supervisão apresentaram valores de motivação externa regulada significativamente menores, os quais podem refletir negativamente na adesão ao programa.

Autonomia

Autonomia é a habilidade de fazer escolhas e de exercer controle sobre o próprio ambiente onde o cliente está inserido. A ação de escolher é considerada uma necessidade biológica[46] e psicológica[47] inerente ao ser humano. Por meio da escolha, o cliente é capaz de expressar suas preferências e de reforçar sua percepção de controle sobre o ambiente ao seu redor. O suporte de autonomia deve focar ações e estilo de comunicação que facilitem a percepção do cliente sobre seu lócus de controle, vontade própria e opções.

A prescrição de exercício para os clientes baseada no suporte de autonomia pode influenciar a intenção, a motivação e a persistência no programa. Aulas de ginástica (dança, exercícios aeróbicos e pilates), quando ministradas por um profissional que promove suporte de autonomia, por meio do suporte de escolha, significado dos exercícios, reforço positivo, reconhecimento das dificuldades individuais e linguagem neutra, facilitam o desenvolvimento da motivação autônoma, da percepção do vigor e da vitalidade e promovem maior engajamento (frequência) no programa[48].

Na prescrição, as opções oferecidas podem incluir intensidade, duração, escolha do exercício em ergômetros, entre outras. No treinamento de força, podemos oferecer opções em relação ao volume total da sessão, à zona de repetições, à escolha e ordem dos exercício e ao momento mais adequado para receber persuasão verbal e *feedback* sobre quando interromper a sessão e quando utilizar assistência[49].

A própria periodização do treinamento pode ser conduzida considerando o suporte de autonomia, o que favorece o sucesso do programa. Até o momento, foram identificados três estudos que examinaram o efeito da opção de escolha sobre os resultados da periodização[50,51]. Nesses estudos encontramos diferentes formas de suporte de autonomia, como o número total de repetições totais na sessão[51], a ordem das sessões de treinamento dentro do microciclo[50] e a escolha dos exercícios em dada sessão de treinamento.

Colquhoun et al.[50] investigaram o efeito da opção de escolha durante 9 semanas de treinamento com pesos periodizado, composto de duas sessões voltadas para força máxima e uma sessão dedicada à hipertrofia muscular. Os participantes do grupo controle realizaram as sessões de treinamento em ordem predeterminada, enquanto o outro grupo realizou as sessões em ordem autosselecionada. Ao final do período experimental, nenhuma diferença foi observada entre os grupos ao considerar os aspectos: força, motivação, satisfação ou percepção de esforço. Entretanto, no grupo autosselecionado houve maior taxa de comparecimento às sessões e menor taxa de desistência em relação ao grupo predeterminado.

Em um recente estudo, os participantes inicialmente escolheram a ordem de quatro exercícios calistênicos (grupo ordem escolhida), ou foram orientados a completá-los em ordem específica. Subsequentemente, os participantes dos dois grupos foram orientados a escolher o número de séries e repetições para executar nos exercícios. Apesar de os participantes dos dois grupos apresentarem valores similares de aptidão física, o grupo que selecionou a ordem dos exercícios completou 60% mais repetições no total. Portanto, é possível que a simples escolha da ordem tenha aumentado a motivação para o treinamento[52].

Rauch et al.[53], durante 9 semanas, aplicaram um modelo de periodização em homens com experiência no treinamento com força. Os participantes foram orientados a escolher os exercícios em cada sessão de treinamento (um exercício por grupo muscular a partir das opções oferecidas), ou a completarem a sessão em ordem predefinida. Não foram encontradas diferenças entre os grupos sobre a força muscular, massa magra, percepção de esforço nas sessões ou percepção de recuperação. Entretanto, o grupo que autosselecionou os exercícios realizou um volume de treinamento maior. Considerando que não houve diferença na percepção de esforço e recuperação, é possível que os participantes do grupo autosselecionado tenham tolerado maior carga externa sem alterar as medidas perceptivas.

Autores renomados do treinamento de força têm sugerido maior flexibilidade dos treinadores, com o objetivo de reduzir o estresse associado ao processo de treinamento. Além disso, empoderar os praticantes de treinamento de força para que tomem algumas decisões relacionadas ao exercício pode torná-los mais motivados e independentes, permitindo que aceitem mais responsabilidades por seu desempenho e resultados. Estes últimos também podem estar associados a maior adesão aos programas de exercício.

Durante o planejamento dos programas de exercício, técnicos e treinadores devem dispor de certa atenção à possibilidade de opções de escolha. Algumas orientações podem ser utilizadas para implantar o suporte de autonomia do treinamento com pesos[49]:

1. Para o atendimento de praticantes iniciantes ou com pouca experiência na modalidade de exercício, recomenda-se iniciar com poucas opções de escolha. Oferecer muitas opções no início do programa pode causar a impressão de que o treinador está inseguro, ou ainda conduzir a um programa de maneira desorganizada. Profissionais do exercício podem buscar o equilíbrio em vez de fornecer muitas opções, as quais podem reduzir a motivação e a satisfação do cliente/praticante devido à sobrecarga de escolhas ou à falta de opções, levando à percepção de ausência de controle e confiança.

2. Recomenda-se restringir as opções de escolha em vez de simplesmente deixar todas as opções disponíveis para o cliente. As opções devem estar dentro de uma faixa de variáveis voltadas aos objetivos do programa.
3. Destacamos que o relacionamento entre o profissional e o cliente deve ser especialmente considerado. A literatura sugere que oferecer opções claras de escolha favorece o aprendizado motor, o desempenho, a motivação e a autoeficácia. Entretanto, alguns clientes podem responder mais favoravelmente do que outros em relação ao número, ao tipo e às circunstâncias das opções de escolha.

Autoeficácia para o exercício

A autoeficácia para o exercício está significativamente correlacionada com a perda de peso. Pessoas com maior autoeficácia apresentam altos níveis de habilidades de autorregulação do comportamento, tais como planejamento de metas, monitoramento do progresso e gerenciamento de suporte necessário. Nesse sentido, vale lembrar que a autoeficácia é fortemente influenciada pelas experiências prévias de sucesso do indivíduo em relação ao comportamento. Assim, experiências positivas com o exercício são determinantes durante a intervenção, principalmente em relação ao aprimoramento no humor, à resposta de valência afetiva ao exercício, à aptidão física e à autoimagem corporal.

A autoeficácia influencia a escolha das atividades, a disposição para o esforço (superar barreiras) e a persistência. Dessa forma, não é difícil imaginar que pesquisas na área da psicologia do exercício sugiram que a autoeficácia representa um dos mais importantes preditores para a adesão[54]. A autoeficácia para um comportamento específico influencia as atividades em que o indivíduo escolhe participar. De fato, a maior autoeficácia predispõe o indivíduo a empregar maior esforço e determinação em direção à atividade escolhida, apesar de haver barreiras ou falhas[55]. No contexto do exercício, a autoeficácia se manifesta na percepção que cada pessoa tem da capacidade de manter a prática de exercício regular, mesmo diante de barreiras, como o mau tempo, a falta de tempo e espaço adequado e os compromissos sociais.

Jekauc et al.[56] investigaram durante 20 semanas a taxa de comparecimento em uma academia de ginástica em 101 participantes adultos jovens. Os resultados mostraram que a percepção de autoeficácia foi associada com o exercício regular ao longo de 20 semanas. Os participantes que apresentaram comportamento irregular foram aqueles que reportaram maior percepção de barreiras em comparação aos frequentadores regulares. Os autores desse estudo destacam que a percepção de estresse nas situações de vida diária foi considerada um preditor negativo para o exercício. Isto é, pessoas que reportaram maior percepção de estresse apresentaram comportamento mais irregular na frequência de exercício. A expectativa de resultado não foi considerada um preditor significativo para o comparecimento na academia. Da mesma forma, a intenção de se exercitar pode ajudar a explicar o comportamento inicial, mas não está relacionada com a manutenção do comportamento, uma vez que as intenções de praticar exercício regularmente mudam ao longo do tempo. Outros estudos mostram que a intenção de praticar exercício é mais forte somente nos dias em que a autoeficácia, as normas subjetivas injuntivas (adequação do comportamento – aquilo que todos deveriam fazer) e as atitudes positivas (avaliação positiva do exercício) estão mais altas que as percebidas normalmente[57]. Em outras palavras, o impacto da intenção sobre o comportamento de praticar exercício depende da interação com outros fatores, especialmente a autoeficácia.

A construção da crença de autoeficácia ocorre pela influência de quatro fatores principais (Figura 5):

1. Experiências de domínio (melhores experiências)

Um dos principais atributos comportamentais relacionado à adesão ao exercício é a história dos indivíduos em práticas anteriores. As experiências anteriores relacionadas ao exercício e à atividade física contribuem positiva ou negativamente para a construção de nossas crenças de autoeficácia. As experiências diretas de sucesso, de prazer e de autoconhecimento vivenciadas nas sessões de exercício fortalecem a intenção e as ações para a promoção ou manutenção do comportamento fisicamente ativo. Dessa forma, a atuação profissional nas melhores experiências dos clientes parece ser o modo mais eficiente de construir a autoeficácia, pois envolve o aprendizado a partir das próprias experiências do indivíduo. A ideia é: "Se você já fez isso antes, pode fazer novamente". Por outro lado, se o indivíduo não tem experiência anterior com o exercício, é muito importante que a programação de metas no início do programa esteja adequada a suas habilidades, competências, expectativas e a seu nível de aptidão física para não haver desmotivação, assim como para construir suas próprias experiências de sucesso.

A avaliação da eficiência pessoal após a realização de determinada tarefa (p. ex., sessão de exercício) depende da percepção de capacidade do indivíduo antes de iniciá-la. Não se surpreenda se um cliente que está iniciando um novo comportamento apresentar redução da autoeficácia. Isso pode ocorrer, uma vez que o cliente não avalia sua percepção de autoeficácia com base em experiências anteriores, mas sim nas crenças em suas habilidades que estão relacionadas ao novo comportamento. Por exemplo, o cliente pode descobrir que a mudança de comportamento para iniciar e continuar um programa de exercício é mais difícil e dispendiosa do que ele imaginava. Como consequência, sua expectativa de eficácia diminui ao ser comparada com as experiências atuais.

2. Experiências vicárias

A autoeficácia pode ser desenvolvida por meio do aprendizado pela observação de modelos sociais que julgamos competentes. Observar pessoas comprometidas, esforçadas e que julgamos competentes no contexto do exercício pode aumentar nossa percepção de que também somos capazes de realizar aquele mesmo comportamento. As pessoas buscam modelos sociais que apresentem as competências que elas desejam[58]. O profissional do exercício pode estimular o cliente a buscar histórias e experiências de sucesso de outras pessoas em situações similares, e com características similares. Isso ajudará a implantar a ideia: "Se ele consegue fazer, eu também posso aprender a fazer". Portanto, praticantes iniciantes podem observar pessoas mais experientes para aumentar seu nível de autoeficácia.

3. Persuasão verbal

A persuasão verbal é, provavelmente, a maneira mais comum de estimular a autoeficácia dos praticantes de exercício físico, com informações e *feedbacks* transmitidos por professores e treinadores, principalmente sob a forma de incentivo e elogios sobre o desempenho, emprego de esforço e persistência nas sessões de treinamento. Portanto, fornecer *feedback* a respeito da habilidade e progresso é uma importante forma de persuasão verbal. Elogie os clientes quando demonstrarem evolução, esforço, quando finalizarem uma sessão ou exercício difícil, e encoraje-os a aceitar novos desafios. Entretanto, vale a pena ressaltar que a força das palavras de persuasão sobre a autoeficácia depende diretamente do prestígio, credibilidade e *expertise* daquele que está persuadindo.

Outra forma de persuasão é a aplicação de testes de aptidão física. Entretanto, alguns clientes podem não demonstrar evolução quanto aos indicadores de aptidão física devido a programas de baixa intensidade ou baixa adesão. Nesse caso, o professor deve concentrar a avaliação de autopercepção nas habilidades motoras, no bem-estar, na vitalidade e nos benefícios afetivos.

A crença de autoeficácia baseada na persuasão verbal parece se relacionar mais às experiências de domínio e à experiência vicária[59]. Portanto, palavras de encorajamento vindas dos outros não são tão potentes quanto as experiências do próprio cliente.

4. Estados emocionais e fisiológicos

Os estados emocionais e fisiológicos podem alterar a maneira como percebemos a autoeficácia. Por exemplo, o nível de estresse, ansiedade, excitação, dor e tensão pode interferir na execução de tarefas. No exercício físico é bastante claro o papel da intensidade do esforço nesse contexto. O exercício demasiadamente intenso, ou acima da capacidade atual do indivíduo, pode provocar fadiga, desconforto excessivo e dor muscular de início tardio. Tais estados fisiológicos podem levar à sensação de incapacidade para realizar a atividade, prejudicando a adesão ao programa de treinamento. Educar os clientes sobre os efeitos fisiológicos do exercício e o que representa as sensações físicas experienciadas pode ajudá-los a atenuar a ansiedade e a melhorar a percepção afetiva do exercício.

A crença de eficácia influencia o grau de desafio, a magnitude do esforço empregado na tarefa e o nível de persistência diante de dificuldades e barreiras. Além disso, a avaliação de autoeficácia feita pelo próprio cliente influencia de-

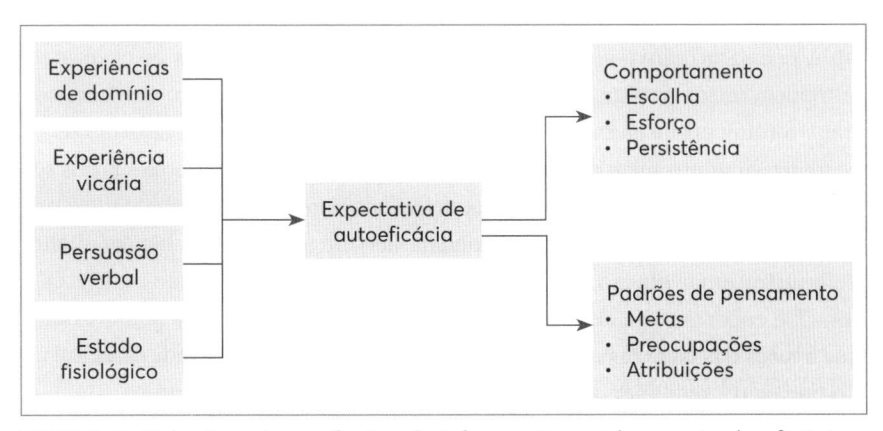

FIGURA 5 Relação entre as fontes de informação, o julgamento da eficácia e as consequências sobre o comportamento.
Fonte: adaptado de Feltz e Öncü[59].

terminados padrões de pensamento e reações emocionais, como orgulho, satisfação, felicidade e tristeza, os quais, por sua vez, influenciam a motivação.

A probabilidade de um indivíduo se engajar em determinado comportamento depende de seu nível de autoeficácia e de sua expectativa de resultados. Poag e McAuley[60] encontraram que, para dada intensidade de exercício, as pessoas com maior autoeficácia apresentaram menor percepção de esforço durante o exercício. Especificamente, a autoeficácia representou 11% da variância na percepção de esforço em mulheres. Esses dados podem ser levados em consideração durante a prescrição de exercício de alta intensidade.

Em outro estudo, McAuley[61] examinou a correlação entre o exercício e a autoeficácia durante 5 meses em 103 homens e mulheres sedentários de meia-idade. O comportamento para o exercício foi avaliado pela participação no programa, intensidade do esforço e autoeficácia, além de indicadores fisiológicos, como a composição corporal e a capacidade aeróbia. O autor encontrou que a composição corporal foi inversamente relacionada com a autoeficácia no início do programa. Assim, os participantes com maior adiposidade apresentavam menor escore de autoeficácia no início da intervenção. Após três meses, a autoeficácia se tornou um forte preditor da adesão ao exercício. De fato, esses dados são apoiados pelo estudo de Simonavice e Wiggins[62], que encontraram maior autoeficácia e menor percepção de barreiras para o exercício em indivíduos que participavam de programas de atividade física regular. Portanto, estratégias de intervenção para aumentar a autoeficácia parecem determinantes para a adesão aos programas. Indivíduos nos estágios iniciais da adoção ao exercício regular apresentam maior percepção de barreiras. Outro achado interessante foi a relação inversa entre o percentual de gordura corporal e a frequência de treinamento. Os voluntários com menor percentual de gordura apresentaram maior frequência de exercício nos primeiros 3 meses de intervenção.

Coletivamente, a literatura mostra que a autoeficácia desempenha um papel proeminente nos estágios iniciais de adesão ao exercício, porém com uma participação bem menos pronunciada nas fases de manutenção a longo prazo.

COMO FUNCIONA O PROCESSO DECISÓRIO DE PRATICAR OU NÃO EXERCÍCIO

Os esforços para compreender os mecanismos comportamentais que fundamentam o engajamento, a adesão e a desistência dos programas estão sendo estudados, e, até momento, os modelos de intervenção têm apresentado resultados modestos.[63] A motivação é a variável psicológica no contexto do exercício mais estudada. No entanto, a motivação para o exercício é frequentemente investigada por um viés sociocognitivo, avaliando fatores como percepção de benefícios e de barreiras, autoeficácia e suporte social[63,64], deixando ainda pouco esclarecido o significado motivacional *per se* do exercício.

Em clubes e academias de ginástica, centenas de milhares de pessoas começam, recomeçam e tentam se manter em programas de exercício físico. Esses locais, que contam com supervisão na prescrição, apresentam algum nível de individualização no atendimento ou de intervenção, e, ainda assim, apresentam a mesma proporção dos programas não supervisionados quanto à taxa de abandono do programa[65]. Até o momento, poucos clubes, academias e profissionais do exercício utilizam sistematicamente algum método de promoção da adesão baseado em evidências.

Ao longo de várias décadas as associações e organizações de saúde pública discutem como promover a atividade física na população. Autoridades de saúde pública vêm travando uma longa batalha contra o sedentarismo, por meio de campanhas e intervenções focadas nos benefícios do exercício e da atividade física para a melhora dos indicadores de saúde e para a prevenção de doenças. Nessa mesma linha, os profissionais do exercício se esforçam para manter as pessoas na prática regular de acordo com as recomendações, destacando os benefícios do exercício para a saúde ou alertando sobre os riscos do comportamento inativo. Apesar de todos esses esforços, a inatividade física continua crescendo como um fator que compromete a saúde da população mundial.

A literatura específica, assim como observações da sociedade, mostra que as campanhas públicas e a abordagem dos profissionais de saúde voltadas ao reconhecimento social dos benefícios do exercício para a saúde não são suficientes para ajudar as pessoas a mudar o comportamento sedentário. Não obstante, as intervenções são muitas vezes baseadas no medo da punição do comportamento inativo, em que o preço da falta de exercício custa muito caro para a saúde do indivíduo, aumentando seu risco de morte prematura[66].

Aumentar a intenção das pessoas para praticar exercício regular e reduzir a taxa de desistência no início dos programas são etapas fundamentais para incorporar a quantidade recomendada de exercício pelos órgãos de pesquisa e saúde pública. Para tanto, um dos principais objetivos da psicologia do exercício é inicialmente compreender e, depois, desenvolver métodos e modelos de intervenção para influenciar os processos psicológicos envolvidos na decisão de engajar e sustentar a participação no exercício regular[67]. Apesar disso, o desenvolvimento dos guias de prescrição e recomendação de exercício pouco se utiliza do conhecimento da psicologia do exercício.

O julgamento e as decisões dos clientes sobre o exercício podem ser feitos por um processo altamente cognitivo, baseado na razão – acessando, avaliando, combinando atributos e informações em um processo avaliativo geral. Ou, por outro lado, as decisões podem ser tomadas por processo afetivo, baseado nos sentimentos e emoções, por uma investigação dos sentimentos momentâneos que apontam em determinada direção ou escolha[68].

Durante muito tempo, o poderoso papel do afeto no processo de tomada de decisão sobre o controle do comportamento foi negligenciado, com uma subsequente supervalorização dos processos cognitivos sociais[67]. Atualmente, a literatura científica tem reconhecido que o processo de tomada de decisão vai além da consideração racional entre custos e benefícios. Em comparação ao processo de decisão baseado na razão, o processo baseado no afeto tende a ser mais rápido, mais polarizado, mais holístico, mais dependente do contexto e menos sensível a medidas quantitativas[68].

A teoria do comportamento planejado,[69] cuja base é cognitiva, sustenta que o comportamento no exercício é determinado pela intenção e pela autoeficácia. A intenção é sustentada pelas atitudes, que, por sua vez, podem ser entendidas como a avaliação geral de um comportamento[69].

A atitude é definida como avaliação breve da captura de um objeto psicológico em uma dimensão de atributo bom ou ruim, benéfico ou prejudicial, prazeroso ou desprazeroso, agradável ou desagradável[70]. Atitudes são flexíveis, são moldadas por meio do acúmulo de experiências de vida, e também influenciadas pelo contexto social e cultural. Entretanto, uma vez formadas, as atitudes se tornam relativamente estáveis, representando disposições para avaliar um objeto psicológico como favorável ou desfavorável. As atitudes são fundamentais para formar as intenções comportamentais. Atitudes positivas tendem a atuar como uma força motivacional para o comportamento, enquanto atitudes negativas tendem a impedir ou evitar o comportamento.

As atitudes são estruturadas a partir de um componente cognitivo (instrumental) e um componente afetivo[63]. No contexto do exercício, as atitudes afetivas representam os julgamentos sobre os aspectos gerais de prazer e desprazer, divertimento e estados emocionais proporcionados pelo exercício e pela atividade física[71]. Esses julgamentos podem incluir eventos do passado (p. ex., "O exercício foi divertido") e expectativas futuras (p. ex., "Seria divertido praticar esse tipo de exercício"). Uma vez que a ciência do exercício tem mostrado uma relação de casualidade entre os afetos centrais (prazer e desprazer) e a percepção de bem-estar, parece lógico que os julgamentos e as expectativas sobre os afetos serão extremamente importantes para a determinação do comportamento futuro.

Para alguns comportamentos, particularmente aqueles que obtêm uma forte resposta emocional, as atitudes afetivas podem ser preditores mais potentes tanto para a intenção quanto para os comportamentos (ações) em comparação às atitudes cognitivas. Russell[72] propõe que as qualidades afetivas são atribuídas aos comportamentos como um resultado da experiência das emoções quando o comportamento é realizado, e isso comanda a intenção e a ação.

A avaliação afetiva do exercício como "não divertido" ou "divertido" pode ser um preditor mais forte da intenção e do comportamento (ação) do que uma avaliação cognitiva do exercício como "prejudicial" ou "benéfico"[73]. Ao realizar uma sessão, uma pessoa pode experienciar uma sensação de vitalidade e satisfação pessoal. Atribuir essas qualidades afetivas ao comportamento (p. ex., fazer exercício) conduz à formação da intenção de repetir o comportamento.

Um detalhe importante é a separação entre a expectativa de resultado proximal (imediatamente próximo ao comportamento) e a expectativa de resultado distal (resultado futuro). Para as ações humanas, a literatura sugere que os resultados proximais exercem maior influência que os resultados distais. Levando isso em consideração, os resultados afetivos (prazer, divertimento, vitalidade) são imediatos durante e após a sessão de exercício, enquanto os resultados instrumentais (emagrecimento, aptidão física, aumento da massa muscular) são futuros, pois requerem a repetição crônica do exercício. Essa observação é suportada pelo estudo de metanálise de Rhodes et al.[71], que mostraram uma forte associação entre as atitudes afetivas e a intenção de realizar o exercício.

O afeto, tanto o antecipado (previsão afetiva) quanto o percebido, influencia o comportamento futuro e o atual[74]. Particularmente no domínio do exercício, o afeto positivo antecipado é associado com a adoção e a manutenção da prática regular,[75] assim como a experiência positiva durante o exercício é um fator importante para a participação regular[76]. O divertimento é um tipo de avaliação afetiva da experiência do exercício. Evidências apontam que algumas pessoas podem avaliar antecipadamente a sessão de exercício como menos divertida do que elas mesmas reportam após terminar a sessão[77]. Essa discrepância entre o divertimento esperado e o experienciado é consistente com a teoria do erro de previsão afetiva[78]. O erro de previsão é um tipo de tendência a subestimar a percepção de quão divertido o exercício pode ser, que, por sua vez, pode enfraquecer a motivação para o comportamento fisicamente ativo[77].

Loerh e Baldwin[79] investigaram se indivíduos fisicamente inativos apresentam o mesmo erro de previsão de divertimento antes do exercício em comparação a indivíduos ativos. Participantes inativos reportaram menor expectativa de divertimento antes do exercício em comparação aos fisicamente ativos, porém, os dois grupos não apresentaram diferença na percepção de divertimento após o exercício. Esse estudo mostra uma importante lacuna na previsão de divertimento no exercício em indivíduos com baixo nível de atividade física (< 60 minutos de exercício moderado-vigoroso por semana nos últimos 6 meses). Além disso, pessoas que não se exercitam regularmente podem ser mais sensíveis à variabilidade nas experiências durante uma única sessão, quando decidem praticar ou não exercício no futuro.

A forma como a mídia, a sociedade e os profissionais da saúde se comunicam a despeito do exercício e da atividade física influencia as experiências e atitudes das pessoas. Por exemplo, um estudo comparou o envio de mensagens comunicando os benefícios afetivos do exercício (redução da ansiedade e do estresse, melhora da autoestima e da vitalidade) com mensagens de benefícios instrumentais (emagrecimento, redução do risco de doenças, fortalecimento dos ossos e músculos). Os resultados mostraram que a comunicação afetiva promoveu maior efeito sobre o nível de atividade física autorreportada[80].

AFETOS, EMOÇÕES E HUMOR

As decisões sobre um comportamento podem ser vistas como um conduíte, através do qual as emoções guiam as tentativas diárias de evitar sentimentos negativos (p. ex., culpa, vergonha e arrependimento) e de aumentar os sentimentos positivos (p. ex., orgulho, felicidade, prazer, satisfação pessoal), mesmo na ausência de estado consciente[81]. De fato, evidências sugerem que o prazer e o divertimento são mediadores do nível de atividade física[82]. Entretanto, é necessário considerar e incluir a possibilidade de que alguns indivíduos classificarem o exercício como desagradável, ou até mesmo de que o exercício pode piorar a percepção de bem-estar. A seguir discutiremos os processos envolvidos na resposta de valência afetiva ao exercício e a maneira como esses processos podem ser manipulados pelas variáveis de prescrição, e também como eles podem influenciar na adesão.

Resposta emocional ao exercício

A experiência é um construto que descreve a relação entre o indivíduo e o ambiente quanto a suas atitudes e significados[83]. Em outras palavras, a experiência reflete como o ambiente situacional é vivido e percebido pelo indivíduo. Podemos imaginar a experiência emocional como um componente indivisível do funcionamento humano, composta de um *continuum* de interações entre indivíduo e ambiente no passado, no presente e nas antecipações futuras[83]. Portanto, no contexto do exercício as experiências são formadas pelas interações entre o indivíduo e o meio ambiente, incluindo as variáveis: prescrição do treinamento (duração e intensidade), atendimento profissional, espaço físico, interações sociais, modalidades, expectativas, entre outras.

Atualmente, observamos o emprego do termo "emoção" em sentido genérico, ou seja, como se fosse possível agrupar toda a categoria das "emoções" de forma unitária. Na terminologia científica, as sensações percebidas como agradáveis ou desagradáveis de forma crua, sem qualquer processamento cognitivo prévio, são denominadas afetos centrais[83]. Russel e Barret[84] definem o afeto central como "o sentimento afetivo mais elementar conscientemente acessível... que não necessita ser direcionado a alguma coisa". Exemplos de afeto central incluem a percepção de prazer e desprazer, vitalidade e cansaço, tensão e relaxamento, depressão e euforia. Esses afetos emanam diretamente do corpo, em um padrão automático, como um reflexo. O afeto central é a força motivacional mais essencial, levando os indivíduos a abordarem estímulos úteis e a evitarem os prejudiciais[85].

Sentimentos de afeto central podem variar em intensidade, ainda que um indivíduo sempre esteja em algum estado afetivo, mesmo que em estado neutro[86]. Quando leve, o afeto central pode desaparecer em segundo plano da consciência; porém, quando intenso, pode ser dominante e saliente[84].

As emoções, por outro lado, requerem um processamento cognitivo complexo. Nesse processamento, um estímulo específico do ambiente percebido pelo indivíduo é colocado sob um contexto, uma espécie de avaliação cognitiva, em que é atribuído um agente causal, e o significado para seu bem-estar físico e social é analisado[83]. As emoções são definidas como respostas coordenadas que envolvem múltiplos sistemas[85]. É importante notar que essa avaliação cognitiva do estímulo ambiental não requer processamento consciente, uma vez que a velocidade desse processamento somente nos permite identificar seu resultado final: a emoção (p. ex., a emoção de raiva, medo, orgulho etc.). As emoções são altamente influenciadas pelas experiências anteriores e também incluem afetos centrais. De fato, é o afeto central que nos permite sentir as emoções de determinada maneira (p. ex., prazer quando nos sentimos orgulhosos e desprazer quando nos sentimos envergonhados). Outro aspecto relevante das emoções é a presença de reações fisiológicas. Afeto central e emoções estão relacionados e parcialmente entrelaçados, todavia estão longe de ser idênticos (Figura 6). Russel e Barret[84] acreditam que o afeto central é o coração de qualquer episódio emocional, o qual tipicamente começa com uma abrupta mudança afetiva (p. ex., agradável ou desagradável) em resposta a algum evento.

As percepções menos específicas sobre um episódio e aquelas que não deixam claro a qual estímulo do ambiente podemos atribuir sua causa podem ser denominadas humor[83]. Tipicamente, o humor apresenta percepções de baixa intensidade, porém de maior duração (p. ex., horas em vez de minutos). A diferença entre emoções e humor está em "o que" está sendo avaliado. Para as emoções, a avaliação cognitiva refere-se a algo específico no ambiente (p. ex., um estímulo físico), enquanto no caso do humor a avaliação não se refere a algo específico (p. ex., avaliação sobre sucesso ou fracasso) ou temporalmente distante (p. ex., acontecimentos do passado e antecipações futuras). Assim como nas emoções, o afeto central também está presente nos componentes do humor, ou seja, é o que promove sensações agradáveis ou desagradáveis com o estado de humor.

Entender a relação entre o afeto e o exercício físico é útil na predição do comportamento humano com respeito à participação nos programas a longo prazo. Realmente, quanto mais prazeroso for o exercício físico, maiores serão

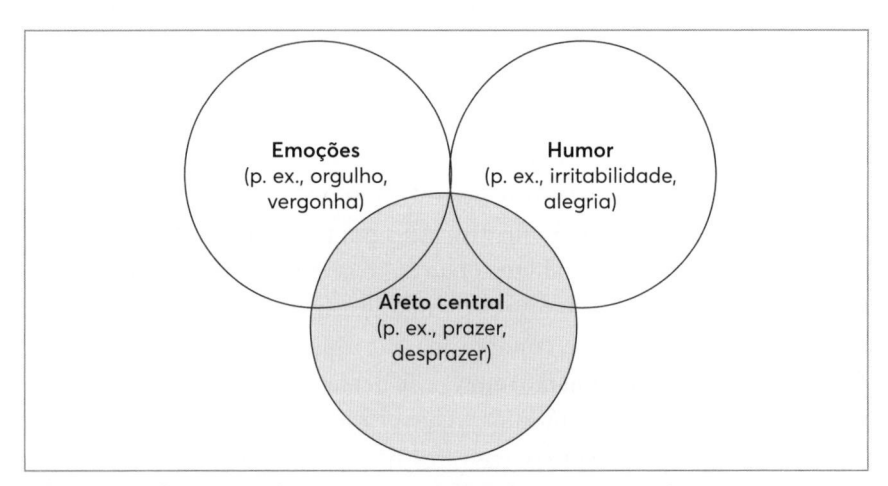

FIGURA 6 Afeto central como componente das emoções e humor.
Fonte: adaptada de Hanin e Ekkekakis[83].

as possibilidades de as pessoas se engajarem e sustentarem o comportamento[76,87,88]. Se acreditamos que a prática regular é um comportamento saudável que deve ser encorajado e promovido, então o entendimento de como as pessoas se sentem durante e após a atividade pode ser fundamental para sustentar o comportamento. Isso significa que a discussão sobre motivação, adesão ao exercício e programas de emagrecimento não pode ser dissociada dos aspectos psicológicos do bem-estar.

Resposta de valência afetiva ao exercício

O estado afetivo pode ser definido por meio de uma abordagem categórica, sendo considerado agradável ou desagradável[89], ou por meio de aspectos dimensionais, como afeto positivo ou negativo[90]. Russel[91] propôs um modelo circumplexo bidimensional, no qual as emoções podem ser mais bem definidas em duas dimensões: (i) valência positiva (prazer) e negativa (desprazer); (ii) baixa ativação (relaxamento) e alta ativação (excitação). Ativação ou alerta, no nível da experiência subjetiva, refere-se a um senso de mobilização de energia[84], uma espécie sumarização do estado fisiológico.

De acordo com o modelo circumplexo (Figura 7), os estados afetivos são construídos pela combinação de graus variados dessas duas dimensões. A divisão em quadrantes produz as seguintes variações de significados: (i) alta ativação e desprazeroso (caracterizado por tensão e estresse); (ii) alta ativação e prazeroso (caracterizado por energia e vigor); (iii) baixa ativação e desprazeroso (caracterizado por cansaço e tédio); e (iv) baixa ativação e prazeroso (caracterizado por relaxamento e tranquilidade). Portanto, o entendimento do afeto central depende da interpretação da valência afetiva (positiva ou negativa) e da percepção de ativação (baixa ou alta).

A intensidade de um estado afetivo é identificada pela distância do centro, que se descreve como estado neutro, até o ponto representativo do estado atual[93]. Em qualquer ponto do tempo, o afeto central é uma mistura de prazer/desprazer e nível de ativação. As duas dimensões (afeto e ativação) são combinadas integralmente, de tal forma que um indivíduo experiencia um sentimento (p. ex., relaxamento) em vez de perceber, por exemplo, o prazer e a baixa ativação separadamente.

Essencialmente, as pesquisas nessa área avaliaram a resposta de valência afetiva ao exercício por meio de comparações antes e depois da prática, desconsiderando a percepção afetiva ao longo da atividade[94]. É importante mencionar esse fato, pois os estudos que sugerem correlação entre a resposta de valência afetiva positiva e a adesão avaliaram o afeto durante a atividade[76]. Por exemplo, a valência afetiva durante o exercício moderado a 80% do limiar ventilatório (LV) foi positivamente relacionada com o comportamento fisicamente ativo em adolescentes, enquanto o estado afetivo imediatamente após o exercício e nos primeiros minutos da recuperação não apresenta nenhuma relação[87]. Posteriormente, outros trabalhos mostraram essa mesma associação em mulheres e homens adultos[76].

Com o objetivo de incluir o exercício e a atividade física como ingredientes permanentes na vida pessoas, os profissionais do exercício podem considerar a medida do afeto central como indicador de motivação, uma variável determinante para a adesão. É importante monitorar como as pessoas se sentem durante e após o exercício para promover ajustes nas variáveis de prescrição e para garantir uma experiência positiva com a prática.

Nas primeiras sessões de exercício do programa de treinamento, a resposta de valência afetiva de pessoas previamente sedentárias, especialmente em resposta ao exercício de intensidade moderada, pode predizer a participação e o

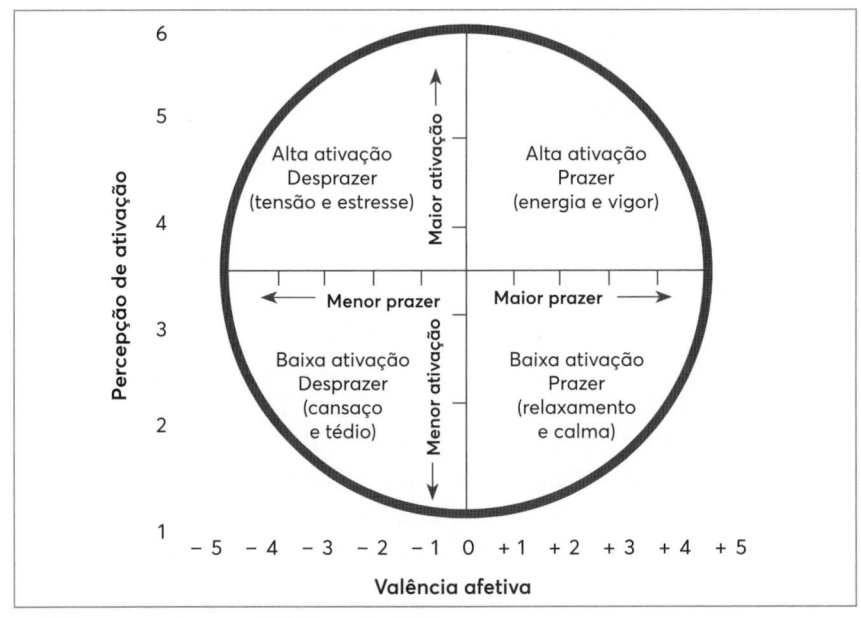

FIGURA 7 Modelo circumplexo de afeto.
Fonte: adaptada de Ekkekakis et al.[92]

nível de atividade após 6-12 meses[88]. Conhecer a resposta de valência afetiva ao exercício pode ser uma importante ferramenta para prescrever e monitorar os protocolos de treinamento, particularmente ao considerar o ajuste da intensidade do esforço. Por exemplo, a Figura 8 sugere a relação entre os quadrantes de afeto central e a tendência de adesão. Nesse caso, podemos prescrever as variáveis do exercício (duração, volume, intensidade, densidade, intervalo de recuperação) com o objetivo de posicionar a maior parte da experiência do exercício nos quadrantes de afeto positivo. Embora a manipulação das variáveis agudas do exercício tenha papel fundamental na resposta de valência afetiva, fatores genéticos podem explicar ao menos 15% da experiência afetiva ao exercício [95].

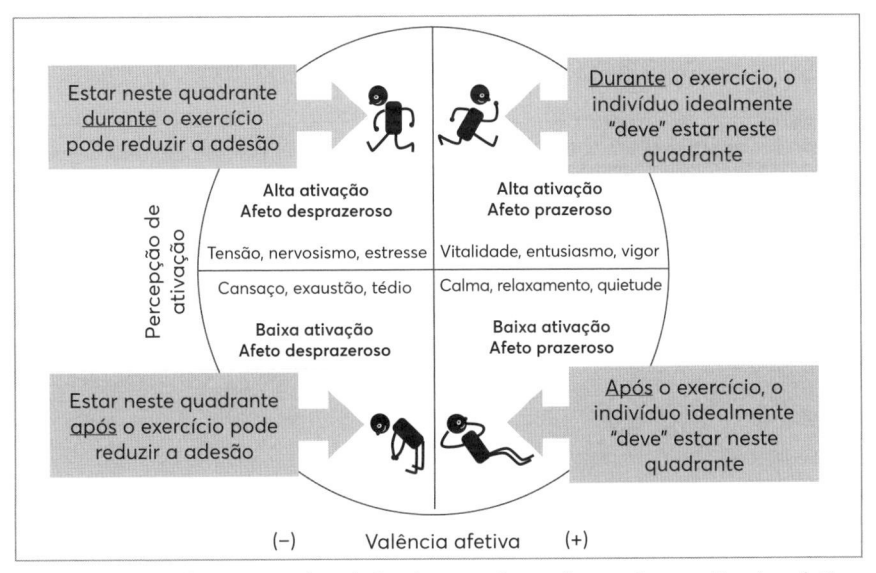

FIGURA 8 O afeto central é definido por duas dimensões: valência afetiva (variando de prazer a desprazer) e percepção de ativação (variando de baixa a alta).

Fonte: adaptada de Hanin e Ekkekakis.[83]

Avaliação da resposta de valência afetiva ao exercício

- **Instruções**: é comum percebermos mudanças nos afetos durante o exercício. Algumas pessoas experienciam o exercício como prazeroso, enquanto outras o avaliam como desprazeroso. Esses sentimentos podem flutuar ao longo do tempo.

- **Pergunta**: "Como você se sente neste momento?".

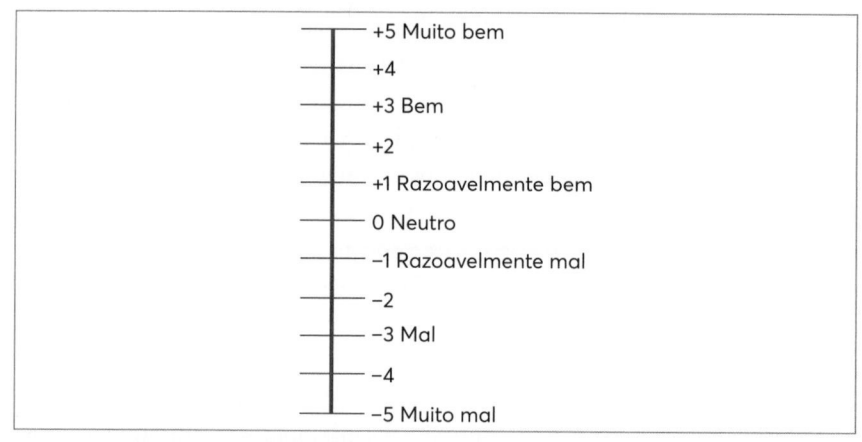

FIGURA 9 Escala de afetividade.
Fonte: adaptada de Hardy e Rejeski[96] e traduzida e validada para o português brasileiro por Alves et al.[97]

- **Escala de ativação**: tente estimar o nível de excitação (ativação) que o indivíduo sente em determinado momento. Por exemplo, o estado de excitação é como se sentir "trabalhando fisicamente". O indivíduo pode experienciar alta ativação de várias formas, como por meio da raiva ou ansiedade. A baixa excitação também pode ser experienciada como relaxamento, calma ou tédio, por exemplo.
  - **Pergunta**: "Como você avalia sua percepção de ativação neste momento?".

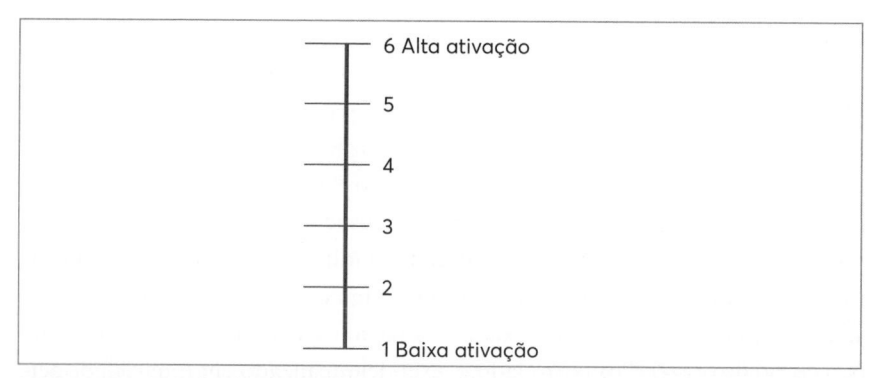

FIGURA 10 Escala de ativação.
Fonte: adaptada de Hardy e Rejeski.[96]

Resposta de valência afetiva e intensidade do exercício

A resposta de valência afetiva induzida pelo exercício pode ser influenciada pelos aspectos relacionados ao modo como ele é prescrito, destacando-se a intensidade, a duração, o volume e o tipo de exercício[98]. Ekkekakis[99] sugere que as alterações afetivas que ocorrem durante o exercício são influenciadas por uma constante interação entre dois fatores: processos cognitivos e estímulos interoceptivos. De acordo com essa proposta, durante a prática moderada (intensidade abaixo do LV) as respostas afetivas são geralmente positivas, caraterizadas pela baixa influência de fatores cognitivos. Por outro lado, o exercício em intensidade vigorosa (intensidade acima do LV) se caracteriza por perturbações do estado fisiológico (p. ex., frequência cardíaca, lactato sanguíneo, pH muscular, temperatura), modificando a resposta de valência afetiva (principalmente negativa).

O LV e o limiar de lactato são considerados marcadores importantes na transição da resposta de valência afetiva para a resposta predominantemente negativa. Revisões extensas da literatura sugerem que a intensidade do exercício abaixo do LV ou do limiar de lactato geralmente não exerce impacto negativo no estado afetivo durante o exercício[92]. De maneira oposta, quando a intensidade do esforço ultrapassa esses marcadores fisiológicos se observa um declínio progressivo do afeto positivo. Interessantemente, à medida que a intensidade se aproxima de sua capacidade máxima, é possível observar não somente a redução do afeto positivo, mas também um efeito de cruzamento em direção à negatividade (desprazer).

A Figura 11 mostra a relação entre a intensidade do esforço e a percepção de prazer e desprazer. No exercício contínuo de resistência aeróbia parece haver uma homogeneidade da resposta de valência afetiva positiva em intensidade abaixo do LV. Essa homogeneidade também é observada no exercício contínuo de alta intensidade, porém com relação à percepção desprazerosa do exercício. O ponto de maior variabilidade, ou seja, a intensidade na qual algumas pessoas reportam prazer, enquanto outras reportam desprazer, ocorre entre a intensidade de LV e o ponto de compensação respiratória.

Kilpatrick et al.[101] equalizaram a duração do exercício para produzir protocolos de diferentes intensidades, porém com dispêndio energético similar (por volta de 350 kcal). Os autores compararam 30 minutos de bicicleta ergométrica em intensidade a 85% do LV e 24 minutos de exercício a 105% do LV. Os resultados apontaram que a intensidade abaixo do LV não promoveu redução da percepção de prazer. Por outro lado, o exercício realizado em intensidade acima do LV produziu redução da percepção de prazer. Essa diferença pode ser

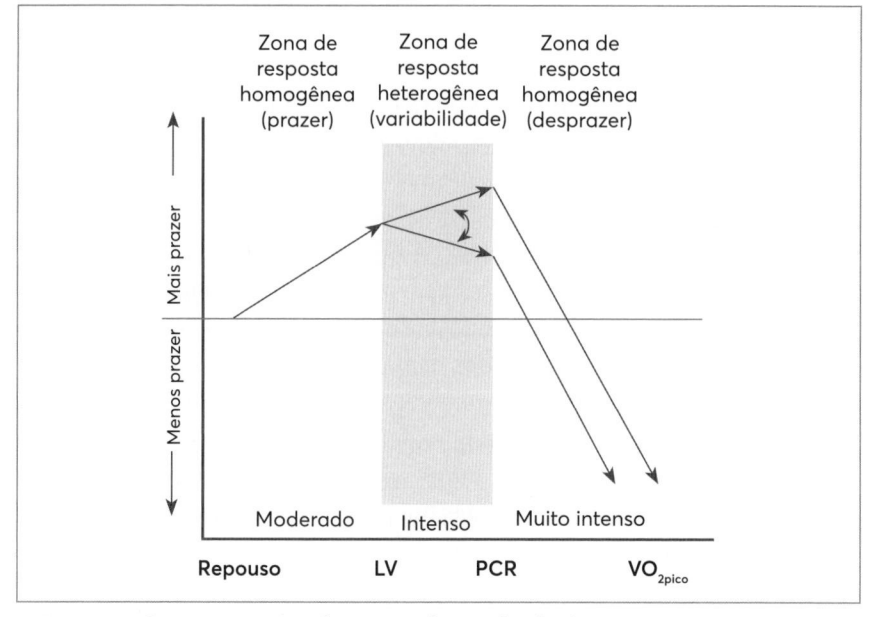

FIGURA 11   Representação da teoria do modo dual para o exercício contínuo em intensidade abaixo, correspondente e acima do limiar ventilatório.

LV: limiar ventilatório; PCR: ponto de compensação respiratória; VO_2pico: consumo de oxigênio de pico.
Fonte: adaptada de Ekkekakis[100].

atribuída à intensidade do esforço e não à duração ou ao dispêndio energético total. Do ponto de vista prático, o profissional responsável pela prescrição do exercício pode levar em consideração a combinação de diferentes variáveis de prescrição para atingir determinada quantidade de trabalho total (dispêndio energético da sessão), adicionando aos critérios de seleção das variáveis de prescrição a resposta de valência afetiva ao exercício.

A partir da intensidade correspondente ao LV é observado aumento substancial do estresse metabólico imposto pelo exercício. Acredita-se que a percepção de desprazer seja a maneira como as perturbações metabólicas induzidas pelo exercício tornam-se conscientes[102]. Os ajustes metabólicos deixam de operar à margem da consciência. Tais ajustes podem incluir acidose, hiperventilação, secreção de hormônios do estresse (p. ex., cortisol e catecolaminas), aumento da temperatura corporal e outros exemplos de reação de alarme. O sistema neural aferente está constantemente captando sinais periféricos e informando ao comando central o estado fisiológico do organismo.

O aumento da magnitude desses sinais aferentes com o exercício em intensidade acima do LV permite que a informação fisiológica alcance áreas do cérebro, como a amígdala, a ínsula e a matéria cinzenta periaquedural, conhecidamente responsáveis pelo processamento de estímulos corporais aversivos e pela geração de respostas afetivas[103]. As reações afetivas negativas ao exercício convocam mecanismos cognitivos, situados preferencialmente em partes do núcleo cingulado e no córtex pré-frontal[104]. A utilidade da resposta de valência afetiva negativa é providenciar um sinal para reduzir a intensidade ou interromper o exercício.

A efetividade desses mecanismos regulatórios corticais sobre o afeto depende das características de cada indivíduo no nível da aprendizagem cognitivo-comportamental (p. ex., estratégias de enfrentamento, como reavaliação cognitiva, supressão do estímulo e distração atencional) e, também, de fatores genéticos em parâmetros neurais que atuam como substratos para a avaliação cognitiva (p. ex., anatomia cortical, densidade de receptores)[102]. Considerando tais diferenças, alguns indivíduos serão capazes de promover uma regulação mais afetiva da resposta de valência afetiva negativa, afetando diretamente a preferência e a tolerância à intensidade do exercício[105]. Isso significa que alguns indivíduos podem tolerar mais a intensidade imposta, mesmo quando as percepções são desagradáveis.

Em intensidade superior ao LV, a valência afetiva desenvolve forte correlação negativa com os marcadores fisiológicos, tais como concentração de lactato, quociente respiratório e consumo de oxigênio[99]. Dessa maneira, especula-se uma transição da resposta de valência afetiva devido à perturbação metabólica durante o exercício. A teoria do modo dual caracteriza exatamente esse ponto de predomínio dos estímulos interoceptivos na determinação do estado afetivo.

Efeito rebote sobre a valência afetiva

A resposta de valência afetiva imediatamente após o exercício vigoroso é quase sempre positiva, independentemente de a resposta durante o exercício ter sido positiva ou negativa. Esse efeito recebeu o nome "efeito rebote" e ocorre predominantemente em indivíduos bem condicionados.

Interessantemente, a magnitude do "efeito rebote" é proporcional ao desvio de afeto negativo ao longo do exercício extenuante[106]. Como resultado do rebote, nos períodos de recuperação após o exercício, as pessoas bem condicionadas podem experienciar maior estado positivo em relação ao estado pré-exercício (Figura 12). Entretanto, devemos ter atenção à interpretação dos dados, pois esse efeito de positividade tem sido atribuído à interrupção do exercício (cessação do estímulo), em vez de ser considerado uma resposta induzida pelo exercício em si[92,94].

O "efeito rebote" do exercício sobre a resposta de valência afetiva pode ser considerado individualmente no momento da elaboração do programa, contudo vale lembrar que a resposta de valência afetiva para adesão parece ser mais determinante durante o exercício do que nos momentos após a sessão de treinamento.

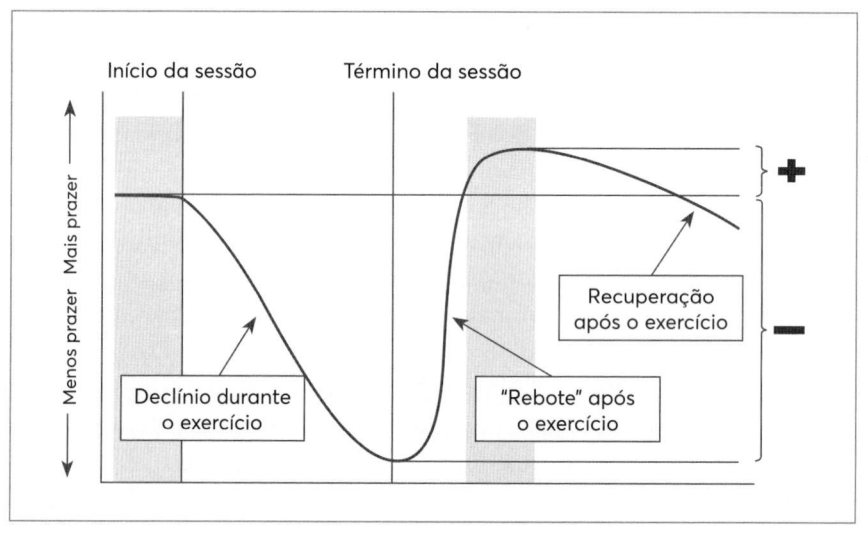

FIGURA 12 Representação de resposta de valência afetiva ao exercício extenuante em intensidade acima do limiar ventilatório. (−) ilustra o declínio da afetividade durante o exercício, e (+) ilustra o "efeito rebote" durante o início da recuperação.
Fonte: adaptada de Ekkekakis[100].

Autosseleção das variáveis de montagem de programa

Tomando nota das evidências apresentadas, podemos começar a suspeitar que o exercício em intensidade autosselecionada pode promover um efeito mais positivo (ou menos negativo) sobre a valência afetiva em relação à prescrição rígida ou em ambiente controlador. Evidentemente, essa abordagem não exclui qualquer elemento técnico-científico da prescrição de exercício, mas, na verdade, insere a discussão sobre quais condições potencializam as experiências positivas ao exercício, sobretudo com ênfase nas experiências anteriores (autoeficácia), nos valores e benefícios identificados (motivação autônoma), no prazer, na satisfação, no interesse pessoal (motivação intrínseca) e no bem-estar (percepção de autonomia e competência). Por exemplo, Tritter et al.[107] propuseram que a baixa autoeficácia para o exercício proporciona decréscimo da percepção de bem-estar e estresse com o *Sprint Interval Training* (SIT) em comparação aos indivíduos com maior autoeficácia. Sabendo da importância da autoeficácia para a adesão ao exercício, acreditamos que os aspectos considerados para a recomendação do *High intensity Interval Training* (HIIT) podem ir além dos critérios fisiológicos e ortopédicos comumente discutidos.

Embora os estudos mostrem que os indicadores de intensidade de esforço, como frequência cardíaca e percepção subjetiva de esforço (PSE), correlacionam-se negativamente com a escala de afetividade à medida que a intensidade do exercício aumenta, essa correlação pode se tornar positiva quando a intensidade é autosselecionada[92]. Dishman et al.[108] observaram que a intensidade preferida e autosselecionada pode se desacoplar da PSE e de indicadores metabólicos. Uma possível explicação foi proposta para justificar esse desacoplamento, sugerindo que a intensidade autosselecionada pode gerar um senso de autonomia e controle, o que permite aos praticantes cognitivamente reformularem a experiência do exercício e substituírem o comando "eu devo fazer isso" por "eu escolho fazer isso".

Ekkekakis et al.[105] propuseram um construto de preferência e de tolerância à intensidade do exercício. Preferência de intensidade foi definida como a predisposição para selecionar um nível de intensidade particular no exercício, quando dada a oportunidade. Por sua vez, a tolerância da intensidade foi definida como um traço que influencia a habilidade de um indivíduo continuar o exercício em intensidade imposta, mesmo quando a atividade se torna desconfortável ou desprazerosa.

A preferência e a tolerância juntas podem predizer os escores de afetividade durante o exercício em intensidade correspondente a LV (16-21% de variação)[105]. Interessantemente, a subescala de preferência não foi capaz de predizer a resposta de valência afetiva no exercício de alta intensidade; somente a subescala de tolerância foi predito significativo (16-29% de variação).

Considerando a TAD, a autonomia é uma das três necessidades psicológicas básicas dos seres humanos[47]. Sabendo disso, a percepção de autonomia e de volição de um indivíduo favorece que ele experiencie o comportamento como prazeroso e agradável, fortalecendo a motivação intrínseca. De fato, a motivação intrínseca é relacionada com a participação e a adesão ao exercício a longo prazo[36].

A maior parte dos estudos focou o suporte de autonomia para os praticantes de exercício com respeito à intensidade autosselecionada[63]. Parfitt et al.[109] conduziram um estudo em que os voluntários selecionaram a intensidade que permitisse manter os indicadores fisiológicos, bem como o estado estável da resposta de valência afetiva. Os autores compararam o efeito de 20 minutos de exercício em diferentes intensidades correspondente à concentração de lactato de 2 mmol/L (por volta de 40% VO_2máx), 4 mmol/L (por volta de 72,6% VO_2máx) e autosselecionada (por volta de 54,1% VO_2máx). Conforme esperado, o exercício em intensidade de 2 mmol/L de lactato e autosselecionado promoveu estabilidade do afeto positivo ao longo de todo o protocolo. Por outro lado, o realizado em intensidade correspondente a 4 mm/L apresentou declínio progressivo da percepção de prazer.

A intensidade autosselecionada parece conduzir a maior percepção de afeto positivo em intensidade acima e próxima ao LV em comparação à intensidade imposta pelo profissional do exercício[110]. Dishman[111] posicionou: se a intensidade preferida do exercício selecionada por uma pessoa é confiável e está dentro da zona de treinamento esperada (p. ex., percepção de esforço entre 10-16 pontos da escala de Borg; 40-75% do VO_2pico), deve ser segura para a promoção de saúde para a maioria dos adultos. A intensidade de exercício preferida também pode promover a melhor adesão do que a prescrição restrita mais baseada em critérios fisiológicos, especialmente se esses critérios entrarem em conflito com a intensidade preferida.

Atualmente, o próprio Colégio Americano de Medicina do Esporte (ACSM)[112] sugere que a prescrição adequada de exercício é aquela que garante a adesão ao programa de treinamento. Para alcançar esse objetivo, devemos levar em consideração as preferências individuais. O critério de autosseleção da intensidade passa por uma avaliação da qualidade da experiência no exercício, ou seja, seu grau de prazer ou desprazer, fortalecido por uma característica humana relacionada à tentativa de maximizar o prazer e diminuir o desconforto. Portanto, é provável que, se as pessoas passarem a autorregular a intensidade do exercício, a maior parte delas escolherá espontaneamente uma intensidade próxima do LV. De fato, embora exista grande variabilidade interindividual, parece que pessoas sedentárias autosselecionam a intensidade do exercício próxima a esse marcador metabólico, especialmente quando a duração do esforço fica por volta de 15-20 minutos[113]. É importante ressaltar que a intensidade de esforço que estamos discutindo está dentro da zona de treinamento recomendada pelo ACSM para o desenvolvimento da aptidão cardiorrespiratória[114] e do emagrecimento[115].

A intensidade autosselecionada nos protocolos de exercício representa uma estratégia útil para aumentar a experiência positiva na prática[63]. O emprego de intensidade autosselecionada acontece naturalmente no ambiente das academias de ginástica, tanto no treinamento de força quanto no de resistência cardiorrespiratória[116]. Um estudo simulou exatamente a comparação entre a intensidade autosselecionada por clientes previamente sedentárias (mulheres com média de índice de massa corporal – IMC – de 31,06 kg/m² e VO_2máx de 23 mL/kg/minuto) e a imposição da intensidade pelo treinador personalizado[117]. As participantes selecionaram a intensidade da caminhada dentro da margem de recomendação do ACSM[112] para o desenvolvimento da resistência aeróbia. Após 20 minutos de atividade, as voluntárias mantiveram a intensidade do exercício por volta de 98% da carga de trabalho relacionada ao LV (não excedendo 4 mmol/L), classificando a percepção de afeto como "razoavelmente bem" (+1 ponto na escala) ou "bem" (+3 pontos na escala). Ao contrário, quando a intensidade do exercício foi determinada pelo treinador personalizado em somente 10% acima daquela autosselecionada pelas voluntárias (de 5,5 para 6 km/hora), houve aumento para 91,1% da frequência cardíaca máxima e concentração de lactato de 4,8 mmol/L. De acordo com as hipóteses, com o aumento da intensidade autosselecionada em somente 10%, as participantes reportaram declínio na resposta de valência afetiva ao longo da sessão.

Possivelmente, fatores psicológicos envolvidos na escolha das variáveis do programa de exercício (autonomia, senso de controle, autoeficácia) modificam a relação entre os indicadores fisiológicos (frequência cardíaca e lactato sanguíneo) e a percepção de esforço. Por exemplo, Ekkekakis e Ekkekakis[118] realizaram um estudo com base na TAD, hipotetizando que a perda da percepção de autonomia pode influenciar negativamente a experiência durante o exercício. Na primeira sessão, 19 mulheres realizaram 30 minutos de exercício em esteira rolante em intensidade autosselecionada (condição de autonomia), porém com o visor de velocidade coberto (as voluntárias não sabiam exatamente qual era a velocidade escolhida). Na segunda ocasião, os pesquisadores programaram exatamente a mesma velocidade escolhida pelas voluntárias, e, novamente, elas não tinham acesso à velocidade da esteira (condição controlada). Em média, as participantes selecionaram a intensidade correspondente a 67% da frequência cardíaca máxima. Os autores mostraram que realizar a mesma atividade em intensidade idêntica, porém com perda de autonomia, volição e percepção de escolha, pode diminuir a percepção de divertimento, prazer e interesse.

Os dados disponíveis atualmente na literatura sugerem que permitir a escolha da intensidade do exercício dentro de uma margem de segurança e eficiência para desenvolvimento da aptidão cardiorrespiratória pode reduzir a percepção de esforço durante a atividade, bem como potencializar a resposta de valência afetiva positiva durante e após a sessão de exercício. Naturalmente, as pessoas parecem selecionar a intensidade próxima ao LV, favorecendo as adaptações relacionadas à melhora do consumo máximo de oxigênio. No contexto prático da prescrição, em vez de impor a intensidade "apropriada" aos praticantes, os profissionais podem empregar esforços para identificar a predisposição de seus clientes a selecionar sua própria intensidade de exercício com base em ferramentas de autorregulação e automonitoramento.

Resposta de valência afetiva e adesão ao exercício

Atualmente, acredita-se que a resposta de valência afetiva ao exercício seja significativamente associada com as medidas quantitativas do comportamento no exercício[76,87,88,119-121]. Dishman et al.[108] indicaram que sentimentos de divertimento e bem-estar parecem ser preditores mais fortes da adesão que o conhecimento dos benefícios relacionados ao exercício. Pesquisas suportam a abordagem hedônica no contexto do exercício, na qual os seres humanos tendem a buscar comportamentos que promovam prazer e a evitar comportamentos que levam ao desprazer e à dor[122,123]. Além disso, um estudo de metanálise demonstrou que a manipulação das variáveis afetivas positivas pode aumentar o nível de atividade física e a adesão em praticantes de exercício[124].

Em um estudo inicial, Willians et al.[88] demonstraram correlação entre a percepção de prazer durante o exercício moderado (64% da frequência cardíaca máxima) e o nível de atividade após 6 meses (r = 0,50) e 12 meses (r = 0,47) de acompanhamento. Além disso, o aumento de uma unidade na escala de afetividade (escala de 11 pontos) foi associado com 38 minutos adicionais de exercício por semana durante os primeiros 6 meses e com 41 minutos adicionais após 12 meses. O acúmulo de minutos semanais de exercício físico promove benefícios relacionados à saúde física e mental, além do controle do peso corporal.

Schneider et al.[87] observaram que, durante uma sessão de exercício contínuo em intensidade correspondente a 80% do LV, 22% da amostra composta de adolescentes reportou aumento do prazer, 22% não reportou nenhuma mudança e 56% reportou redução de prazer durante o exercício. Os autores verificaram que essas medidas se correlacionaram significativamente ao nível de atividade física moderada-vigorosa e à proporção de dias em que os adolescentes se envolviam com atividade física recomendada. Os participantes que reportaram prazer durante o exercício apresentaram volume de 54 minutos de atividade física diária monitorados por acelerometria. Por outro lado, aqueles que reportaram redução do prazer percebido durante o exercício realizaram em média 39,83 minutos por dia.

Reed e Buck[125], em outra metanálise de 105 estudos, examinaram a resposta de valência afetiva e a participação regular no exercício de resistência aeróbia. Maior nível de afeto positivo e de alerta induzido pelo exercício foi associado com maior frequência nas sessões de treinamento, enquanto maior intensidade do esforço foi associada com menor percepção de afeto positivo. Segundo esse mesmo estudo, as condições ótimas para a resposta de valência afetiva positiva ao exercício ocorreram em protocolos de baixa intensidade: 30-35 minutos de duração e frequência de 3-5 vezes por semana.

Recentemente, Rhodes e Kates[120] publicaram um estudo de revisão sistemática sobre a relação entre a resposta de valência afetiva, os construtos motivacionais e o comportamento no exercício. Os resultados indicaram que existe correlação significativa entre o afeto durante o exercício e a participação futura no exercício e na atividade física (r = 0,18 – 0,51), porém não houve associação com a resposta de valência afetiva após o exercício. De fato, uma consequência distal ao comportamento, como o afeto experienciado após o exercício, não pode ser considerada um preditor do comportamento futuro. De acordo com a teoria do aprendizado, as consequências imediatas do comportamento são mais preditivas do comportamento futuro que as consequências tardias[122]. Quando buscamos compreender a resposta de valência afetiva ao exercício é importante considerarmos não somente como as pessoas se sentem durante o exercício, mas também como a afetividade foi alterada do início ao final da prática.

A intenção comportamental pode ser entendida como a crença sobre a prontidão de um indivíduo para executar um comportamento específico (p. ex., praticar exercício) e representa o principal construto motivacional da teoria do comportamento planejado (TCP)[69]. Evidências fundamentadas na TCP mostram que atitudes afetivas (p. ex., pensamento ou crença de que o exercício é prazeroso ou agradável) podem explicar a intenção comportamental e o nível de atividade física[126,127]. Vale destacar que as atitudes afetivas são consideradas processos cognitivos e não afetivos.

Recentemente, nosso grupo demonstrou que a resposta de valência afetiva durante o treinamento intervalado em intensidade máxima (*all-out*) pode predizer a intenção de repetir o exercício nas próximas semanas[128]. Além disso, nossos dados ainda sugerem que a taxa de declínio da resposta de valência afetiva ao longo da sessão pode exercer efeito indireto negativo na intenção de repetir o exercício, por meio da redução da percepção de autoeficácia em repetir a sessão. O declínio da percepção de prazer durante o treinamento intervalado *all-out* pode, no período de recuperação pós-exercício, influenciar os processos cognitivos com relação à mobilização dos recursos pessoais para lidar com o estímulo do exercício, impactando a intenção comportamental.

Esses recursos pessoais se apresentam na forma de habilidades e de senso de competência para lidar com o estímulo do exercício[129], especialmente em condição de intensidade *all-out*. A resposta de valência afetiva negativa pode levar à noção de falta de recursos para lidar com a demanda metabólica do exercício, contribuindo para a redução da intenção. Sugerimos que, além das estratégias cognitivas, tipicamente utilizadas para aumentar a intenção em modelos de intervenção para mudança de comportamento na atividade física (p. ex., oferecer informação a respeito dos benefícios do exercício ou dos prejuízos do comportamento sedentário), profissionais do exercício possam considerar ajustes nas variáveis de prescrição para potencializar a resposta de valência afetiva ao exercício e, por conseguinte, desenvolver os mediadores (p. ex., autoeficácia) da intenção.

A experiência desprazerosa repetida pode trazer consequências ao julgamento das pessoas sobre o exercício. Desse modo, a experiência negativa com o exercício pode induzir a uma avaliação generalizada, em que o exercício físico é concebido como um comportamento que acompanha emoções negativas. É esperado então, até como uma tendência humana, que o indivíduo nessas condições evite esse tipo de atividade, particularmente quando ele é livre para escolher outras opções mais prazerosas. A resposta antecipatória positiva ao exercício, ou seja, a expectativa positiva do comportamento, é associada com maior probabilidade de iniciar e sustentar um programa de atividade física em indivíduos previamente sedentários[75]. A redução da ativação das áreas cerebrais responsáveis pelo prazer e pela recompensa e a ativação das áreas responsáveis pelo afeto negativo podem ser vistas em estudos com ressonância magnética funcional em indivíduos com obesidade, quando submetidos à visualização de imagens de exercício[130].

Em suporte a essa hipótese, diversos trabalhos na literatura sugerem que o exercício, quando considerado mais prazeroso, é associado com maior adesão atual e futura[120]. Damasio[131] denominou esse tipo de memória baseada em "um exemplo especial de sentimento" como "marcador somático". Esse "marcador somático" será utilizado na memória das pessoas para o aprendizado e para predizer resultados futuros diante de determinadas circunstâncias. Aplicando isso em um contexto prático, quando um pensamento sobre o exercício é acompanhado de um marcador somático positivo (sentimento positivo associado), ele age como provocação (indução), aumentando a tendência de as pessoas escolherem repetir o comportamento (praticar o exercício). Por outro lado, o inverso é verdadeiro. Quando o pensamento é acompanhado de marcador somático negativo, repetir o comportamento ou mesmo pensar sobre ele podem reconstituir a percepção desprazerosa, diminuindo a probabilidade de repetição. É fácil imaginar que muitas pessoas com excesso de peso são constantemente lembradas por seus amigos e familiares de como o exercício pode ser altamente benéfico para elas, e como, ao mesmo tempo, a decisão de não se exercitar envolve o conflito entre a razão e os afetos[132].

Na abordagem hedônica, o profissional do exercício deve estar consciente de todas as fontes possíveis de desprazer durante a prática, incluindo aquelas associadas com o exercício por si (duração, intensidade, volume, tipo), o praticante/cliente (saúde ortopédica, atitudes, personalidade e preferências) e o ambiente social (discriminação, comportamento de terceiros, estilo de comunicação do profissional).

OBESIDADE, RESPOSTA DE VALÊNCIA AFETIVA E ADESÃO AO EXERCÍCIO

Pessoas com excesso de peso e obesidade (maiores valores de IMC, peso corporal ou percentual de gordura), no início dos programas de exercício para o emagrecimento, apresentam maior taxa de desistência e abandono precoce em vários estudos[133]. Em outras palavras, o percentual de gordura ($r = -0,49$) e a massa corporal ($r = -0,28$) podem ser inversamente associados com o número de sessões de exercício nos programas de intervenção[134].

Muitos clientes reduzem drasticamente sua participação nos programas, porém não os abandonam completamente. Por exemplo, Wing et al.[135] reportaram que, embora a maioria dos participantes tenha permanecido no programa – 89% durante os primeiros 6 meses e 76% entre 6-12 meses –, a participação nas sessões de exercício supervisionado declinou de 57 para 16%. Esses dados podem ser reduzidos com a combinação de um programa comportamental. Irwin et al.[136] observaram somente 3% de desistência ao longo de um programa de 12 meses de exercício em mulheres com excesso de peso e previamente sedentárias. O modelo da intervenção incluiu atendimento individualizado, aulas contendo educação e informação para mudança de comportamento, contato telefônico, reuniões individuais para discutir objetivos, incentivos, reforço etc. Outros estudos que apresentaram baixa taxa de desistência no exercício também incluíram a participação de amigos e familiares e incentivos monetários[137].

O desafio para elaborar a prescrição de exercício para pessoas com excesso de peso está em maximizar o dispêndio energético, combinando a intensidade e a duração do esforço. O controle da intensidade pode ser feito até um ponto em que a intensidade passa a ser intolerável, ou em que o nível de exigência ultrapassa os critérios de segurança cardiovascular e ortopédica. Da mesma forma, a duração do exercício depende de critérios além dos fisiológicos, como o tempo disponível para realizar as sessões. O ACSM recomenda, para participantes com obesidade, que a intensidade inicial do treinamento seja moderada, definida como 40-60% do consumo máximo de oxigênio ou da frequência cardíaca de reserva. A progressão para intensidades acima de 60% deve ser proposta somente se os participantes forem capazes e estiverem dispostos a isso[112].

Até poucos anos atrás não existiam estudos que investigassem como a obesidade pode influenciar a experiência subjetiva do exercício. Profissionais da saúde e do exercício não tinham informação a respeito dos desafios e das barreiras que as pessoas com excesso de peso enfrentavam ao tentarem cumprir as recomendações de exercício. A falta de informação contribuiu para a prescrição baseada no dispêndio energético (p. ex., a duração e a intensidade de exercício necessária para produzir o dispêndio energético desejado). Diversos tipos de protocolos e modalidades de exercício foram desenvolvidos em academias de ginástica com esse propósito, trazendo elementos típicos de treinamento de alto rendimento esportivo para a população geral. A falta de conhecimento de como as pessoas com obesidade se sentem praticando exercício pode fortalecer a ideia de que a responsabilidade sobre qualquer falha ou resultado do programa está exclusivamente nos clientes ou pacientes. Isso pode ser verificado na construção de estereótipos, como falta de responsabilidade, falta de comprometimento, falta de disposição e desvalorização da saúde.

Estamos diante desse desafio de ajudar as pessoas com excesso de peso e obesidade a praticarem exercício físico regular e usufruírem de seus benefícios biológicos e afetivos. Pessoas com obesidade podem apresentar maior sensibilidade ao efeito negativo da intensidade sobre a afetividade. Por exemplo, em adultos com obesidade e baixo nível de aptidão cardiorrespiratória, maior intensidade de exercício resultou em menor taxa de adesão[138] e retenção[139].

Neste momento, é importante saber que as intervenções de curto prazo consideradas mais efetivas para o emagrecimento ainda são pouco conhecidas em relação à taxa de adesão e à manutenção do comportamento fisicamente ativo a longo prazo. Além disso, os estudos que avaliaram a taxa de adesão e abandono nos programas apresentam algumas dificuldades metodológicas, como representatividade da amostra (voluntários de pesquisa praticantes regulares de exercício) ou modelos de pesquisa com componentes para prevenir a desistência precoce.

Estima-se que somente 6,4% das mulheres e 6,9% dos homens obesos que estão tentando emagrecer atingem 420 minutos de atividade física semanal[7]. Prospectivamente, a relação causal entre a obesidade e o sedentarismo é mais forte que a relação entre o sedentarismo e a obesidade[8]. Em outras palavras, uma vez que a obesidade se desenvolve, ela se torna uma barreira para a participação em programas de exercício, perpetuando um ciclo vicioso.

A prescrição de exercício para pessoas com obesidade não é somente um desafio nas perspectivas fisiológica e biomecânica, mas também do ponto de vista psicológico. Examinar os efeitos psicológicos agudos e crônicos (prazer, divertimento, autoeficácia, motivação, intenção e estágios de prontidão) pode providenciar novas ideias sobre como elaborar programas de exercício baseados nas experiências individuais e como estimular o engajamento na atividade.

Embora o exercício físico tenha um potencial psicológico positivo frequentemente observado, não necessariamente todos os indivíduos apresentarão o mesmo padrão de resposta. Esse parece ser o caso de populações especiais, como os obesos.

Compreender as crenças e os pensamentos das pessoas com excesso de peso sobre o exercício pode ajudar a esclarecer as razões por trás do comportamento sedentário. Uma crença comum é a de que o exercício deve ser de longa duração ou de alta intensidade para ser realmente efetivo. É comum encontrarmos pessoas com excesso de peso que relatam o exercício como mais "difícil" do que fazer dieta ou do que promover mudanças nos hábitos alimentares[140]. Nesses relatos, as pessoas que desejam emagrecer descrevem que para fazer exercício regularmente é necessário "maior esforço físico e emocional". Por meio de abordagens qualitativas, evidências mostram que pessoas com obesidade percebem maior desprazer como uma parte integral e inevitável de fazer exercício: "a dor e o desconforto são interpretados como algo que você deve tolerar"[141].

Muitas vezes, pessoas que desejam emagrecer manifestam admiração por aqueles que conseguem praticar exercício regularmente: "Essas pessoas realmente são motivadas, treinam de verdade! Elas não estão lá para se divertir. Estão focadas no resultado".

Determinados programos de televisão, como o *The Biggest Loser* ou o *Quilo por Quilo,* mostram o quanto as normas sociais podem fortalecer a crença de que o exercício é desprazeroso, difícil e doloroso, e como isso pode modificar as atitudes perante a prática. Berry et al.[142] apresentaram a um grupo de estudantes universitários um episódio do programa *The Biggest Loser* (temporada 9) no qual os participantes com obesidade (homens e mulheres de varias etnias) executam uma sessão extenuante de exercício na academia sob a supervisão de um *personal trainer.* Durante o episódio os participantes do programa choram, gritam e descrevem o exercício como "um inferno na Terra". Após assistirem ao episódio, os voluntários do estudo reportaram menor atitude afetiva ao exercício. Por exemplo, eles relataram a ideia de se exercitar por 30 minutos por dia durante o mês seguinte como menos prazerosa, menos divertida e mais dolorosa quando comparada à condição controle (após assistirem a um vídeo neutro). Os autores do estudo sugerem que a apresentação desse tipo de programa, em que o exercício é caracterizado como doloroso, estressante e desagradável, pode resultar em diminuição do comportamento ativo, mediada pela redução das atitudes afetivas relacionadas ao exercício.

Dados sugerem que, nos EUA, aproximadamente 95,5% das pessoas com excesso de peso desejam emagrecer[143], e que 69,2% dos indivíduos com sobrepeso e obesidade estão tentando alguma estratégia para emagrecer[143]. Entre esses indivíduos que estão fazendo tentativas para perder peso, 55-60% utilizam o exercício e a atividade física como estratégias para reduzir a adiposidade[144]. Entretanto, mesmo considerando recomendações genéricas sobre exercício (p. ex., ao menos 150 minutos de atividade de moderada intensidade por semana), o percentual de pessoas com excesso de peso que não atingem essa recomendação se aproxima de 80% em avaliações autorreportadas e de 100% em avaliações com medidas diretas de atividade física[133]. Em um estudo de Nhames 2005-2006,[29] pouco menos de 3% dos homens e de 1,5% das mulheres com obesidade atingiram 30 minutos de atividade física moderada-vigorosa por dia. Por exemplo, adultos com obesidade podem alcançar em média 17,3 ± 0,7 minutos de atividade moderada e 3,2 ± 0,4 minutos de atividade vigorosa por dia. Percebemos que, no mundo real, o cumprimento das recomendações genéricas feitas pelas grandes organizações de saúde pública a respeito da atividade física e do exercício representa uma tarefa desafiadora para pessoas com excesso de peso. Não é arriscado imaginarmos que recomendações mais exigentes para emagrecimento e manutenção do peso perdido (420 minutos por semana) apresentem taxas ainda menores de adesão[145].

O argumento de alguns especialistas para o abandono precoce de pessoas com excesso de peso dos programas de exercício é baseado na falta de resultados notáveis, que, por sua vez, leva à falta de motivação. Isso parece claro para os profissionais que atribuem o sucesso de um programa de emagrecimento apenas à intervenção baseada em exercício, negligenciando os fatores nutricionais, biológicos, psicológicos, comportamentais e sociais. Além disso, a população em geral se queixa da "falta de tempo" como uma das barreiras mais comuns para o exercício. Diante disso, o argumento do exercício de alta intensidade cresce como "tempo eficiente", alcançando determinado dispêndio energético em menos tempo de prática.

Os pesquisadores Martin Gibala e Sean McGee salientam: "dado que a falta de tempo é uma barreira comum para a participação no exercício, inovações na prescrição de exercício que produzam benefícios com o mínimo tempo comprometido representa uma abordagem potencialmente valorosa para aumentar o nível de atividade física e saúde da população"[146]. Os argumentos destacam que o treinamento intervalado de alta intensidade pode ser aplicado para diversas populações, entretanto os mesmos autores reconhecem que esse tipo de método de treinamento requer "um nível extremamente alto de motivação dos praticantes". Além disso, "dada a natureza extrema do exercício, é duvidoso que a população em geral possa, com segurança ou na prática, adotar o modelo"[146]. Da mesma forma, Winnett reconhece: "... é improvável que um grande número de pessoas no futuro imediato permaneça no treinamento intervalado de muito alta intensidade de forma sistêmica"[147].

Parafraseando Ekkekakis et al.[133]: "o debate entre proponentes do treinamento moderado ou abordagens do treinamento vigoroso é remanescente da fábula de Esopo – a tartaruga e a lebre. Embora a lebre seja, indiscutivelmente, capaz de correr mais rápido e de alcançar a meta primeiro, é muitas vezes a mais lenta, embora estável e persistente; a tartaruga é que se mostra mais confiável e, em última análise, efetiva".

Independentemente dos argumentos, parece claro que as duas escolas de prescrição de exercício têm um objetivo em comum: estabelecer o hábito do exercício e da atividade física. De fato, um programa de treinamento que é descontinuado, não importa quão efetivo ele possa ser inicialmente, pode ter pouco valor do ponto de vista de saúde pública e quando o objetivo é melhorar a vida das pessoas. Fabricatore e Wadden[148] destacam: "a ótima prescrição de exercício é provavelmente aquela que pode ser mantida a longo prazo".

Ekkekakis et al.[133] levantaram a hipótese de que pessoas com excesso de peso e obesidade podem, por diversos mecanismos, perceber a experiência do exercício e da atividade física como desprazerosa. Em última análise, isso poderia explicar a baixa taxa de adesão e de participação no exercício das pessoas com obesidade. Os sinais corporais, como dor musculoesquelética, dispneia, exaustão e sudorese excessiva, podem sinalizar desconforto ainda maior em pessoas com excesso de peso (Figura 13). Esses sinais geralmente são intensificados com a intensidade do exercício.

Um alto nível de adiposidade pode negativamente influenciar a participação nos programas de exercício por meio de determinantes psicossociais, como baixa autoeficácia, insatisfação com a imagem corporal, ansiedade física social, estigmatização e baixo nível de desempenho atlético[149].

Ekkekakis et al.[144] compararam a resposta de valência afetiva ao incremento da intensidade de esforço em mulheres sedentárias com diferentes valores de IMC. As mulheres foram submetidas a um teste incremental em esteira até a exaustão voluntária. Os resultados mostraram que, nas mulheres com IMC normal (22,2 kg/m²), a resposta de valência afetiva foi progressivamente reduzida com o aumento da intensidade acima do LV. Em contraste, as mulheres obesas (IMC 35,1 kg/m²)

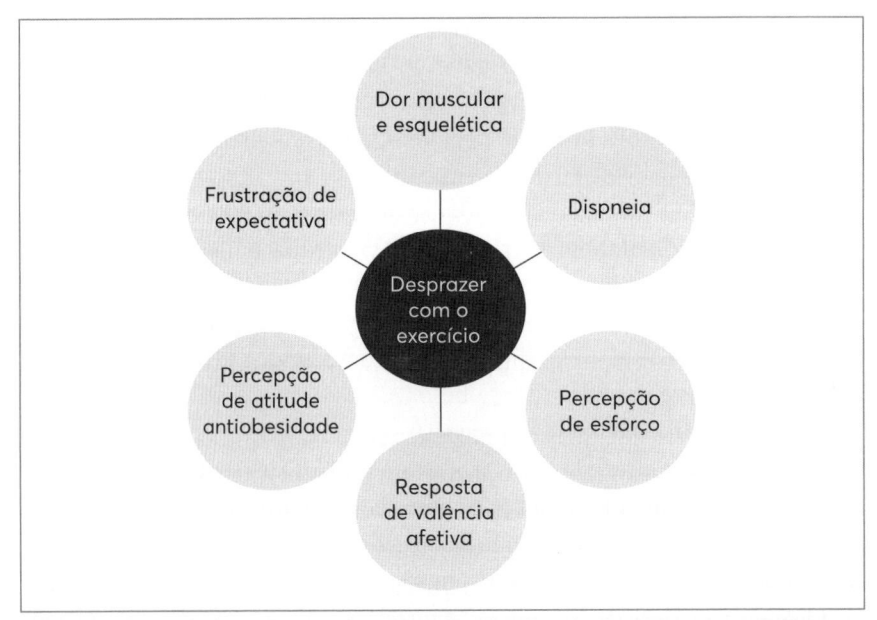

FIGURA 13 Fonte de desprazer com o exercício e a atividade física em indivíduos com obesidade.

mostraram um declínio na percepção de prazer com o exercício desde os estágios iniciais. Além disso, as voluntárias com IMC normal reportaram aumento da percepção de energia imediatamente após o exercício em relação ao repouso, enquanto as voluntárias obesas não alteraram sua percepção. Esses dados sugerem que mulheres sedentárias obesas podem não experienciar maior percepção de energia após o exercício aeróbio, tipicamente observada em outras populações[98].

Diante desses dados, é possível hipotetizar que a baixa resposta de valência afetiva ao exercício pode comprometer a participação de pessoas sedentárias obesas a longo prazo. A percepção do exercício físico como desagradável ou pouco prazeroso pode comprometer o valor a ele atribuído pelo indivíduo, reduzindo a possibilidade da construção de uma forma mais autônoma de motivação. Ainda, indivíduos obesos poderiam registrar em seu repertório de experiências o exercício como um estímulo negativo a ser evitado, enfraquecendo a percepção de autoeficácia a longo prazo. Modelos de intervenção para o emagrecimento devem levar em consideração as experiências anteriores, especialmente em pessoas acima do peso e cronicamente sedentárias, fortalecendo o valor e os benefícios do exercício e conduzindo o ambiente favorável ao desenvolvimento da autoeficácia e autoestima.

Pessoas eutróficas, assim como pessoas acima do peso, quando solicitadas para se exercitarem em intensidade constante autosselecionada, apresentaram estabilidade da experiência afetiva ao exercício. Entretanto, quando a intensidade foi prescrita ou imposta pelo treinador ou pesquisador, mulheres obesas apresentaram declínio progressivo da percepção de prazer com o exercício[117]. Supostamente, esse declínio na percepção de prazer torna-se mais acentuado acima do LV ou em percepção de esforço de Borg acima de 14-15 pontos[117]. Considerando o fato de que na maioria dos estudos a intensidade do exercício é prescrita e rigidamente controlada, é possível especular o papel da redução da afetividade ao exercício sobre o abandono precoce nos programas de exercício e atividade física. Além disso, é provável que pessoas acima do peso apresentem diferentes respostas ao exercício e, portanto, devam ser consideradas de forma individual. A literatura sugere que indivíduos obesos e cronicamente sedentários podem iniciar o programa com tendência a avaliar o exercício em seus aspectos negativos (enfatizar os contras). Um dos aspectos negativos apresentados por pessoas obesas nos ambientes relacionados ao exercício, como as academias de ginástica, é a ansiedade físico-social, a emoção negativa resultante da percepção do indivíduo de que seu corpo está sendo julgado por observadores críticos.

Quando a intensidade do esforço é autosselecionada, o senso de controle pode ser mantido e os sinais fisiológicos que indicam baixa aptidão física podem ser evitados, minimizando a percepção de ansiedade físico-social e a percepção de pressão e tensão. Realmente, evidências apontam que a intensidade de exercício acima do LV pode exacerbar a ansiedade físico-social, assim como está inversamente correlacionada com a percepção de prazer induzida pelo exercício[150].

O processo pelo qual a experiência afetiva negativa anterior influencia o comportamento atual parece operar por uma via conhecida por processamento dual de tomada de decisão. Esse mecanismo é dependente do pensamento reflexivo (razão) e impulsivo (afetivo)[133]. Enquanto o processamento reflexivo pode enumerar diversas razões ou benefícios para praticar exercício, resultando em aumento de intenção de adotar o comportamento ativo, as experiências anteriores de desprazer podem conduzir à evitação do comportamento[151]. Por exemplo, Bluemke et al.[151] demonstraram que indivíduos fisicamente inativos respondem mais rápido e automaticamente a estímulos negativos associados ao exercício. Dito de outro modo, pessoas previamente inativas podem apresentar atitudes negativas automáticas em relação ao exercício. Em última análise, atitudes negativas em relação ao comportamento podem diminuir a intenção futura[152] (Figura 14).

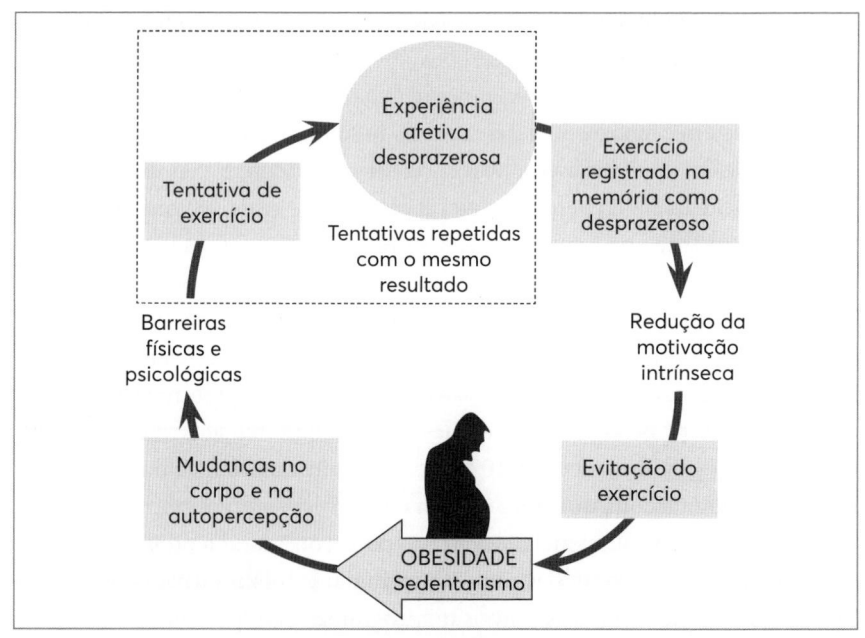

FIGURA 14 Modelo conceitual ilustrando o ciclo vicioso relacionando a obesidade com a atividade física. No centro do processo encontramos a experiência desprazerosa e desagradável do exercício.

Fonte: adaptada de Ekkekakis et al.[133]

A depender da magnitude da experiência negativa anterior, é possível que os programas de intervenção baseados somente em processos de deliberação racional (benefícios adquiridos, foco nos resultados almejados, metas etc.) sejam pouco efetivos. Paralelamente, um esforço adicional pode ser aplicado na construção de mensagens e experiências positivas sobre o exercício por meio da percepção de prazer e divertimento.

OTIMIZANDO A RESPOSTA DE VALÊNCIA AFETIVA AO EXERCÍCIO

Algumas recomendações iniciais podem otimizar a experiência positiva com o exercício[153].

1. Monitorar a resposta de valência afetiva dos clientes durante e após o exercício por meio da utilização das escalas. Registrar a resposta de valência afetiva de cada cliente em diferentes atividades e protocolos permite individualizar a prescrição de exercício voltada à experiência positiva e à motivação.

2. É importante que o participante se sinta no controle do exercício e confiante em sua capacidade de realizá-lo. Portanto, é determinante que o profissional ofereça autonomia na seleção das variáveis do programa. Evidências sugerem que a maioria das pessoas que seleciona sua própria intensidade experiencia afeto positivo durante a atividade. Da mesma forma, quando as pessoas são orientadas a selecionar uma intensidade de exercício correspondente a "agradável" ou "prazeroso" (+3 pontos na escala de afetividade), a intensidade selecionada é suficiente para promover ganhos de resistência cardiorrespiratória. Por outro lado, quando algumas pessoas são persuadidas a exceder a intensidade autosselecionada (p. ex., aumento de 10% na velocidade da esteira), podem atingir uma intensidade de esforço acima da qual consideram prazerosas. Dessa forma, o profissional do exercício pode considerar a preferência, a autoeficácia e a afetividade ao exercício para, colaborativamente com o cliente, selecionar as variáveis do programa.

3. Devido a fatores relacionados ao sedentarismo e ao baixo nível de atividade física (p. ex., excesso de peso corporal, alta adiposidade, baixo consumo máximo de oxigênio), algumas pessoas podem experienciar des-

prazer e desconforto durante os estágios iniciais do programa de exercício. Algumas estratégias podem ser utilizadas para auxiliar os clientes a lidar com a experiência negativa: (a) utilizar músicas ou a televisão para desviar a atenção dos sinais corporais associados à tensão e ao estresse (dissociação atencional); (b) aumentar a autoeficácia; (c) associar a sensação desprazerosa com um resultado positivo, um sinal de que o corpo está ficando mais condicionado (ressignificação).

4. Um cuidado extra pode ser tomado com a presença de outras pessoas no ambiente do exercício, uma vez que o praticante pode percebê-las como observadores críticos. Os profissionais do exercício devem evitar comparações interindividuais colocando ênfase nos motivos relacionados à aparência (perda de peso, gordura corporal, muscularidade).

5. Alguns tipos de clientes podem ser classificados inicialmente como "de alto risco" para experienciar afeto negativo no exercício e abandono precoce. Entre esses clientes podemos incluir pessoas com obesidade, clientes com nível muito baixo de condicionamento físico ou pessoas com depressão e ansiedade. Esses indivíduos podem iniciar o programa com expectativa negativa ou mesmo preconceito contra o exercício, geralmente fortalecidos a partir de experiências anteriores negativas (p. ex., memórias de dor, desconforto ou vergonha).

REFERÊNCIAS BIBLIOGRÁFICAS

1. Chin SH, Kahathuduwa CN, Binks M. Physical activity and obesity: what we know and what we need to know. Obes Rev. 2016;17(12):1226-44.
2. Varkevisser RDM, van Stralen MM, Kroeze W, Ket JCF, Steenhuis IHM. Determinants of weight loss maintenance: a systematic review. Obes Rev. 2019;20(2):171-211.
3. Joseph RJ, Alonso-Alonso M, Bond DS, Pascual-Leone A, Blackburn GL. The neurocognitive connection between physical activity and eating behaviour. Obes Rev. 2011;12(10):800-12.
4. Petersen L, Schnohr P, Sorensen TI. Longitudinal study of the long-term relation between physical activity and obesity in adults. Int J Obes Relat Metab Disord. 2004;28(1):105-12.
5. Lowe CJ, Reichelt AC, Hall PA. The Prefrontal Cortex and Obesity: A Health Neuroscience Perspective. Trends Cogn Sci. 2019;23(4):349-61.
6. Johnson NA, Boyle CA, Heller RF. Leisure-time physical activity and other health behaviours: are they related? Aust J Public Health. 1995;19(1):69-75.
7. Brodney S, McPherson RS, Carpenter RS, Welten D, Blair SN. Nutrient intake of physically fit and unfit men and women. Med Sci Sports Exerc. 2001;33(3):459-67.
8. Parsons TJ, Power C, Manor O. Longitudinal physical activity and diet patterns in the 1958 British Birth Cohort. Med Sci Sports Exerc. 2006;38(3):547-54.
9. Hoffman MD, Hoffman DR. Exercisers achieve greater acute exercise-induced mood enhancement than nonexercisers. Arch Phys Med Rehabil. 2008;89(2):358-63.

10. Buckley J, Cohen JD, Kramer AF, McAuley E, Mullen SP. Cognitive control in the self-regulation of physical activity and sedentary behavior. Front Hum Neurosci. 2014;8:747.

11. Alonso-Alonso M, Pascual-Leone A. The right brain hypothesis for obesity. JAMA. 2007;297(16):1819-22.

12. Teixeira PJ, Going SB, Houtkooper LB, Cussler EC, Metcalfe LL, Blew RM, et al. Exercise motivation, eating, and body image variables as predictors of weight control. Med Sci Sports Exerc. 2006;38(1):179-88.

13. Klem ML, Wing RR, McGuire MT, Seagle HM, Hill JO. A descriptive study of individuals successful at long-term maintenance of substantial weight loss. Am J Clin Nutr. 1997;66(2):239-46.

14. McCaffery JM, Haley AP, Sweet LH, Phelan S, Raynor HA, Del Parigi A, et al. Differential functional magnetic resonance imaging response to food pictures in successful weight-loss maintainers relative to normal-weight and obese controls. Am J Clin Nutr. 2009;90(4):928-34.

15. Daly M, McMinn D, Allan JL. A bidirectional relationship between physical activity and executive function in older adults. Front Hum Neurosci. 2014;8:1044.

16. Voss MW, Vivar C, Kramer AF, van Praag H. Bridging animal and human models of exercise-induced brain plasticity. Trends Cogn Sci. 2013;17(10):525-44.

17. Ryan RM, C. WG, Patrick H, Deci EL. Self-dertermination theory: The dynamics of motivation in development and wellness. Hedonic J Psychol. 2009;6:107-24.

18. Mata J, Silva MN, Vieira PN, Carraca EV, Andrade AM, Coutinho SR, et al. Motivational "spill-over" during weight control: increased self-determination and exercise intrinsic motivation predict eating self-regulation. Health Psychol. 2009;28(6):709-16.

19. Kohl HW, 3rd, Craig CL, Lambert EV, Inoue S, Alkandari JR, Leetongin G, et al. The pandemic of physical inactivity: global action for public health. Lancet. 2012;380(9838):294-305.

20. Lim SS, Vos T, Flaxman AD, Danaei G, Shibuya K, Adair-Rohani H, et al. A comparative risk assessment of burden of disease and injury attributable to 67 risk factors and risk factor clusters in 21 regions, 1990-2010: a systematic analysis for the Global Burden of Disease Study 2010. Lancet. 2012;380(9859):2224-60.

21. Lee IM, Shiroma EJ, Lobelo F, Puska P, Blair SN, Katzmarzyk PT, et al. Effect of physical inactivity on major non-communicable diseases worldwide: an analysis of burden of disease and life expectancy. Lancet. 2012;380(9838):219-29.

22. Biddle SJ, Gorely T. Sitting psychology: towards a psychology of sedentary behaviour. In: Papaioannou AG, Hackfort D, editors. Routledge Companion to Sport and Exercise Psychology. London: Routledge; 2014.

23. Dishman PB. Assessment and care coordination teams: an innovation in caring for children. J Tenn Med Assoc. 1993;86(1):17, 9.

24. Annesi JJ. Sex differences in relations of cardiorespiratory and mood changes associated with self-selected amounts of cardiovascular exercise. Psychol Rep. 2003;93(3 Pt 2):1339-46.

25. Sperandei S, Vieira MC, Reis AC. Adherence to physical activity in an unsupervised setting: Explanatory variables for high attrition rates among fitness center members. J Sci Med Sport. 2016.

26. Dishman RK, Buckworth J. Increasing physical activity: a quantitative synthesis. Med Sci Sports Exerc. 1996;28(6):706-19.

27. O'Donovan G, Shave R. British adults' views on the health benefits of moderate and vigorous activity. Prev Med. 2007;45(6):432-5.

28. Martin SB, Morrow JR, Jr., Jackson AW, Dunn AL. Variables related to meeting the CDC/ACSM physical activity guidelines. Med Sci Sports Exerc. 2000;32(12):2087-92.

29. Tucker JM, Welk GJ, Beyler NK. Physical activity in U.S.: adults compliance with the Physical Activity Guidelines for Americans. Am J Prev Med. 2011;40(4):454-61.

30. Rhodes RE, Lubans DR, Karunamuni N, Kennedy S, Plotnikoff R. Factors associated with participation in resistance training: a systematic review. Br J Sports Med. 2017;51(20):1466-72.

31. Schwarzer R, Luszczynska A, Ziegelmann JP, Scholz U, Lippke S. Social-cognitive predictors of physical exercise adherence: three longitudinal studies in rehabilitation. Health Psychol. 2008;27(1S):S54-63.
32. Tudor-Locke C, Brashear MM, Johnson WD, Katzmarzyk PT. Accelerometer profiles of physical activity and inactivity in normal weight, overweight, and obese U.S. men and women. Int J Behav Nutr Phys Act. 2010;7:60.
33. Amireault S, Godin G, Vézina-Im LA. Determinants of physical activity maintenance: A systematic review and meta-analyses. Health Psychology Review. 2013;7(1):55-91.
34. Silva MN, Markland D, Carraca EV, Vieira PN, Coutinho SR, Minderico CS, et al. Exercise autonomous motivation predicts 3-yr weight loss in women. Med Sci Sports Exerc. 2011;43(4):728-37.
35. Rodrigues F, Teixeira DS, Neiva HP, Cid L, Monteiro D. Understanding Exercise Adherence: The Predictability of Past Experience and Motivational Determinants. Brain Sci. 2020;10(2).
36. Teixeira PJ, Carraca EV, Markland D, Silva MN, Ryan RM. Exercise, physical activity, and self-determination theory: a systematic review. Int J Behav Nutr Phys Act. 2012;9:78.
37. Wilson DK, Evans AE, Williams J, Mixon G, Sirard JR, Pate R. A preliminary test of a student-centered intervention on increasing physical activity in underserved adolescents. Ann Behav Med. 2005;30(2):119-24.
38. Thogersen-Ntoumani C, Ntoumanis N. A Self-determination Theory approach to the study of body image concerns, self-presentation and self-perceptions in a sample of aerobic instructors. J Health Psychol. 2007;12(2):301-15.
39. Ryan R, Frederick C, Lepes D, Rubio N, Sheldon K. Intrinsic Motivation and Exercise Adherence. International Journal of Psychology. 1997;28:335-54.
40. Wilson PM, Rodgers WM, Blanchard CM, Gessell J. The Relationship Between Psychological Needs, Self-Determined Motivation, Exercise Attitudes, and Physical Fitness. Journal of Applied Social Psychology. 2003;33(11):2373–92.
41. Chatzisarantis N, Hagger M, Biddle SJH, Smith BK, Wang JCK. A meta-analysis of perceived locus of causality in exercise, sport, and physical education contexts. Journal of Sport and Exercise Psychology. 2003;25(3):284-306.
42. Edmunds J, N. N, Duda JL. A Test of Self-Determination Theory in the Exercise Domain. Journal of Applied Social Psychology. 2006;36(9):2240–65.
43. Wang JCK, Koh TK, Chatzisarantis N. An intra-Individual analysis of players' perceived coaching behaviours, psychological needs, and achievement goals. Sports Science & Coaching. 2009;4:177-92.
44. Edmunds J, N. N, Duda JL. Adherence and well-being in overweight and obese patients referred to an exercise on prescription scheme: A self-determination theory perspective. Psychology of Sport and Exercise. 2007;8(8):722–40.
45. Klain IP, de Matos DG, Leitao JC, Cid L, Moutao J. Self-Determination and Physical Exercise Adherence in the Contexts of Fitness Academies and Personal Training. J Hum Kinet. 2015;46:241-9.
46. Leotti LA, Iyengar SS, Ochsner KN. Born to choose: the origins and value of the need for control. Trends Cogn Sci. 2010;14(10):457-63.
47. Deci EL, Ryan RM. The " What " and " Why " of Goal Pursuits : Human Needs and the Self-Determination of Behavior. Psychology Inquiry. 2000;11(4):227-68.
48. Moustaka FC, Vlachopoulos SP, Kabitsis C, Theodorakis Y. Effects of an autonomy-supportive exercise instructing style on exercise motivation, psychological well-being, and exercise attendance in middle-age women. J Phys Act Health. 2012;9(1):138-50.
49. Halperin I, Wulf G, Vigotsky AD, Schoenfeld BJ, Behm DG. Autonomy: A Missing Ingredient of a Successful Program? Strength & Conditioning Journal. 2018;40(4):18-25.
50. Colquhoun RJ, Gai CM, Walters J, Brannon AR, Kilpatrick MW, D'Agostino DP, et al. Comparison of Powerlifting Performance in Trained Men Using Traditional and Flexible Daily Undulating Periodization. J Strength Cond Res. 2017;31(2):283-91.

51. McNamara JM, Stearne DJ. Flexible nonlinear periodization in a beginner college weight training class. J Strength Cond Res. 2010;24(8):2012-7.

52. Wulf G, Chiviacowsky S, Cardozo PL. Additive benefits of autonomy support and enhanced expectancies for motor learning. Hum Mov Sci. 2014;37:12-20.

53. Rauch JT, Ugrinowitsch C, Barakat CI, Alvarez MR, Brummert DL, Aube DW, et al. Auto-regulated exercise selection training regimen produces small increases in lean body mass and maximal strength adaptations in strength-trained individuals. J Strength Cond Res. 2017.

54. Vandelanotte C, Spathonis KM, Eakin EG, Owen N. Website-delivered physical activity interventions a review of the literature. Am J Prev Med. 2007;33(1):54-64.

55. White JL, Ransdell LB, Vener J, Flohr JA. Factors related to physical activity adherence in women: review and suggestions for future research. Women Health. 2005;41(4):123-48.

56. Jekauc D, Volkle M, Wagner MO, Mess F, Reiner M, Renner B. Prediction of attendance at fitness center: a comparison between the theory of planned behavior, the social cognitive theory, and the physical activity maintenance theory. Front Psychol. 2015;6:121.

57. Conroy DE, Elavsky S, Doerksen SE, Maher JP. A daily process analysis of intentions and physical activity in college students. J Sport Exerc Psychol. 2013;35(5):493-502.

58. Azzi RG, Polydoro SAJ. Auto-eficácia em diferentes contextos. Campinas, SP: Editora Alínea; 2006.

59. Feltz DL, Öncü E. Self-confidence and self-efficacy. In: Papaioannou AG, Hackfort D, editors. Routledge Companion to Sport and Exercise Psychology. New York, NY: Taylor & Francis Group; 2014. p. 417-29.

60. Poag K, McAuley E. Goal Setting, Self-Efficacy, and Exercise Behavior. J Sports Exerc Physiol. 1992;14:352-60.

61. McAuley E. The role of efficacy cognitions in the prediction of exercise behavior in middle-aged adults. J Behav Med. 1992;15(1):65-88.

62. Simonavice EM, Wiggins MS. Exercise barriers, self-efficacy, and stages of change. Percept Mot Skills. 2008;107(3):946-50.

63. Ekkekakis P. Let them roam free? Physiological and psychological evidence for the potential of self-selected exercise intensity in public health. Sports Med. 2009;39(10):857-88.

64. Nigg CR. ACSM's Behavioral Aspects of Physical Activity and Exercise. Nigg CR, editor. Philadelphia, PA: Lippincott Williams & Wilkins; 2014.

65. Annesi JJ. Effects of cognitive behavioral treatment package on exercise attendance and dropout in fitness centers. European Journal of Sport Science. 2003;3(2):1-16.

66. Ding D, Lawson KD, Kolbe-Alexander TL, Finkelstein EA, Katzmarzyk PT, van Mechelen W, et al. The economic burden of physical inactivity: a global analysis of major non-communicable diseases. Lancet. 2016;388(10051):1311-24.

67. Ekkekakis P, Zenko Z. Escape From Cognitivism: Exercise as Hedonic Experience. In: Raab M, Wylleman P, Seiler R, Elbe A-M, Hatzigeorgiadis A, editors. Sport and Exercise Psychology Research: From Theory to Practice. San Diego, CA, US: Elsevier Academic Press.; 2016. p. 389-414.

68. Chang HH, Pham MT. Affect as a Decision-Making System of the Present. Journal of Consumer Research. 2013;40(1):42-63.

69. Ajzen I. The theory of planned behavior. Organizational Behavior and Human Decision Processes. 1991;50(2):179-211.

70. Ajzen I. Nature and operation of attitudes. Annu Rev Psychol. 2001;52:27-58.

71. Rhodes RE, Fiala B, Conner M. A review and meta-analysis of affective judgments and physical activity in adult populations. Ann Behav Med. 2009;38(3):180-204.

72. Russell JA. Core affect and the psychological construction of emotion. Psychol Rev. 2003;110(1):145-72.

73. Lawton R, Conner M, McEachan R. Desire or reason: predicting health behaviors from affective and cognitive attitudes. Health Psychol. 2009;28(1):56-65.

74. Conner M, McEachan R, Taylor N, O'Hara J, Lawton R. Role of affective attitudes and anticipated affective reactions in predicting health behaviors. Health Psychol. 2015;34(6):642-52.
75. Dunton GF, Vaughan E. Anticipated affective consequences of physical activity adoption and maintenance. Health Psychol. 2008;27(6):703-10.
76. Williams DM, Dunsiger S, Jennings EG, Marcus BH. Does affective valence during and immediately following a 10-min walk predict concurrent and future physical activity? Ann Behav Med. 2012;44(1):43-51.
77. Ruby MB, Dunn EW, Perrino A, Gillis R, Viel S. The invisible benefits of exercise. Health Psychol. 2011;30(1):67-74.
78. Wilson TD, Gilbert DT. Affective forecasting. Advances in experimental social psychology. 1993;35:345-411.
79. Loehr VG, Baldwin AS. Affective forecasting error in exercise: Differences between physically active and inactive individuals. Sport, Exercise, and Performance Psychology. 2014;3(3):177-83.
80. Conner M, Rhodes RE, Morris B, McEachan R, Lawton R. Changing exercise through targeting affective or cognitive attitudes. Psychol Health. 2011;26(2):133-49.
81. Lerner JS, Li Y, Valdesolo P, Kassam KS. Emotion and Decision Making. Annual Review of Psychology. 2015;66:799-823.
82. Lewis BA, Marcus BH, Pate RR, Dunn AL. Psychosocial mediators of physical activity behavior among adults and children. Am J Prev Med. 2002;23(2 Suppl):26-35.
83. Hanin J, Ekkekakis P. Emotions in sport and exercise settings. In: Papaioannou AG, Hackfort D, editors. Routledge Companion to Sport and Exercise Psychology. New York, NY: Taylor & Francis Group; 2014. p. 83-104.
84. Russell JA, Barrett LF. Core affect, prototypical emotional episodes, and other things called emotion: dissecting the elephant. J Pers Soc Psychol. 1999;76(5):805-19.
85. Ekkekakis P, Zenko Z. Measurement of Affective Responses to Exercise: From "Affectless Arousal" to "The Most Well-Characterized" Relationship Between the Body and Affect. In: Meiselman HL, editor. Emotion Measurement. San Diego, CA, US: Elsevier Academic Press.; 2016. p. 293-321.
86. Diener E, Iran-Nejad A. The relationship in experience between various types of affect. Journal of Personality and Social Psychology. 1985;50(5):1031-8.
87. Schneider M, Dunn A, Cooper D. Affect, exercise, and physical activity among healthy adolescents. J Sport Exerc Psychol. 2009;31(6):706-23.
88. Williams DM, Dunsiger S, Ciccolo JT, Lewis BA, Albrecht AE, Marcus BH. Acute affective response to a moderate-intensity exercise stimulus predicts physical activity participation 6 and 12 months later. Psychol Sport Exerc. 2008;9(3):231-45.
89. Ekkekakis P, Russell JA. The Measurement of Affect, Mood, and Emotion: A guide for healthbehavioral research. Cambridge: Cambridge University Press; 2013.
90. Watson D, Clark LA, Tellegen A. Development and validation of brief measures of positive and negative affect: the PANAS scales. J Pers Soc Psychol. 1988;54(6):1063-70.
91. Russel JA. A circumplex model of affect. Journal of Personality and Social Psychology. 1980;39(6):1161-78.
92. Ekkekakis P, Parfitt G, Petruzzello SJ. The pleasure and displeasure people feel when they exercise at different intensities: decennial update and progress towards a tripartite rationale for exercise intensity prescription. Sports Med. 2011;41(8):641-71.
93. Reisenzein R. Pleasure-arousal theory and the intensity of emotions. Journal of Personality and Social Psychology. 1994;67(3):525-39.
94. Backhouse SH, Ekkekakis P, Bidle SJ, Foskett A, Williams C. Exercise makes people feel better but people are inactive: paradox or artifact? J Sport Exerc Psychol. 2007;29(4):498-517.
95. Schutte NM, Nederend I, Hudziak JJ, Bartels M, de Geus EJC. Heritability of the affective response to exercise and its correlation to exercise behavior. Psychol Sport Exerc. 2017;31:139-48.

96. Hardy CJ, Rejeski WJ. Not What, but How One Feels: The Measurement of Affect during Exercise. J Sport Exerc Psychol. 1989;11(3):304-3017.
97. Alves ED, Panissa VLG, Barros BJ, Franchini E, Takito MY. Translation, adaptation, and reproducibility of the Physical Activity Enjoyment Scale (PACES) and Feeling Scale to Brazilian Portuguese. Sport Sci Health. 2019;15(2):329–36.
98. Reeda J, Onesb DS. The effect of acute aerobic exercise on positive activated affect: A meta-analysis. Psychology of Sport and Exercise. 2006;7(5):477–514.
99. Ekkekakis P. Pleasure and displeasure from the body: Perspectives from exercise. Cognition and Emotion. 2003;17(2):213-39.
100. Ekkekakis P. Pleasure from the exercising body:Two centuries of changing outlooks in psychological thought. In: P. E, editor. Routledge Handbook of Physical Activity and Mental Health. London: Routledge; 2013. p. 35-56.
101. Kilpatrick M, Kraemer R, Bartholomew J, Acevedo E, Jarreau D. Affective responses to exercise are dependent on intensity rather than total work. Med Sci Sports Exerc. 2007;39(8):1417-22.
102. Ekkekakis P, Dafermos M. Exercise is a many-splendored thing, but for some it does not feel so splendid: Staging a resurgence of hedonistic ideas in the quest to understand exercise behavior. In: Acevedo E, editor. The Oxford handbook of exercise psychology. New York, NY, US: Oxford University Press; 2012. p. 295-333.
103. Carretie L, Albert J, Lopez-Martin S, Tapia M. Negative brain: an integrative review on the neural processes activated by unpleasant stimuli. Int J Psychophysiol. 2009;71(1):57-63.
104. Ochsner KN, Gross JJ. Cognitive Emotion Regulation: Insights from Social Cognitive and Affective Neuroscience. Curr Dir Psychol Sci. 2008;17(2):153-8.
105. Ekkekakis P, Hall EE, Petruzzello SJ. Some like it vigorous: measuring Individual differences in the preference for and tolerance of exercise Intensity. J Sport Exerc Psychol. 2005;27(3):350-74.
106. Ekkekakis P, Hall EE, Petruzzello SJ. The relationship between exercise intensity and affective responses demystified: to crack the 40-year-old nut, replace the 40-year-old nutcracker! Ann Behav Med. 2008;35(2):136-49.
107. Tritter A, Fitzgeorge J, Cramp A, Valiulis P, Prapavessis H. Self-efficacy and affect responses to sprint interval training. Psychol Sport Exerc. 2013;14(6):886-90.
108. Dishman RK, Farquhar RP, Cureton KJ. Responses to preferred intensities of exertion in men differing in activity levels. Med Sci Sports Exerc. 1994;26(6):783-90.
109. Parfitt G, Rose EA, Burgess WM. The psychological and physiological responses of sedentary individuals to prescribed and preferred intensity exercise. Br J Health Psychol. 2006;11(Pt 1):39-53.
110. Rose EA, Parfitt G. A quantitative analysis and qualitative explanation of the individual differences in affective responses to prescribed and self-selected exercise intensities. J Sport Exerc Psychol. 2007;29(3):281-309.
111. Dishman RK. Prescribing exercise intensity for healthy adults using perceived exertion. Med Sci Sports Exerc. 1994;26(9):1087-94.
112. ACSM. ACSM's Guidelines for Exercise Testing and Prescription. Tenth ed. Philadelphia, PA: LWW; 2017.
113. Lind E, Joens-Matre RR, Ekkekakis P. What intensity of physical activity do previously sedentary middle-aged women select? Evidence of a coherent pattern from physiological, perceptual, and affective markers. Prev Med. 2005;40(4):407-19.
114. Garber CE, Blissmer B, Deschenes MR, Franklin BA, Lamonte MJ, Lee IM, et al. American College of Sports Medicine position stand. Quantity and quality of exercise for developing and maintaining cardiorespiratory, musculoskeletal, and neuromotor fitness in apparently healthy adults: guidance for prescribing exercise. Med Sci Sports Exerc. 2011;43(7):1334-59.
115. Donnelly JE, Blair SN, Jakicic JM, Manore MM, Rankin JW, Smith BK, et al. American College of Sports Medicine Position Stand. Appropriate physical activity intervention strategies for weight loss and prevention of weight regain for adults. Med Sci Sports Exerc. 2009;41(2):459-71.

116. Barbosa-Netto S, d'Acelino EPOS, Almeida MB. Self-Selected Resistance Exercise Load: Implications for Research and Prescription. J Strength Cond Res. 2017.

117. Ekkekakis P, Lind E. Exercise does not feel the same when you are overweight: the impact of self-selected and imposed intensity on affect and exertion. Int J Obes (Lond). 2006;30(4):652-60.

118. Ekkekakis S, Ekkekakis P. Affective Consequences of imposing the intensity of physical activity: does the loss of perceived autonomy matter? Hellenic Journal of Psychology. 2009;6:125-44.

119. Kwan BM, Bryan AD. In-task and post-task affective response to exercise: translating exercise intentions into behaviour. Br J Health Psychol. 2010;15(Pt 1):115-31.

120. Rhodes RE, Kates A. Can the affective response to exercise predict future motives and physical activity behavior? A systematic review of published evidence. Ann Behav Med. 2015;49(5):715-31.

121. Stevens CJ, Baldwin AS, Bryan AD, Conner M, Rhodes RE, Williams DM. Affective Determinants of Physical Activity: A Conceptual Framework and Narrative Review. Front Psychol. 2020;11:568331.

122. Lee HH, Emerson JA, Williams DM. The Exercise-Affect-Adherence Pathway: An Evolutionary Perspective. Front Psychol. 2016;7:1285.

123. Brand R, Ekkekakis P. Exercise behavior change revisited: affective-refletive theory. In: Zenko Z, Jones L, editors. Essentials of exercise and sports psychology: An open acess textbook: Society for Transparency Opennes and Replication in Kinesiology; 2021.

124. Chen C, Finne E, Kopp A, Jekauc D. Can Positive Affective Variables Mediate Intervention Effects on Physical Activity? A Systematic Review and Meta-Analysis. Front Psychol. 2020;11:587757.

125. Reed J, Buck S. The effect of regular aerobic exercise on positive-activated affect: A meta-analysis. Psychology of Sport and Exercise. 2009;10(6):581-94.

126. Lowe R, Eves F, Carrol D. The Influence of Affective and Instrumental Beliefs on Exercise Intentions and Behavior: A Longitudinal Analysis. Journal of Applied Social Psychology 2006;32(6):1241-52.

127. Kiviniemi MT, Voss-Humke AM, Seifert AL. How do I feel about the behavior? The interplay of affective associations with behaviors and cognitive beliefs as influences on physical activity behavior. Health Psychol. 2007;26(2):152-8.

128. Marin DP, Astorino TA, Martinatto F, Ragazzini FT, Bispo RE, Foschini D, et al. Comparison of perceptual responses between different upper-body sprint interval exercise protocols. Physiol Behav. 2019;210:112626.

129. Rose EA, Parfitt G. Pleasant for some and unpleasant for others: a protocol analysis of the cognitive factors that influence affective responses to exercise. Int J Behav Nutr Phys Act. 2010;7:15.

130. Jackson T, Gao X, Chen H. Differences in neural activation to depictions of physical exercise and sedentary activity: an fMRI study of overweight and lean Chinese women. Int J Obes (Lond). 2014;38(9):1180-5.

131. Damasio AR. The somatic marker hypothesis and the possible functions of the prefrontal cortex. Philos Trans R Soc Lond B Biol Sci. 1996;351(1346):1413-20.

132. Strobach T, Englert C, Jekauc D, Pfeffer I. Predicting adoption and maintenance of physical activity in the context of dual-process theories. Performance Enhancement & Health. 2020;8(1).

133. Ekkekakis P, Vazou S, Bixby WR, Georgiadis E. The mysterious case of the public health guideline that is (almost) entirely ignored: call for a research agenda on the causes of the extreme avoidance of physical activity in obesity. Obes Rev. 2016;17(4):313-29.

134. Dishman RK, Ickes W. Self-motivation and adherence to therapeutic exercise. J Behav Med. 1981;4(4):421-38.

135. Wing RR, Venditti E, Jakicic JM, Polley BA, Lang W. Lifestyle intervention in overweight individuals with a family history of diabetes. Diabetes Care. 1998;21(3):350-9.

136. Irwin ML, Yasui Y, Ulrich CM, Bowen D, Rudolph RE, Schwartz RS, et al. Effect of exercise on total and intra-abdominal body fat in postmenopausal women: a randomized controlled trial. JAMA. 2003;289(3):323-30.

137. Jeffery RW, Wing RR, Sherwood NE, Tate DF. Physical activity and weight loss: does prescribing higher physical activity goals improve outcome? Am J Clin Nutr. 2003;78(4):684-9.
138. Perri MG, Anton SD, Durning PE, Ketterson TU, Sydeman SJ, Berlant NE, et al. Adherence to exercise prescriptions: effects of prescribing moderate versus higher levels of intensity and frequency. Health Psychol. 2002;21(5):452-8.
139. Cox KL, Burke V, Gorely TJ, Beilin LJ, Puddey IB. Controlled comparison of retention and adherence in home- vs center-initiated exercise interventions in women ages 40-65 years: The S.W.E.A.T. Study (Sedentary Women Exercise Adherence Trial). Prev Med. 2003;36(1):17-29.
140. Thomas SL, Hyde J, Karunaratne A, Kausman R, Komesaroff PA. "They all work...when you stick to them": a qualitative investigation of dieting, weight loss, and physical exercise, in obese individuals. Nutr J. 2008;7:34.
141. Groven KS, Engelsrud G. Dilemmas in the process of weight reduction: Exploring how women experience training as a means of losing weight. Int J Qual Stud Health Well-being. 2010;5.
142. Berry TR, McLeod NC, Pankratow M, Walker J. Effects of Biggest Loser exercise depictions on exercise-related attitudes. Am J Health Behav. 2013;37(1):96-103.
143. Yaemsiri S, Slining MM, Agarwal SK. Perceived weight status, overweight diagnosis, and weight control among US adults: the NHANES 2003-2008 Study. Int J Obes (Lond). 2011;35(8):1063-70.
144. Serdula MK, Mokdad AH, Williamson DF, Galuska DA, Mendlein JM, Heath GW. Prevalence of attempting weight loss and strategies for controlling weight. JAMA. 1999;282(14):1353-8.
145. Young DR, Jerome GJ, Chen C, Laferriere D, Vollmer WM. Patterns of physical activity among overweight and obese adults. Prev Chronic Dis. 2009;6(3):A90.
146. Gibala MJ, McGee SL. Metabolic adaptations to short-term high-intensity interval training: a little pain for a lot of gain? Exerc Sport Sci Rev. 2008;36(2):58-63.
147. Winett RA. Developing more effective health-behavior programs: Analyzing the epidemiological and biological bases for activity and exercise programs. Applied & Preventive Psychology. 1998;7(4):209-24.
148. Fabricatore AN, Wadden TA. Obesity. Annu Rev Clin Psychol. 2006;2:357-77.
149. Kwon S, Janz KF, Burns TL, Levy SM. Effects of adiposity on physical activity in childhood: Iowa Bone Development Study. Med Sci Sports Exerc. 2011;43(3):443-8.
150. Ekkekakis P, Lind E, Vazou S. Affective responses to increasing levels of exercise intensity in normal-weight, overweight, and obese middle-aged women. Obesity (Silver Spring). 2010;18(1):79-85.
151. Bluemke M, Brand R, Schweizer G, Kahlert D. Exercise might be good for me, but I don't feel good about it: do automatic associations predict exercise behavior? J Sport Exerc Psychol. 2010;32(2):137-53.
152. Ajzen I. The theory of planned behaviour: reactions and reflections. Psychol Health. 2011;26(9):1113-27.
153. Ekkekakis P. Physical activity and feeling good. In: Papaioannou AG, Hackfort D, editors. Routledge Companion to Sport and Exercise Psychology Global perspectives and fundamental concepts. New York, NY, US: Taylor & Francis Group.; 2014. p. 687-704.

Treinamento intervalado e emagrecimento

Christiano Bertoldo
Jonato Prestes
Douglas Popp Marin
Luis Felipe Tubagi Polito
Denis Foschini

INTRODUÇÃO

Na última década, uma série de estudos nesta área tem surgido, por isso não surpreende que o HIIT (*high intensity interval training*) seja hoje considerado uma das formas mais eficazes de exercício[1-2]. O HIIT envolve repetidas sessões de curta duração de exercício de alta intensidade intercalado com períodos de recuperação (ativa ou passiva)[1], e tem sido usado por atletas há quase um século. Em 1920, um dos melhores corredores de média e longa distância do mundo na época, Paavo Nurmi, já estava usando alguma forma de HIIT em suas rotinas de treinamento. Mais tarde, na década de 1950, Emil Zatopek contribuiu para a popularização desse tipo de exercício.

A primeira evidência prática da eficácia desse método de treinamento ocorreu entre os atletas de elite. Recentemente, o uso de "tiros máximos" também emergiu no esporte, laboratório e, atualmente, nas academias de ginástica[3-4]. Essas formas intensas de HIIT incluem o treinamento de *sprint*s repetidos (TSR) com duração de 3-7 segundos intercalados com períodos de recuperação que duram geralmente menos de 60 segundos; ou ainda o treinamento intervalado de *sprint* (SIT), podendo ser ~30 segundos em intensidade máxima (*all-out*), intercalado com 2-4 minutos de recuperação passiva. Na década de 1960, o professor Per-Olof Astrand publicou uma série de estudos dando base científica para o HIIT com intervalo de trabalho curto e longo.

Conforme mencionado anteriormente, o HIIT nasceu no contexto do esporte de alto rendimento com o objetivo de desenvolver o VO_2máx em atletas de diferentes modalidades. Nos dias atuais, é considerado seguro e eficiente para desenvolver diferentes objetivos em diferentes populações. Este capítulo tem como principal objetivo discutir o HIIT no contexto do emagrecimento e da saúde da população em geral.

TREINAMENTO INTERVALADO: DIVISÕES METODOLÓGICAS

Um dos grandes desafios de treinadores e pesquisadores é sistematizar a nomenclatura do treinamento intervalado. Existem diversas terminologias para descrever as diferentes formas e métodos do treinamento intervalado, o que, de alguma forma, conduz a uma enorme confusão de siglas, acrônimos e falta de padronização na literatura.

Nesse sentido, Weston, Wisloff e Coombes[5] propuseram um esquema simples de classificação do treinamento intervalado baseado na intensidade do esforço. Os autores sugerem o termo "treinamento intervalado de alta intensidade" (HIIT – *high intensity interval training*) para descrever o estímulo de treinamento em intensidade de 80-100% da frequência cardíaca máxima (FCmáx) e o uso do termo "treinamento intervalado de *sprint*" (SIT – *sprint interval training*) para protocolos que envolvem esforços máximos e supramáximos (*all-out*), os quais utilizam cargas de trabalho superiores àquelas correspondentes a 100% do VO_2máx. Buchheit e Laursen[6] utilizam outro sistema de classificação do treinamento intervalado, conforme apresentado na Tabela 1.

TABELA 1 Classificação do treinamento intervalado[6]

Tipo	Intensidade do intervalado de trabalho	Duração do intervalo de trabalho
HIIT – longo	90-100% vVO_2max	1-5 min
HIIT – curto	100-120% vVO_2max	< 60 s
TSR	*All-out* (100-160% vVO_2max)	3-10 s
SIT	*All-out* (> 160% vVO_2max	20-45 s

HIIT: *high intensity interval training*; SIT: treinamento intervalado de *sprint*; TSR: treinamento de *sprints* repetidos; vVO_2máx: velocidade referente ao VO_2máx.

Atualmente, o maior apelo dos programas de treinamento HIIT e SIT é a garantia de efetividade nas adaptações fisiológicas, tanto em magnitude quanto no tempo empregado nas sessões de exercício. Dessa forma, o HIIT e o SIT são considerados mais eficientes em função do tempo (*time-efficient*) para promoção de benefícios relacionados à saúde e ao condicionamento físico[7].

VARIÁVEIS DO TREINAMENTO INTERVALADO

No treinamento intervalado são descritas ao menos oito variáveis que devem ser manipuladas para completar a prescrição dos protocolos de treinamento. A Figura 1 apresenta (1) a intensidade do intervalo de trabalho; (2) a duração do intervalo de trabalho; (3) a intensidade do intervalo de recuperação; (4) a duração do intervalo de trabalho de recuperação; (5) a densidade do treinamento (proporção temporal entre a duração do intervalo de trabalho e o intervalo de recuperação); (6) o número de repetições do intervalo de trabalho; (7) a modalidade ou tipo de exercício[8]; o volume total de treinamento em minutos.

Uma vez que o HIIT foi proposto para desenvolver os determinantes do VO_2máx em atletas, as sessões são realizadas no domínio de alta intensidade. A intensidade de esforço é prescrita por meio de indicadores fisiológicos associados com o VO_2máx, o limiar de lactato ou os limiares ventilatórios (Figura 1). Mesmo considerando a prescrição do treinamento intervalado para promoção

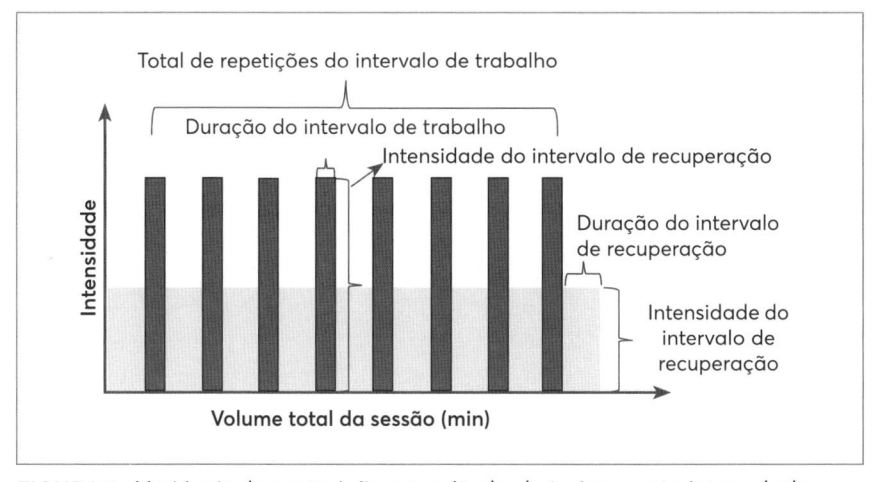

FIGURA 1 Variáveis de prescrição no método de treinamento intervalado.

do emagrecimento, e não para o desempenho esportivo, o controle da intensidade de esforço é um critério obrigatório para monitorar o efeito do programa de treinamento.

Controle da intensidade no treinamento intervalado

A frequência cardíaca (FC) é o marcador mais comumente utilizado para monitorar a intensidade de esforço no exercício. Geralmente utilizamos zonas de percentual de FC baseadas na FC máxima (FCmáx) ou na FC de reserva (FCR); entretanto, a efetividade da FC para a prescrição e o controle das sessões de treinamento intervalado pode ser limitada. Em primeiro lugar, a FC não pode ser utilizada para prescrever intensidades com velocidade ou potência acima de 100% do VO_2máx, excluindo a prescrição de SIT, HIIT curto e TSR. Em segundo lugar, a reposta de FC acima de 90% da FCmáx não é esperada em protocolos com duração curta (~30 segundos) ou média (1-2 minutos) de intervalos de trabalho[8]. Em terceiro lugar, a inércia da FC (atraso no declínio) no término de cada intervalo de trabalho (FC no tempo de duração do intervalo de recuperação) pode induzir a superestimação do trabalho metabólico. Em quarto lugar, existe uma dissociação temporal entre a FC, o VO_2 e a concentração de lactato durante o HIIT, limitando a capacidade de estimar de forma confiável a intensidade de esforço por meio da FC[6].

Mesmo considerando os quatro tópicos apresentados, recomendamos o monitoramento da FC durante o treinamento intervalado com o objetivo de conhecer as respostas individuais dos clientes e também de monitorar a demanda[9] cardiovascular do treinamento. Nesse sentido, destacamos que a FC não é utilizada como indicador de parâmetro metabólico, mas sim, cardiovascular.

Existem algumas formas de determinar a velocidade referente ao VO_2máx (vVO_2máx) ou a máxima potência/velocidade aeróbia como indicador de intensidade no treinamento intervalado. Descrever e explicar os procedimentos dos testes vai além do escopo desta obra, mas algumas sugestões são apresentadas.

A vVO_2máx é definida como a menor velocidade ou potência de trabalho necessária para se obter o VO_2máx. Pode ser determinada ou estimada de diferentes formas, incluindo: (1) medida direta de VO_2máx em protocolo incremental até a exaustão com análise de troca gasosa; (2) relação linear com testes indiretos de campo de corrida (teste de cinco minutos de corrida exaustiva) ou de ciclismo (teste de potência de quatro minutos *all-out*). Para mais detalhes, recomendamos a revisão de Buchheit e Laursen[6].

A prescrição da intensidade de trabalho no treinamento intervalado pode ser realizada por meio da percepção subjetiva de esforço (PSE)[6,10]. A prescrição da intensidade pela PSE é simples e prática, pois não é necessária nenhuma avaliação dos parâmetros metabólicos dos clientes. Evidentemente, à medida que o cliente se familiarizar mais com a escala de PSE, maior será a precisão do ajuste e intensidade.

De acordo com seu criador, Professor Gunnar Borg[11], o conceito da PSE está na capacidade de interpretação pelo indivíduo da intensidade do exercício que ele executa, de acordo com seus níveis de referência. Assim sendo, a PSE pode ser definida como "sentimento de quão forte, extenuante e árduo é o exercício".

Vale ressaltar que dois modelos teóricos são encontrados na literatura para explicar os mecanismos da PSE: no primeiro acredita-se que os sinais provenientes dos ajustes fisiológicos ocorridos nos músculos e no sistema cardiorrespiratório (incluindo o aumento da temperatura e acidose musculares, o aumento da frequência cardíaca e respiratória etc.) são identificados pelos receptores sensoriais e levados até o encéfalo, onde são integrados e culminam em uma percepção de esforço[12]. Já no segundo, acredita-se que os sinais eferentes gerados nas vias superiores do sistema nervoso central são os responsáveis pela sensação do esforço percebido[13]. Nesse segundo modelo é possível considerar a percepção de esforço centralmente a partir do esforço empregado pelo indivíduo, mesmo na ausência de acúmulo de subprodutos do metabolismo ou de estresse cardiorrespiratório. Nesta obra, abordaremos que não há um modelo correto e outro inadequado, mas que ambos os modelos ocorrem simultaneamente, o que reforça o uso das variáveis psicofísicas no controle da intensidade do HIIT.

Uma vez expostos os conceitos indispensáveis para seu entendimento, você pode se perguntar: qual a vantagem do uso de uma variável psicofísica com forte tendência subjetiva em detrimento de variáveis fisiológicas e objetivas? Diante dessa dúvida, alguns argumentos são relevantes:

1. A PSE apresenta baixo custo de aplicação, necessitando apenas de uma folha com boa qualidade de impressão.
2. Quando bem aplicada, a PSE apresenta elevados graus de correlação com indicadores objetivos (FC e concentração sanguínea de lactato)[14].
3. O centro de controle cardiorrespiratório, localizado na ponte e no bulbo do tronco cerebral (sistema nervoso central), leva aproximadamente 1-2 minutos para estabilizar a FC em face de novas intensidades de exercício, o que pode prejudicar o controle da intensidade em protocolos cujos estímulos são curtos ou muito curtos.

Existem algumas situações em que a resposta da FC pode ser influencia-da pelo consumo de determinados medicamentos (betabloqueadores, p. ex.), o que a torna inviável para uso no controle de treinamento[15].

Uma vez convencidos da elevada aplicabilidade da PSE, restam duas per-guntas de fundamental importância para todos os profissionais do exercício: (1) qual o melhor instrumento a utilizar e (2) como utilizá-lo?

Desde a década de 1960, quando esses instrumentos começaram a ser estu-dados, muitas foram as escalas elaboradas e, de alguma forma, validadas pelo método científico. Pode-se incluir as várias elaboradas pelo professor Borg, mas também algumas outras que utilizavam, além de ancoragens numéricas e verbais, ancoragens visuais, como as escalas elaboradas pelo profesor Robert Robertson[16]. Em relação a essas, apesar da grande contribuição desse pesquisa-dor e dos membros do seu laboratório na Universidade de Pittsburgh para as Ciências do Esporte, algumas questões merecem reflexão: (1) as escalas OMNI (como são chamadas) não estabeleceram os critérios para a elaboração das ima-gens; (2) as imagens são confusas e não expressam necessariamente o esforço, mas sim o incremento de sobrecarga; (3) não foram validadas sob as bases psi-cofísicas da PSE[17].

Assim, sem esquecer o aspecto prático deste texto, sugere-se então o uso da escala Borg PSE 6-20 para controle da intensidade do exercício. Nesse sentido, cabe ainda ressaltar o cuidado adicional na escolha do instrumento, uma vez que diversas são as escalas encontradas na internet e também em outros meca-nismos de busca que não passaram por um adequado processo de tradução e adaptação transcultural. Entre estas pode-se incluir escalas coloridas (normal-mente em vermelho, amarelo e verde), escalas que utilizam desenhos ou *emo-jis* etc. Portanto, ao fim deste capítulo, há indicações adequadas para utilização.

Alguns valores de referência em relação à taxa de esforço percebido (RPE) 6-20 (Figura 2) e sua aplicabilidade aos modelos intervalados de treinamento podem ser encontrados na literatura científica. Taylor et al.[15] recomendam para populações clínicas (diabéticos, dislipidêmicos etc.) protocolos de treinamen-to intervalado com valores maiores que 15, em caso de exercícios intensos, ou maiores que 17, em caso de exercícios muito intensos. Os mesmos escores (15 e 17 da escala de 6- 20) foram encontrados no estudo de Scheonmakers e Reed[18], que avaliaram o comportamento da PSE em diferentes intervalos (1-4 minutos) de recuperação em protocolos de HIIT longo (estímulos de quatro minutos), encontrando que, independentemente do tempo de recuperação, a PSE ao longo dos estímulos apresenta progressivo aumento durante a sessão de treinamento, o que pode ocorrer devido ao acúmulo de estresse não somente fisiológico, mas também psicológico, ambos inerentes à prática.

Quão intenso foi (ou está sendo) o exercício?

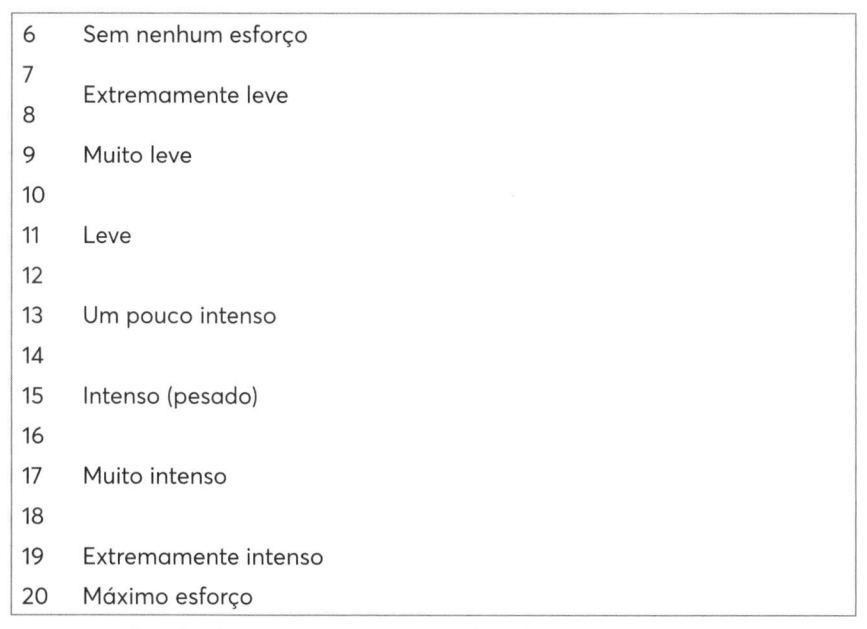

6	Sem nenhum esforço
7	
8	Extremamente leve
9	Muito leve
10	
11	Leve
12	
13	Um pouco intenso
14	
15	Intenso (pesado)
16	
17	Muito intenso
18	
19	Extremamente intenso
20	Máximo esforço

FIGURA 2 Escala de percepção subjetiva do esforço 6-20.

As adaptações da PSE ao longo do programa de treinamento foram avaliadas por Stavrinou et al.[19], que avaliaram 35 sujeitos e encontraram um resultado interessante: ao longo de dois meses de treinamento, independentemente da frequência semanal (duas ou três vezes na semana), os valores médios de PSE foram menores, o que ocorreu devido às adaptações crônicas do treinamento. Assim sendo, cabe aos profissionais do exercício, quando do controle do treinamento a partir da PSE, levar em consideração que, para uma mesma taxa submáxima de exercício, ao longo do tempo, a PSE pode apresentar ligeiras reduções, sinalizando a necessidade de aumento da carga de treino se o objetivo do programa estiver relacionado com cargas progressivas para a continuidade do processo adaptativo.

Aplicações práticas

Imagine que seu cliente cumpra, em um protocolo TSR, espaços de 60 m em aproximadamente 12 segundos, o que daria uma velocidade média de percurso de 12 km/hora, e ao final de cada estímulo, reportasse uma PSE de 15. Imagine que, após algumas sessões de treinamento, esse cliente agora cumpra os mesmos 60 m reportando uma PSE de 13 (mantendo o tempo em 12 segundos). Você pode então motivá-lo verbalmente para que aumente a intensidade do estímulo (a velocidade de corrida), cumprindo a mesma distância em tempo menor, elevando novamente a PSE. Esse é apenas um dos exemplos de como as diversas variáveis do treinamento e, mais especificamente, a PSE podem ser utilizadas para verificar as adaptações crônicas ao treinamento.

Recomendações para utilizar a PSE

- Faça, quando possível, as coletas da PSE de forma individual.
- Deixe bem claro ao seu aluno que não há resposta certa ou errada e que esse instrumento não irá avaliar o desempenho físico (bom ou ruim), apenas servirá de parâmetro para ajuste da intensidade de exercício.
- Não induza resposta ao avaliado.
- Repita a resposta do avaliado em tom de voz neutro, sem expressões faciais.
- Sempre, independentemente do grau de treinamento e da familiaridade do indivíduo com o instrumento, apresente a escala e peça que o indivíduo leia atentamente antes de responder.
- Quando almejar que seu cliente realize o exercício em alta intensidade, mantenha os valores de PSE $\geq$ 15 da escala RPE 6-20, levando em consideração que os limiares ocorrem entre os níveis 13-15[20].

Intervalo de recuperação

A duração e a intensidade do intervalo de recuperação devem ser relacionadas com a intensidade do trabalho. Por exemplo, após um *sprint* de alta intensidade, a recuperação pode ser mais rápida se diminuirmos a intensidade do intervalo de recuperação ou se aumentarmos a duração desse intervalo. Alguns estudos investigaram a resposta metabólica de diferentes durações de intervalo de recuperação no HIIT sobre os ajustes cardiometabólicos durante a sessão. Smilios et al.[21] compararam o HIIT de 4x, 4 minutos (90% da vVO$_2$máx) em esteira com intervalo de recuperação passivo de 2, 3 e 4 minutos. Os resultados mostraram que a duração do intervalo de recuperação não influenciou o percentual do VO_2máx alcançado nas sessões de treinamento. Por outro lado, o intervalo de recuperação de 2 e 3 minutos promoveu maior resposta de FC, PSE e lactato sanguíneo. Portanto, o intervalo de recuperação mais curto (2 minutos) promoveu maior estresse glicolítico e cardiovascular, bem como os participantes perceberam o exercício como mais exaustivo.

Alguns profissionais podem construir a crença de que é necessário realizar as sessões de treinamento intervalado com a menor duração possível de intervalo de recuperação com o objetivo de promover o emagrecimento. Essa crença se fundamenta na ideia de que o menor intervalo de recuperação promoverá maior gasto energético. Entretanto, os achados científicos demonstram que a duração do intervalo de recuperação não interfere no trabalho metabólico nas sessões de HIIT[18,21]. Um ponto que deve ser levado em consideração é que, se o intuito do HIIT é promover um alto gasto calórico pela alta intensidade de exercício, a manutenção da capacidade de desempenho entre as séries do HIIT é indispensável.

Schoenmakers e Reed[18] investigaram o efeito de quatro durações diferentes do intervalo de recuperação em um protocolo de HIIT (6x, 4 minutos; PSE ≥ 17 pontos na escala de Borg 6-20). Não houve diferença no tempo total de exercício a 90-95% do VO_2máx ou no platô do VO_2máx entre 1, 2 e 3 minutos de intervalo de recuperação. Por outro lado, a velocidade média de corrida foi significativamente maior quando três minutos de intervalo foram utilizados. Os autores ainda destacam que a FC não apresentou correspondência com o consumo de oxigênio ou a velocidade de corrida, reiterando que a FC não deve ser utilizada como indicador metabólico em sessões de HIIT.

Coletivamente, o intervalo de recuperação menor que dois minutos no HIIT (> 90% vVO_2máx) pode conduzir ao declínio da potência, ao aumento da PSE, a maior reposta de FC e de aumento da percepção de fadiga durante a sessão de exercício. É provável que pessoas com obesidade e baixo nível de aptidão física reportem maior sensação de desconforto e desprazer diante desses marcadores somáticos.

A manipulação da duração e da intensidade do trabalho e da recuperação influencia o gasto calórico e a resposta fisiológica ao HIIT[6]. Um estudo comparou dois protocolos de HIIT em homens fisicamente ativos: 4x, 4 minutos (90-95% FCmáx; recuperação 4 minutos) com 16x, 1 minuto (90-95% FCmáx; recuperação 1 minuto) em cicloergômetro[22]. O protocolo 16x, 1 minuto resultou em maior consumo de oxigênio e, portanto, em maior gasto energético

(363 ± 54 kcal *vs.* 305 ± 47 kcal) comparado ao 4x, 4 minutos. Essa superioridade no dispêndio energético ocorreu em função da maior duração do protocolo 16x, 1 minuto (+6 minutos). Dessa forma, quando analisamos o gasto energético por minuto, podemos verificar uma discreta diferença 16x, 1 minuto (11,7 kcal/minuto) *vs.* 4x, 4 minutos (12,2 kcal/minuto). Interessantemente, para alcançar esse gasto energético, o protocolo 16x, 1minuto teve duração total de 43 minutos (aquecimento + HIIT + volta à calma), desafiando o principal pressuposto do HIIT como método *time-efficient*.

Demonstrar a possível superioridade de um tipo de protocolo de treinamento intervalado sobre os demais em relação à resposta metabólica aguda é uma tarefa difícil. Para isso, é necessário equalizar uma série de variáveis a fim de conseguir fazer comparações. Recentemente, Eigendorf et al.[23] conduziram um elegante estudo equalizando três protocolos de treinamento em cicloergômetro: contínuo moderado (50% da potência máxima), HIIT (30 : 30 segundos; 100% da potência máxima) e SIT (6 segundos : 24 segundos; 250% da potência máxima). Brevemente, a duração e a intensidade (quantidade de sobrecarga em Watts no cicloergômetro) do intervalo de trabalho e do intervalo de recuperação foram manipuladas, equalizando os três protocolos para a mesma intensidade média (50% da potência máxima).

Os resultados mostraram que, apesar das diferenças absolutas na configuração dos protocolos, não houve diferença para o pico no consumo de oxigênio ($\sim$70% VO_2pico), quociente respiratório, concentração de glicerol e ácidos graxos (contínuo: 0,50 ± 0,13 mmol/L; HIIT: 0,29 ± 0,07 mmol/L; SIT: 0,27 ± 0,05 mmol/L). Esses dados sugerem que a ativação do metabolismo de gordura não dependeu da intensidade absoluta do exercício. Do ponto de vista prático, a intensidade absoluta, a duração do intervalo de trabalho e a duração do intervalo de recuperação não influenciaram na utilização de energia, porém os fatores principais que determinam são a intensidade média e o volume total da sessão.

RESPOSTAS METABÓLICAS AGUDAS AO TREINAMENTO INTERVALADO

Embora o exercício aeróbio contínuo de intensidade moderada tenha se mostrado capaz de gerar melhorias em alguns fatores de risco cardiometabólico (insulina de jejum, glicose, pressão arterial sistólica e diastólica e perfil lipídico)[24-25] e de capacidade aeróbia (VO_2máx)[26] em obesos, o HIIT tem aumentado consideravelmente em popularidade nos últimos anos. Vários estudos relatam vantagens do HIIT sobre o exercício aeróbio contínuo para melhorar a capacidade aeróbia e a saúde em pessoas saudáveis[27] e em pessoas obesas[28]. Recente revisão relatou que o HIIT oferece benefícios semelhantes ou superiores ao exercício contínuo em relação ao perfil de risco cardiometabólico, mesmo com tempo total muito menor de exercício[29].

O protocolo mais utilizado nas pesquisas é o teste de Wingate, que consiste em 30 segundos de *sprint all-out*. Os indivíduos normalmente realizam o teste de Wingate por 4-6 vezes separadas por 4 minutos de intervalo de recuperação[30]. Esse protocolo pode ser aumentado para 3-4 minutos de exercício por sessão sendo realizados por 3 vezes na semana durante 2-6 semanas. No entanto, como esse protocolo é extremamente difícil, os indivíduos devem ser altamente motivados para tolerar o desconforto que o acompanha. Assim, é provável que o protocolo de Wingate seja inadequado para a maioria dos indivíduos com excesso de peso, sedentários, com objetivo de perda de gordura. Outros protocolos e HIIT menos exigentes também têm sido estudados. Por exemplo, 8 segundos de *sprint* seguidos por 12 segundos de exercício de baixa intensidade durante um período de 20 minutos[31].

Dessa forma, em vez de 4-6 *sprints* por sessão, como utilizado em estudos com protocolo Wingate, pode-se usar o protocolo dos 8/12 segundos. O tempo total de *sprint* é de 8 minutos, com 12 minutos de baixa intensidade. Para os protocolos de HIIT com Wingate, o tempo total de exercício fica normalmente entre 3-4 minutos por sessão. Assim, uma das características do HIIT é que o volume de exercício é bem inferior, tornando-se uma estratégia eficaz em relação ao tempo para acumular adaptações e possíveis benefícios para a saúde em comparação com programas tradicionais de exercícios aeróbios.

A partir de agora, resumiremos os resultados de pesquisas que examinam os efeitos de diferentes formas de HIIT sobre a condição física, resistência à insulina e emagrecimento. Para que ocorra o emagrecimento pelo exercício físico, além do gasto calórico na sessão e do consumo de oxigênio pós-exercício (Epoc), outros fatores relacionados ao HIIT também podem contribuir para o emagrecimento, como a quebra do triacilglicerol (TAG) na célula adiposa (lipólise), o transporte dos ácidos graxos e a utilização de gordura do combustível para o exercício (oxidação).

O sistema nervoso autônomo tem controle direto sobre o tecido adiposo por meio de seus componentes simpático e parassimpático. A inervação simpática relaciona-se principalmente com as ações catabólicas, tais como a lipólise mediada pelos receptores beta-adrenérgicos, dependente da atividade da enzima lipase hormônio-sensível (LHS), e a ação inibitória dos receptores alfa-adrenérgicos expressos no tecido adiposo[32-33]. Sua ativação se dá por meio de fosforilação em serina, pela ação da quinase proteica A (PKA). Estimulado pelas catecolaminas, esse processo ocorre durante o exercício físico e certas situações de estresse, nas quais há intensa solicitação simpática. Durante a ativação da lipólise, aumentam os níveis intracelulares de AMP cíclico (AMPc), com a consequente ativação da PKA. Esta atua também sobre as perilipinas de forma semelhante à LHS. As perilipinas fosforiladas se deslocam da superfície da membrana celular, dispersam-se pelo citosol e abrem espaço para o acesso da LHS ao TAG. Os ácidos graxos livres (AGL) formados se ligam à FABP e são levados à membrana celular, onde são liberados para o meio extracelular[34].

Respostas agudas do HIIT que foram identificadas por alguns estudos incluem a FC, hormônios, glicemia, concentrações de lactato e reatividade metabólica e autonômica. A resposta da FC é dependente da natureza do protocolo e do HIIT, mas com frequência é significativamente elevada durante o exercício e diminui durante o período de recuperação. Por exemplo, Weinstein et al.[35], usando o protocolo de Wingate, registraram pico de 170 bpm de FC imediatamente após 30 segundos máximos (*all-out*) de *sprint*. A resposta da FC aos 8 : 12 segundos de protocolo tem média em torno de 150 bpm após 5 minutos de HIIT e aumenta para 170 bpm após 15 minutos de HIIT[36]. Nesse protocolo normalmente há uma diminuição da FC pequena entre 5-8 bpm durante os 12 segundos de recuperação. Um padrão semelhante de resposta da FC foi encontrado para um protocolo HIIT composto por 10 *sprints* de 6 segundos intercalados com recuperação de 30 segundos. A FC aumentou para 142 bpm após a primeira série, seguindo para 173 bpm no *sprint* seguinte[37].

Devido a sua natureza predominantemente anaeróbia, os protocolos de HIIT curto e SIT promovem o aumento da resposta hormonal aguda durante o exercício. O aumento de alguns hormônios pelo HIIT e pelo SIT tem sido reportado pela literatura científica, sendo eles catecolaminas, cortisol e hormônio de crescimento. As catecolaminas se elevam significativamente após sessões intensivas de HIIT tanto em homens quanto em mulheres[38-39]. Porém, parece que sessões menos intensas de HIIT também têm demonstrado serem eficientes para a elevação das catecolaminas.

Christmass et al.[40] mostraram aumento das catecolaminas pós-treino, induzido por HIIT mais longo realizado em esteira (24 segundos de esforço : 36 segundos de recuperação) e por HIIT mais curto também realizado em esteira (6 segundos de esforço : 9 segundos de recuperação). Trapp et al.[36] também encontraram aumentos significativos de adrenalina e noradrenalina após 20 minutos de HIIT (protocolos: 8 segundos de esforço : 12 segundos de recuperação; e 12 segundos de esforço : 24 segundos de recuperação) em mulheres jovens treinadas e não treinadas. Bracken et al.[37] examinaram a resposta das catecolaminas em 12 homens que completaram 10 *sprints* de 6 segundos em cicloergômetro, com 30 segundos de recuperação entre cada *sprint*. A partir da linha de base, a adrenalina no plasma aumentou 6,3 vezes, enquanto a noradrenalina aumentou 14,5 vezes no final dos *sprints*. O aumento das catecolaminas induzido pelo HIIT está em contraste com o exercício aeróbio moderado, que resulta em pequenos aumentos na adrenalina e na noradrenalina[41]. A influência do HIIT sobre as catecolaminas é uma característica importante desse tipo de exercício, especialmente sobre a adrenalina, que tem sido a grande responsável por conduzir a lipólise e é em grande parte, responsável pela libertação de gordura das reservas subcutânea e intramuscular[42].

Outro hormônio importante que participa do processo de lipólise é o hormônio do crescimento (GH). Nevill et al.[43] examinaram a resposta do HIIT de 30 segundos máximos na esteira tanto em atletas femininos como masculinos e mostraram que houve aumento na concentração de GH. Essas concentrações eram dez vezes superiores aos níveis basais após 1 hora de recuperação. Os níveis de cortisol (outro hormônio catabólico) no sangue também se mostraram estar aumentados significativamente após repetidos 100 m de *sprints* em homens treinados[44], após cinco testes de Wingate de 15 segundos[45], e durante o pós-*sprint* máximo (*all-out*) em pessoas com diabetes tipo 1[46].

Considerando o papel da resposta endócrina no processo de lipólise do tecido adiposo e a subsequente oxidação de ácidos graxos, o treinamento intervalado pode aumentar a capacidade de oxidação de gordura em até 20% em algumas pessoas[9]. Por exemplo, Astorino e Schubert[47] mostraram que, após 6 sessões de SIT (4-6 *sprints* de 30 segundos *all-out*), 60% dos participantes aumentaram a taxa de oxidação de gordura, 25% não apresentaram mudança e 15% reduziram a oxidação de gordura. Interessantemente, o VO_2máx foi um preditor negativo para a oxidação de gordura. Ou seja, quanto menor o VO_2máx do participante, menor a capacidade de oxidar gordura durante o exercício moderado. Para o grupo que realizou o HIIT durante 12 semanas (3x por semana – 6 a 10x de 1 minuto a 80-90% da potência máxima), 65% dos participantes aumentaram a taxa de oxidação de gordura e 35% não tiveram nenhum efeito. Em pessoas sedentárias e com obesidade, Martins et al.[48] não encontraram aumento da capacidade de oxidação de gordura em repouso após 12 semanas de HIIT (8 segundos *all-out*).

De modo geral, as sessões de treinamento contínuo moderado têm menor demanda energética por minuto do que o HIIT, porém apresentam maior taxa de oxidação de gordura[49]. Por outro lado, a sessões de HIIT e de SIT estão associadas com maior taxa de lipólise, mas não necessariamente com maior oxidação de gordura em função da intensidade de esforço e da curta duração. Algumas evidências sugerem que, quando as sessões são equalizadas pelo trabalho total, o HIIT (1 minuto a 80% da potência máxima : 1 minuto a 40% da potência máxima) oxidou mais carboidratos do que o contínuo moderado (3,7 *vs.* 1,69 g de carboidrato/minuto, respectivamente) durante o exercício. Ao mesmo tempo, o protocolo contínuo moderado (45% da potência máxima) oxidou mais gordura (0,32 *vs.* 0,13 g de gordura/minuto) em comparação ao protocolo HIIT.

Comparando diferentes protocolos de treinamento, o HIIT (intervalo de trabalho de 3 minutos a 90% do VO_2máx) parece aumentar mais a oxidação de gordura algumas horas após o exercício em relação ao treinamento contínuo moderado, porém o SIT não parece seguir a mesma tendência[9]. Vale ressaltar que essa resposta depende da configuração do protocolo de HIIT, uma vez que alguns estudos não mostram diferença entre o HIIT e o contínuo moderado na oxidação de gordura após o exercício[49].

As respostas do lactato sanguíneo para os protocolos de HIIT que usam o teste de Wingate normalmente variam entre 6-13 mmol/L. A concentração de lactato pós-teste é tipicamente mais elevada em atletas treinados de forma anaeróbia e tem-se mostrado similar[39] e menor em mulheres treinadas em comparação com homens treinados[38]. Os níveis de lactato parecem aumentar gradualmente durante protocolos mais longos e de menor intensidade de HIIT. Trapp et al.[36] mostraram que um protocolo de 8 segundos de *sprint* para 12 segundos de descanso por 20 minutos aumentou os níveis de lactato entre 2-4 mmol/L após 5 minutos tanto em mulheres treinadas quanto em mulheres não treinadas; e, após 15 minutos de HIIT, o lactato aumentou entre 4-5 mmol/L.

Além do aumento da concentração de lactato induzido pelo HIIT, sugere-se que o transporte de ácidos graxos livres também pode ser aumentado. Interessantemente, um protocolo de 20 minutos de HIIT (8 segundos de esforço : 12 segundos de repouso) produziu aumento dos níveis de glicerol, indicando aumento da liberação de ácidos graxos[36], com pico após 20 minutos para as mulheres não treinadas e após 10 minutos para mulheres treinadas.

Além das modificações fisiológicas citadas anteriormente, o HIIT pode promover modificações moleculares importantes na fibra muscular capazes de contribuir com alguns processos que envolvem o emagrecimento, com a resistência à insulina e com o aumento da aptidão aeróbia, em função da melhora da capacidade oxidativa proporcionada pelo exercício. Dado o fenótipo oxidativo, que é rapidamente aumentado pelo HIIT, é possível que as adaptações metabólicas para esse tipo de exercício sejam controladas, em parte, por meio de vias de sinalização que normalmente estão associadas com o treinamento de resistência, o tradicional aeróbio contínuo. De acordo com Baar[50], um regulador-chave da expressão da enzima oxidativa em vários tipos de células, incluindo o músculo esquelético, é o cativador 1-alfa (PGC-1a), um coativador da transcrição gênica que serve para coordenar a biogênese mitocondrial, ou seja, a formação de novas mitocôndrias. Em estudo conduzido por Gibala et al.[51] foi medida a expressão de RNAm e o conteúdo proteico de PGC-1-alfa no músculo esquelético humano em resposta a uma sessão aguda de HIIT (4x 30 segundos de *sprint*, separados por 4 minutos de recuperação).

A maioria dos estudos sobre a regulação aguda de PGC-1-alfa em humanos tem utilizado intervenções de exercício muito prolongadas[52-53], e tem sido sugerido que pode ser necessária uma atividade muscular com duração de 1 hora para se observar um aumento de PGC-1-alfa[54]. No entanto, o estudo de Gibala et al.[51] demonstrou que uma dose pequena de exercício intervalado de alta intensidade (apenas 2 minutos de atividade intensa em bicicleta) foi suficiente para aumentar o RNAm de PGC-1-alfa durante a recuperação. Estudo anterior de De Filippis et al.[55] examinou o efeito do exercício intervalado sobre o RNAm de PGC-1-alfa em humanos; entretanto, o volume de exercício foi muito maior que o do estudo citado de Gibala et al.[51] Por sua vez, De Filippis et al.[55] realizaram a atividade durante 8 minutos com intensidade moderada (70% da FCmáx), depois por 2 minutos a maior intensidade (90%), seguido de 2 minutos sem resistência e repetindo-se 4 vezes.

O aumento relativo do RNAm de PGC-1-alfa relatado nesse estudo (8 vezes a partir do repouso medido após 5 horas de recuperação) foi maior que o aumento de 2 vezes registrado após 3 horas de recuperação por Gibala et al.[51] No entanto, o tempo de exercício total no protocolo intervalado do estudo de Gibala et al.[51] foi apenas um vigésimo do protocolo utilizado por De Filippis et al.[55], e o tempo total de treinamento (incluindo períodos de recuperação entre intervalos) foi inferior a um terço.

Várias vias de sinalização têm sido associadas à ativação de PGC-1-alfa e biogênese mitocondrial induzida pelo exercício, incluindo AMPK, proteínas quinases ativadas por mitógenos (MAPK) e a proteína quinase dependente de cálcio/calmodulina (CaMK)[56]. Segundo Jørgensen et al.[57], O exercício ou a contração muscular estão geralmente associados com a ativação de ambas as subunidades catalíticas alfa-1 e alfa-2 da AMPK, enquanto alfa-2 parece mais sensível ao exercício em seres humanos. Isso pode estar relacionado com o recrutamento do tipo de fibra e a intensidade relativa de trabalho, com cargas de trabalho mais elevadas associadas a mudanças mais pronunciadas no potencial de fosforilação muscular.

Interessantemente, trabalho de Chen et al.[58], que mediu a atividade AMPK alfa-1 e alfa-2 assim como Gibala et al.[51], mostrou que o exercício intenso pode aumentar a fosforilação de ambas as subunidades da AMPK. No entanto, outras evidências sugerem que os heterotrímeros da AMPK alfa-2/beta-2/gama-3 são ativados preferencialmente durante exercícios curtos e intensos e que a ativação desse heterotrímero não é refletida por um aumento na atividade e fosforilação total da AMPK[59]. Em relação a outras vias de sinalização, dados de estudos sobre preparações musculares isoladas como o de Wright et al.[60] sugerem que a p38 MAPK está, juntamente com CaMK II, relacionada ao aumento de PGC-1a. Porém, é preciso ressaltar que a atividade e o estado de fosforilação de p38 MAPK e CaMK II também podem aumentar após exercício prolongado de intensidade moderada, assim como mostrado por Rose e Hargreaves[61] e por Yu et al.[62] O estudo de Gibala et al.[51] foi o primeiro a mostrar que, agudamente, o exercício intenso de baixo volume estimula, assim como o exercício prolongado, a sinalização da p38 MAPK. A Figura 3 resume os mecanismos pelos quais o HIIT aumenta a capacidade oxidativa do músculo esquelético.

TREINAMENTO INTERVALADO E CONTROLE DO APETITE E DA SACIEDADE

Já sabemos que o controle nutricional é um fator importante para o sucesso no emagrecimento. Assim, alguns estudos se propuseram a avaliar os efeitos do HIIT sobre a ingestão de alimentos e hormônios que suprimem a fome.

Sim et al.[64] tiveram como objetivo avaliar os efeitos agudos do HIIT sobre a ingestão de energia, percepções de apetite e hormônios relacionados ao apetite em homens sedentários e com excesso de peso. Dezessete homens com sobrepeso (índice de massa corporal: $27,7 \pm 1,6$ kg/m^2, massa corporal: $89,8 \pm 10,1$ kg, gordura corporal: $30 \pm 4,3\%$) foram divididos em grupos dentre eles com duas formas de HIIT: a primeira delas foi alternando 60 segundos a 100% VO$_2$pico e 240 segundos a 50% VO$_2$pico; e HIIT de altíssima intensidade alternando 15 segundos a 170% de VO$_2$pico e 60 segundos a 32% de VO$_2$pico.

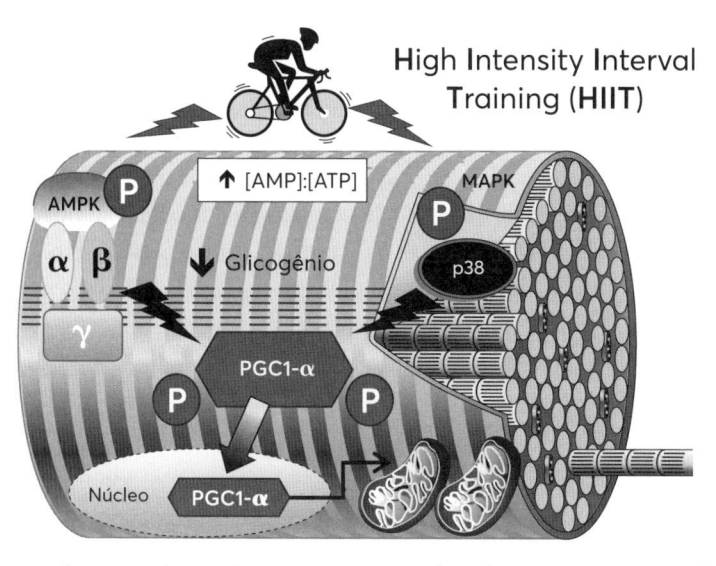

FIGURA 3 Cascata de sinalização promovendo a biogênese mitocondrial do músculo esquelético em resposta ao treinamento intervalado de alta intensidade (HIIT). O HIIT provoca maior aumento na proporção da concentração de AMP para ATP, e também uma taxa mais rápida de glicogenólise muscular. Essas perturbações intracelulares resultam na rápida ativação (por meio da fosforilação [P]) de AMP (AMPK) e da p38 (MAPK). Tanto a AMPK como a p38 MAPK fosforilam e ativam a PGC-1-alfa.

Fonte: adaptada de Hawley e Gibala[63].

Os participantes consumiram uma refeição padrão após o exercício e uma refeição *ad libitum* (à vontade) 70 minutos depois. Esse estudo foi o primeiro a demonstrar uma supressão da ingestão de energia após sessão de HIIT de intensidade muito alta (> 100% VO_2pico) em homens com excesso de peso. O desenho experimental desse estudo permitiu examinar o impacto que a intensidade do exercício pode exercer sobre a ingestão de energia pós-exercício. Ele mostra que houve uma supressão mais pronunciada do consumo de energia à medida que as intensidades eram aumentadas e sugerem que a intensidade do exercício medeia o consumo de energia subsequente, pelo menos a curto prazo. Esses achados foram associados com redução da atividade da grelina (hormônio que sinaliza núcleos da fome no hipotálamo) e maiores concentrações de lactato e glicose sanguíneos, após a prática do exercício intervalado de altíssima intensidade, quando comparado a outras intensidades de exercício.

Na mesma perspectiva de entender a regulação do apetite, mais recentemente Sim et al.[65] examinaram os efeitos de 12 semanas de HIIT em comparação com o treinamento contínuo de intensidade moderada sobre a regulação do apetite. O protocolo conduzido no estudo foi composto por 15 segundos de exercício a aproximadamente 170% do VO_2pico com recuperação ativa de 60 segundos a aproximadamente 32% do VO_2pico entre os esforços. Já o grupo de intensidade moderada realizou 30 minutos de exercício contínuo progredindo a cada 3 semanas até atingir 45 minutos a uma intensidade de 60% do VO_2pico. O intervalo de confiança de 95% indicou uma diminuição clinicamente significativa na ingestão de energia após o HIIT comparado ao grupo contínuo (redução de 123,3 ± 94,4 kcal). Devemos ter cautela ao olharmos para esses resultados, e também não podemos afirmar que o exercício contínuo não contribui em hipótese alguma para o controle da ingestão calórica. Prova disso é o estudo de Deighton et al.[66], que não encontrou diferença no consumo de energia após sessão de HIIT formado por 6 *sprints* de 30 segundos em 30 minutos, comparados com 60 minutos de exercício de resistência aeróbia. Porém, é preciso relatar que este último estudo foi realizado em pessoas com peso corporal normal.

Alguns mecanismos podem contribuir para a menor ingestão de energia após o HIIT. A grelina ativa circulante parece estar transitoriamente mais baixa após o HIIT em comparação com as outras intensidades de exercício. Notavelmente, a redução na concentração circulante de grelina ativa após o HIIT foi um dos achados de Deighton et al.[66], que relataram uma supressão de grelina ativa após 30 minutos de exercício baseado em *sprints*. Dado que a grelina ativa demonstrou exercer influência orexigênica sobre a ingestão energética e desempenha um papel na iniciação da alimentação[67], a grelina ativa reduzida pode explicar em parte a supressão da ingestão energética induzida pelo HIIT. O desvio de fluxo sanguíneo para longe do trato gastrointestinal tem sido sugerido como a causa mais provável de supressão de grelina ativa em resposta ao exercício[68]. Interessantemente, tem sido relatado que o fluxo sanguíneo gastrointestinal pode ser reduzido em até 80% durante exercício de intensidade máxima[69].

Outro possível mecanismo que pode explicar o efeito do HIIT no consumo de energia é a concentração circulante dos dois principais metabólitos: lactato e glicose. Já foi relatado pela literatura científica que o lactato sanguíneo elevado parece suprimir a ingestão de energia[70-71] e, até certo ponto, pode contribuir para a supressão da ingestão de energia *ad libitum*. Além disso, um aumento nos níveis circulantes de glicose no sangue reduz a ingestão de alimentos a curto prazo[72-73]. Esses mecanismos estão resumidos na Figura 4.

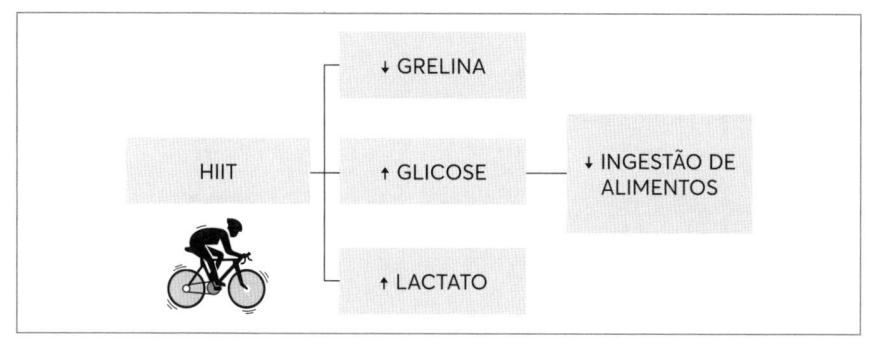

FIGURA 4 Mecanismos descritos por Deighton et al.[66], Lam et al.[70], Nagase et al.[71] e Friedman[72] para explicar a supressão da ingestão de alimentos a curto prazo induzida pelo HIIT.

ADAPTAÇÕES CARDIOVASCULARES AO TREINAMENTO INTERVALADO

Outra questão importante sobre as pessoas que querem emagrecer e utilizam o HIIT como ferramenta é a função cardíaca, uma vez que o volume e a fração de ejeção, duas medidas de capacidade contrátil do coração, são reduzidas em pessoas com síndrome metabólica[74]. Importante ressaltar que muitos indivíduos que estão nas academias com sobrepeso/obesidade são portadores de tal síndrome.

Pessoas com doenças metabólicas comuns apresentam remodelamento concêntrico do ventrículo esquerdo, o que representa uma redução no volume diastólico final (VDF), também conhecido como hipertrofia patológica[74-75]. Essa redução no VDF ocorre em resposta aos sinais de estresse e é reflexo de um acúmulo de colágeno no miocárdio[76]. O HIIT, por outro lado, demonstrou induzir hipertrofia fisiológica[77], aumentando a massa da parede ventricular esquerda e o volume sistólico final (VSF) por meio de uma resposta fisiológica aos sinais de crescimento[76]. O número de estudos que investigam a estrutura cardíaca após HIIT é pequeno. Um deles[77] mostrou um aumento de 8 mL no VSF após 12 semanas de HIIT em pacientes com diabetes tipo 2, mas sem melhorias nos pacientes com esteatose hepática não alcoólica[78]. É preciso ressaltar que ambos os estudos compararam o HIIT com um grupo controle, ou seja, "sem exercício". Isso não quer dizer que exercícios de intensidade moderada não causem melhorias em tais parâmetros, todavia o HIIT tem se demonstrado superior ao exercício moderado no remodelamento estrutural naqueles com hipertensão arterial[79] e insuficiência cardíaca[80].

Doze semanas de HIIT parecem induzir melhorias na função sistólica em adultos com diabetes tipo 2[77,81], hipertensão[79] e insuficiência cardíaca[80]. Após 12 semanas de HIIT em pacientes com insuficiência cardíaca, Wisløff et al.[80] demonstraram um aumento relativo de 35 e 17% na fração de ejeção e no volume sistólico, respectivamente. Curiosamente, é preciso salientar que essas melhorias são iguais às observadas com medicamentos de prescrição comumente usados, como inibidores da enzima conversora da angiotensina (ECA) ou betabloqueadores[82]. Seguindo a mesma linha de raciocínio, 12 semanas de HIIT em pacientes hipertensos melhoraram os eventos iniciais na sístole, que se correlacionam com a contratilidade e são independentes da carga[79]. Além disso, 12 semanas de HIIT em pacientes com insuficiência cardíaca levaram a um aumento de 22% na contratilidade global[80].

Disfunção diastólica é frequentemente relatada em pessoas com doenças metabólicas comuns, como a obesidade[83-84]. O enchimento precoce comprometido do ventrículo esquerdo é indicativo de fibras miocárdicas mais rígidas e danificadas, que são menos compatíveis durante o relaxamento. Contudo, evidências sugerem que o HIIT tem a capacidade de "agir" nessas anormalidades. Dois estudos demonstraram melhorias significativas na função diastólica após 12 semanas de HIIT em adultos com diabetes tipo 2[77,81], e o mais interessante é que essas melhorias foram mantidas um ano depois[81]. Melhorias diastólicas semelhantes também foram observadas em adultos com esteatose hepática não alcoólica desenvolvida pela obesidade e/ou excesso de peso[78]. Esses dados sugerem que a intensidade do exercício é uma característica importante para induzir melhorias diastólicas. A disfunção diastólica é um preditor independente de mortalidade[83], portanto qualquer melhora na função é provavelmente significativa do ponto de vista clínico, principalmente em pessoas com obesidade e sobrepeso que buscam o emagrecimento.

A disfunção endotelial também está associada à doença metabólica[85], sendo considerada um dos primeiros processos fisiopatológicos na progressão para a aterosclerose, principalmente em pessoas com sobrepeso/obesidade. A dilatação mediada por fluxo (DMF) é uma medida da disfunção endotelial e é regulada pela disponibilidade de óxido nítrico (NO). Em pessoas com doença metabólica comum, o HIIT mostrou-se superior[81] ao exercício contínuo, porém há estudos mostrando que as melhoras obtidas com o HIIT são similares às obtidas com o exercício contínuo de intensidade moderada para melhorar a DMF[86]. Embora não se limite a doenças metabólicas comuns, uma metanálise de 182 participantes demonstrou duas vezes a melhora da DMF após HIIT, quando comparado ao aeróbio de intensidade moderada[27].Isso é mais prová-vel devido ao maior esforço de cisalhamento durante o exercício de maior in-tensidade, uma vez que o estresse de cisalhamento é o estímulo principal para aumentar a disponibilidade de óxido nítrico no endotélio[79]. Consequentemen-te, a melhora da DMF resulta em maior perfusão e fornecimento de oxigênio ao tecido periférico.

Os achados com relação ao efeito do HIIT sobre a pressão arterial em indi-víduos com doenças metabólicas comuns têm sido inconsistentes; alguns estu-dos demonstram melhoras[86-89], enquanto outros não apresentam alteração[77-78,81] na pressão arterial. As diretrizes de exercício para o tratamento da hipertensão aconselham exercícios de baixa a moderada intensidade[90], mas esses achados sugerem que é necessário ter mais evidências para definir melhor o papel do HIIT no tratamento da hipertensão.

As mudanças no sistema cardiovascular ocasionadas pelo HIIT estão resu-midas na Figura 5.

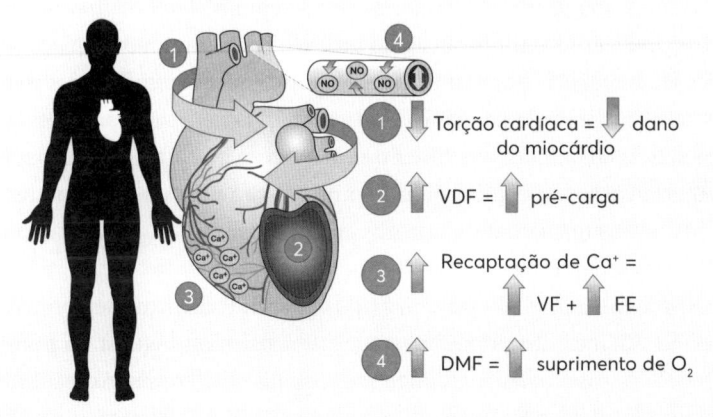

FIGURA 5 Efeitos cardiovasculares do HIIT. A figura mostra o impacto cardio-vascular anteriormente relatado do HIIT em pessoas com doenças metabólicas comuns, dentre elas o sobrepeso/obesidade.

↑ aumento; ↓ diminuição; DMF: dilatação mediada pelo fluxo; FE: fração de ejeção; Torção cardíaca: descreve o movimento de torção do coração durante a contração (sístole) e reflete o domínio de fibras do epicárdio sobre fibras endocárdicas; VFD: volume diastólico final; VS: volume sistólico.
Fonte: adaptada de Cassidy et al.[91]

APLICANDO OS DIFERENTES MÉTODOS DE TREINAMENTO INTERVALADO

Os treinamentos intervalados de alta intensidade não são todos iguais. Existem diferenças metodológicas bem definidas pela literatura científica, porém ainda faltam evidências que comparem o papel das variações do HIIT no emagrecimento. Basicamente, para prescrever uma sessão de treinamento intervalado de alta intensidade alguns fatores devem ser levados em consideração, como o tempo de execução, o tipo de execução, o tipo de recuperação e a intensidade do esforço.

Sprint interval training: treinamento intervalado de sprints

Conhecido como treinamento intervalado de *sprints* (SIT), que envolve séries supramáximas (> 100% VO_2máx) de trabalho, tem sido tradicionalmente estruturado com 4-6 séries de 30 segundos (*all-out*) separados por 4 minutos de recuperação.[7] Os efeitos fisiológicos potentes do SIT são destacados por alguns estudos que relatam adaptações centrais (cardiovasculares) e periféricas (musculares) que facilitam aumentos tanto no desempenho aeróbio[92] quanto no desempenho anaeróbio[93-95]. Além disso, o SIT demonstrou melhorar a composição corporal (ou seja, diminuição da massa gorda, aumento da massa magra) após 2-6 semanas de treinamento, mesmo com poucos minutos (2 a 3 minutos de exercício) realizados por sessão[92,96]. Porém, mesmo com as diferenças significativas sendo favoráveis à melhora da redução da gordura, é preciso entender que, muitas vezes, clinicamente essas reduções são pequenas. Além disso, não há um número substancial de estudos crônicos se utilizando do método e da avaliação do emagrecimento.

Curiosamente, as melhorias induzidas pelo SIT em parâmetros aeróbios e anaeróbios (VO_2máx, desempenho no tempo e potência), bem como a saúde cardiometabólica (capacidade oxidativa muscular e sensibilidade à insulina), não são comprometidas, mesmo com esforços curtos que envolvam 10 segundos[94], 15 segundos[95], e 20 segundos[97-99] de exercício supramáximo. Ao considerar as demandas metabólicas de SIT (predominantemente anaeróbio), uma série tradicional de 30 segundos é caracterizada pela rápida geração de pico de energia durante os segundos iniciais de exercício (< 10 segundos), seguida por um declínio acentuado de energia durante o restante do esforço. Embora não seja claro qual parte desse esforço impulsiona os mecanismos adaptativos, as melhorias mencionadas com *sprints* de SIT mais curtos (≤ 20 segundos) sugerem que a geração de pico de energia no início do *sprint* pode ser um estímulo metabólico mais importante que a tentativa de manutenção de potência. Isso parece lógico, uma vez que cerca de 45% do trabalho total durante um *sprint* de 30 segundos é realizado dentro dos primeiros 10 segundos[100], com ativação das vias de sinalização associadas com o remodelamento mitocondrial no músculo[101].

O protocolo de SIT tradicional de 30 segundos gasta menos energia (~175 kcal) do que 30 minutos de exercício aeróbio contínuo a 70% VO_2máx (~440 kcal), o que não é surpreendente, dada a quantidade drasticamente menor (2 minutos *vs*. 30 minutos) do exercício[102]. No entanto, parece que o gasto calórico em 24 horas é semelhante após ambos os protocolos devido a um aumento no metabolismo em repouso (isto é, aumento da utilização de O_2) que ocorre após o SIT[102]. Esse excesso de consumo de oxigênio pós-exercício (Epoc) é uma consequência das maiores perturbações metabólicas criadas durante o exercício intenso[103], e tem sido demonstrado aumento do gasto calórico pós-exercício com SIT[102, 104-105] e com HIIT[106]. Além disso, tais protocolos mostraram aumentar de modo agudo a oxidação de gordura pós-exercício[105,107-108] e cronicamente regulam diversas enzimas e proteínas envolvidas na oxidação[109-111] e no transporte[112] de gordura.

Assim, a perda de gordura após o SIT pode ser atribuída a elevações impulsionadas pelo Epoc combinado com uma mudança de substrato para maior utilização de gordura, embora haja evidências que contradizem esses efeitos, como estudo de Williams et al.[113] Dado que as séries mais curtas de SIT movimentam adaptações semelhantes ao tradicional protocolo de 30 segundos, é possível que a redução da duração do período de trabalho possa melhorar o gasto calórico (durante e após o exercício) e/ou influenciar a utilização do substrato no período pós-exercício. A combinação ótima de tempo de trabalho do SIT e duração do período de recuperação para direcionar esses parâmetros ainda não está claramente estabelecida pela literatura científica.

As figuras 6, 7 e 8 discorrem sobre as três propostas de SIT com base no estudo de Islam et al.[114] e seus respectivos efeitos sobre gasto calórico e oxidação de gordura. Todos os protocolos de SIT começaram com 7 minutos de aquecimento a 4,8 km/hora seguidos por 18 minutos de sessão de SIT e 5 minutos de volta à calma (30 minutos no total).

Comparando o gasto calórico durante o período de exercício, Islam et al.[114] mostraram que, nos três protocolos, o gasto calórico foi maior quando comparados ao grupo controle (24,6 ± 4,5 kcal). O gasto calórico durante o SIT 5:40

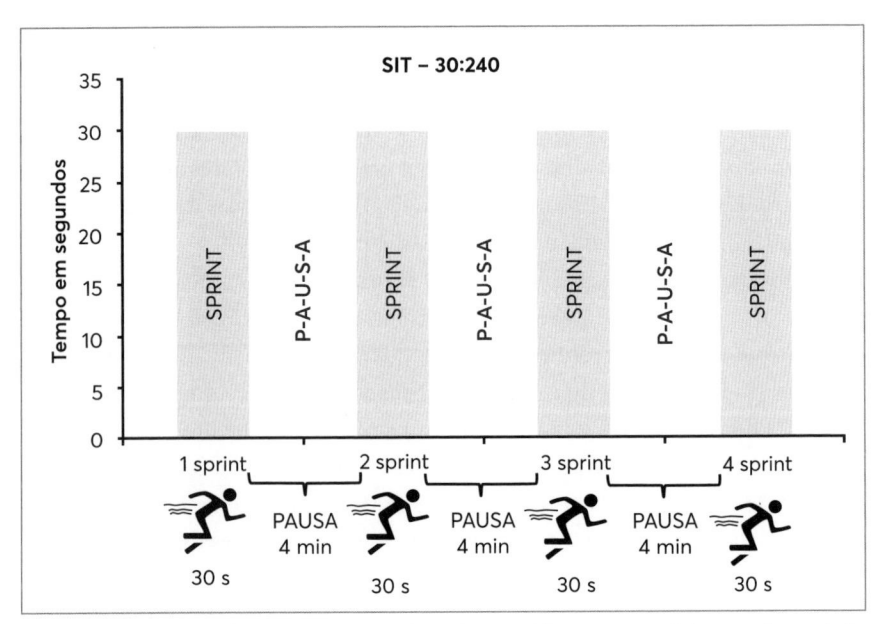

FIGURA 6 Sessão de exercício envolvendo corrida com o máximo esforço (*all-out*) usando o protocolo tradicional de SIT: 30:240 (4x 30 segundos por 240 segundos [4 minutos] de repouso).

Fonte: adaptada de Islam et al.[114]

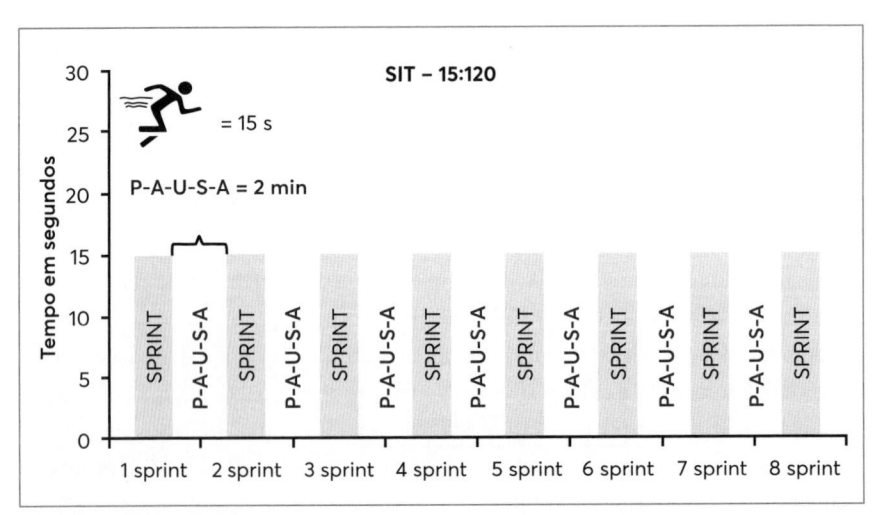

FIGURA 7 Sessão de exercício envolvendo corrida com o máximo esforço (*all-out*) usando o protocolo modificado de SIT: 15:120 (8x 15 segundos por 120 segundos [2 minutos] de repouso).

Fonte: adaptada de Islam et al.[114]

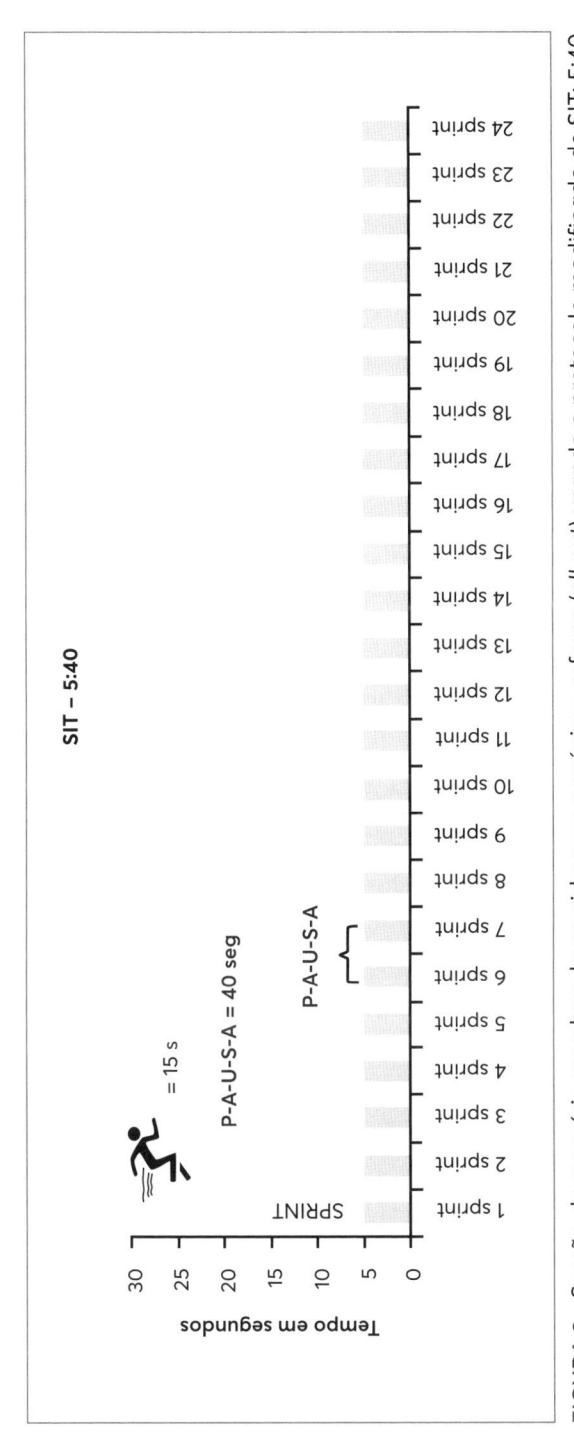

FIGURA 8 Sessão de exercício envolvendo corrida com o máximo esforço (*all-out*) usando o protocolo modificado de SIT: 5:40 (24x 5 segundos por 40 segundos de repouso).

Fonte: adaptada de Islam et al.[114]

(209,4 ± 4,5 kcal) foi maior quando comparado tanto ao SIT 15:120 (162,6 ± 19,2 kcal) quanto ao SIT 30:240 (137,5 ± 16,9 kcal), enquanto o SIT 15:120 também foi maior que 30:240.

O Epoc após 3 horas foi similar entre SIT 15:120 (13,8 ± 5,2 L) e SIT 30:240 (12,9 ± 2,6 L), e ambos foram maiores quando comparados ao SIT 5:40 (10 ± 2,9 L). O gasto calórico total da sessão foi similar entre SIT 5:40 (647,8 ± 60 kcal) e SIT 15:120 (626 ± 65,5 kcal), e ambos foram maiores quando comparados ao SIT 30:240 (588 ± 56 kcal).

Já em relação à oxidação de gordura, durante a primeira hora pós-exercício foi similar entre SIT 15:120 e SIT 30:240, e ambos foram maiores quando comparados ao grupo controle, embora somente SIT 30:240 tivesse maior oxidação de gordura quando comparado ao SIT 5:40. A oxidação de gordura durante a segunda hora pós-exercício foi similar entre SIT 15:120 e SIT 30:240, e ambos tiveram maior oxidação de gordura quando comparados ao SIT 5:40 e ao grupo controle. A oxidação de gordura durante a terceira hora pós-exercício não diferiu estatisticamente entre os três protocolos, no entanto SIT15:120 e SIT 30:240 tiveram maior oxidação de gordura quando comparados ao grupo controle. Coletivamente, esses resultados indicam que protocolos de SIT modificados com *sprints* mais curtos melhoram o gasto calórico em exercício sem comprometer o gasto calórico pós-exercício, embora *sprints* mais longos pareçam resultar em maior utilização de gordura no período pós-exercício.

Este estudo investigou os efeitos de três protocolos de SIT com diferentes durações de trabalho (5-30 segundos) e período de recuperação (40-240 segundos) no gasto calórico durante e 3 horas após o exercício, bem como as taxas de oxidação de gordura pós-exercício. É possível observar que os três protocolos foram idênticos em termos de tempo total de exercício (2 minutos), duração da recuperação (16 minutos) e relação trabalho: recuperação (1:8 segundos). Em comparação com o SIT tradicional (30:240), ambos os protocolos de SIT modificados (5:40 e 15:120) provocaram gasto calórico maior durante o exercício e gasto calórico semelhante pós 3 horas de exercício. Consequentemente, o gasto calórico durante toda a sessão experimental foi maior com os protocolos de SIT modificados comparados aos SIT tradicionais de 30 segundos.

Um dos protocolos mais clássicos de HIIT estudados atualmente é o de Little et al.[115], como ilustrado na Figura 9. Porém, outras montagens comparando gasto calórico e oxidação de gordura entre os protocolos de HIIT e SIT têm sido estruturadas, como o estudo de Tucker et al.[116] que comparou uma modificação do HIIT com o SIT, assim como descrito nas Figuras 10A e 10B.

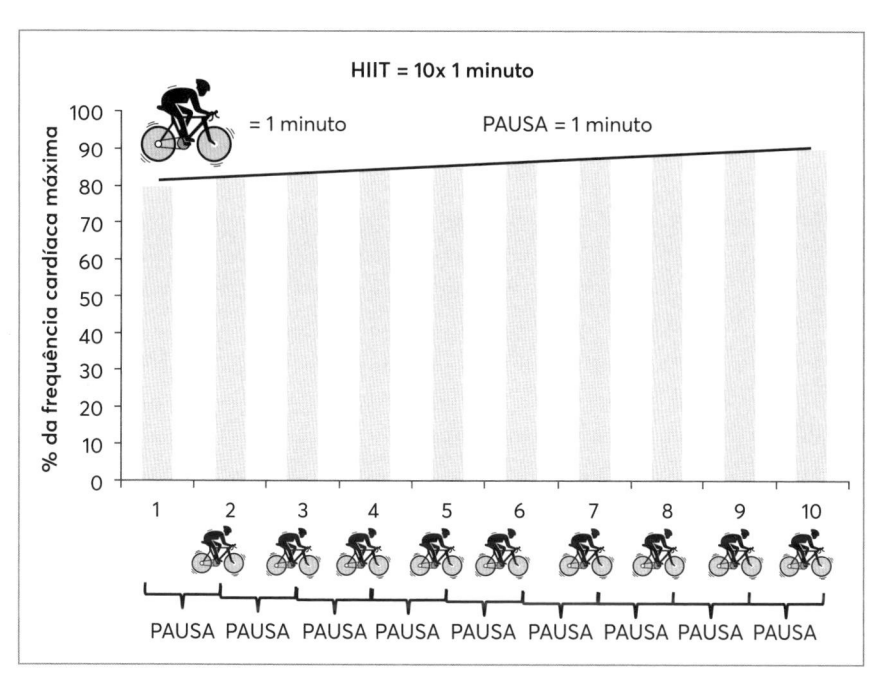

FIGURA 9 Montagem da sessão de HIIT, de acordo com Little et al.[115] São 10 séries de 1 minuto com 1 minuto de intervalo, buscando 90% da FCmáx.

FCmáx: frequência cardíaca máxima.

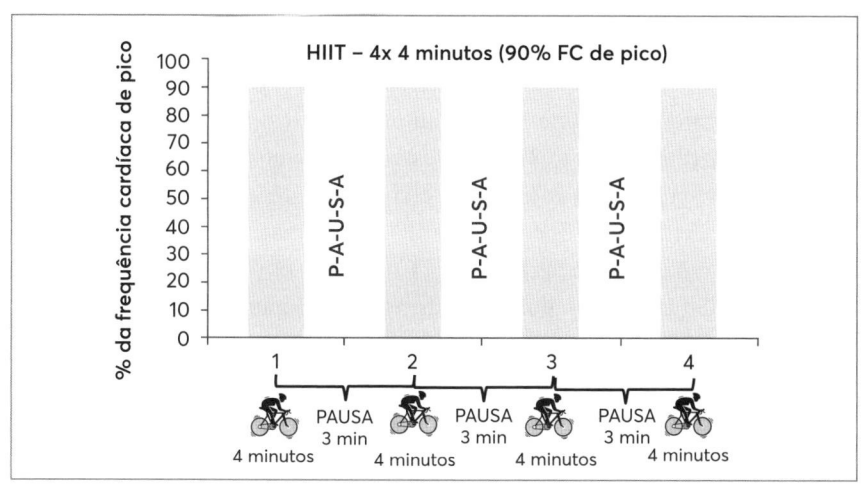

FIGURA 10A Montagem da sessão de HIIT, de acordo com Tucker et al.[116] São 4 séries de 4 minutos com 3 minutos de intervalo ativo, buscando 90% da frequência cardíaca de pico.

FC: frequência cardíaca.

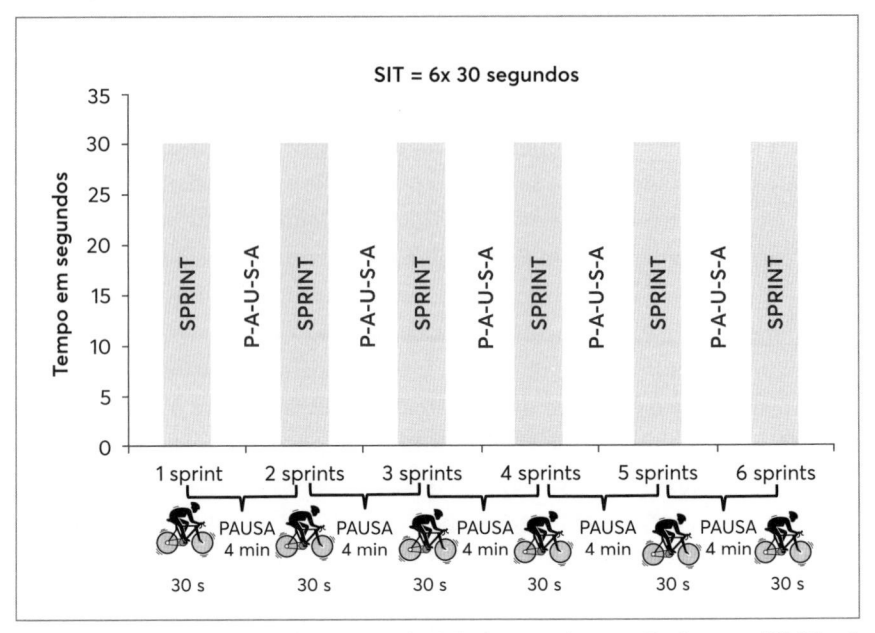

FIGURA 10B Montagem da sessão de SIT, de acordo com Tucker et al.[116] São 6 sprints de 30 segundos com 4 minutos de intervalo ativo (60% da FC), *all-out.*

Comparando os protocolos descritos nas Figuras 10A e 10B, Tucker et al.[116] mostraram que o consumo de oxigênio foi maior significativamente tanto no HIIT quanto no SIT quando comparados ao grupo controle entre 30-60 minutos pós-exercício (SIT: 0,40 ± 0,05 L/minuto; HIE: 0,36 ± 0,06 L/minuto *vs.* controle: 0,30 ± 0,05 L/minuto). Entre 60-180 minutos pós-exercício não foi encontrada diferença significativa para o consumo de oxigênio entre os dois métodos. Com relação ao Epoc cumulativo de 3 horas e ao gasto calórico, não foram encontradas diferenças entre o SIT (22 ± 9,3 L; 110 ± 47 kcal) e o HIIT (16,5 ± 9,2 L; 83 ± 46 kcal), porém foi demonstrado que a maior parte do gasto calórico (65-70%) ocorreu durante a primeira hora pós-exercício (SIT: 77 ± 11 kcal, HIIT: 57 ± 11 kcal).

Para a oxidação de gordura quando comparada ao grupo controle, o grupo SIT apresentou oxidação de 4,3 g maior durante a segunda hora (SIT: 8,6 ± 1,7 g, controle: 4,3 ± 2,2 g) e 3,1 g maior durante a terceira hora (SIT: 8,1 ± 1,8 g, controle: 5,0 ± 2,3 g), porém não foi observada diferença na oxidação de gordura comparando os protocolos de HIIT, descrito na Figura 10A, e SIT, descrito na Figura 10B.

Como vimos até o momento, é notório que tanto o HIIT quanto suas variações (SIT) podem desempenhar um papel interessante em face dos mecanismos relacionados ao emagrecimento, como gasto calórico, Epoc e oxidação de gordura. Porém, é preciso salientar que muitas evidências mostram que algumas pessoas também podem se beneficiar da prática do exercício aeróbio contínuo. Assim, parece ser interessante sua utilização juntamente com o HIIT e o SIT, dentro de uma periodização e programação realizada pelo treinador com seu cliente, levando em consideração os outros aspectos da prescrição do exercício para o emagrecimento, discutidos nesta obra.

Como exemplo, o estudo de Skelly et al.[106] comparou os efeitos do HIIT com o exercício aeróbio contínuo de intensidade moderada sobre o gasto calórico em 24 horas. O protocolo de HIIT foi composto por 10 séries de 60 segundos buscando atingir 90% da FCmáx com intervalo ativo também de 60 segundos. Já o protocolo aeróbio contínuo foi conduzido por 50 minutos a uma intensidade correspondente a aproximadamente 70% da FCmáx.

Interessantemente, os autores encontraram que, durante a hora da intervenção, o exercício aeróbio contínuo de intensidade moderada proporcionou maior gasto calórico comparado ao HIIT, e ambos proporcionaram maior gasto calórico em relação ao grupo controle (HIIT: 352 ± 34; contínuo: 547 ± 65; controle: 125 ± 15 kcal). O gasto calórico total em 24 horas foi similar entre o exercício aeróbio contínuo de intensidade moderada e o HIIT, e ambos foram maiores que o controle (HIIT: 3368 ± 443; contínuo: 3464 ± 469; controle: 3005 ± 335 kcal).

Outro estudo muito interessante é o de Keating et al.[117], que teve como objetivo comparar os efeitos do HIIT e do exercício aeróbio contínuo na composição corporal em adultos com sobrepeso. Os autores encontraram aumento significativo da capacidade de trabalho proporcionada tanto pelo HIIT quanto pelo aeróbio contínuo de intensidade moderada e observaram uma redução na gordura do tronco, proporcionada pelo exercício contínuo, mas nenhuma redução proporcionada pelo HIIT. O protocolo de exercício, bem como os resultados do estudo, estão resumidos e descritos na Tabela 2.

Os efeitos do HIIT e do exercício contínuo de intensidade moderada sobre o emagrecimento também foram estudados por Fisher et al.[118] Nesse estudo, 28 homens sedentários com excesso de peso ou com obesidade (20 ± 1,5 anos e IMC 29,5 ± 3,3 kg/m^2) participaram de um tratamento de exercício de 6 semanas. Os participantes foram randomizados para o HIIT ou contínuo de intensidade moderada. A densitometria por dupla emissão de raios X (DXA) foi utilizada para avaliar a composição corporal, o teste ergométrico para avaliar a

TABELA 2 Protocolo de HIIT proposto por Keating et al.[117]

Semana	Frequência	Intensidade	Duração da sessão		Capacidade de trabalho	Gordura no tronco
			Trabalho: recuperação	Número de intervalos		
HIIT					↑ 22,3 ± 3,5%	↑ 0,7 ± 1,0%
1	3	120% VO$_2$pico	30:180 s	4		
2	3	120% VO$_2$pico	30:120 s	5		
3	3	120% VO$_2$pico	45:120 s	5		
4	3	120% VO$_2$pico	45:120 s	6		
5-12	3	120% VO$_2$pico	60:120 s	6		
Contínuo					↑ 23,8 ± 3%	↓ 3,1 ± 1,6%
1	3	50% VO$_2$pico	30 min			
2	3	60% VO$_2$pico	40 min			
3	3	65% VO$_2$pico	45 min			
4	3	65% VO$_2$pico	45 min			
5-12	3	65% VO$_2$pico	45 min			

aptidão cardiovascular, a tolerância oral à glicose para medir a sensibilidade à insulina, ressonância magnética nuclear para avaliar as partículas de lipoproteínas e a pressão arterial foi avaliada pelo método auscultatório. O grupo HIIT realizou 4 séries de 30 segundos com 4 minutos de intervalo entre as séries, e o grupo contínuo de intensidade moderada realizou 45-60 minutos de bicicleta em intensidade entre 55-65% do VO_2máx. Os resultados mostraram melhora maior no VO_2pico no grupo contínuo em comparação ao HIIT (11,1 vs. 2,83%). Ambas as condições de exercício foram associadas a melhorias temporais no percentual de gordura corporal (contínuo: −1,28%; HIIT: −0,82%; pode-se observar que a redução foi pequena do ponto de vista clínico), colesterol total, VLDL, HDL, triglicérides e sensibilidade à insulina. Os autores concluíram que uma duração relativamente curta de treinamento de HIIT ou contínuo de intensidade moderada pode melhorar fatores de risco cardiometabólicos em homens previamente sedentários com excesso de peso ou obesos, sem nenhuma vantagem clara entre esses dois regimes específicos.

Mais recentemente, estudo de Martins et al.[48] avaliou 30 mulheres obesas (IMC 33,3 ± 2,9 kg/m²) divididas em três grupos de exercício, sendo: 16 que realizaram HIIT (8 segundos de *sprint* com 12 segundos de recuperação até atingir 250 kcal); 16 mulheres que realizaram 1/2 HIIT (8 segundos de *sprint* com 12 segundos de recuperação até atingir 125 kcal) e 14 mulheres obesas que realizaram o exercício contínuo de intensidade moderada (70% da FCmáx até atingir 250 kcal). Após 12 semanas de treinamento realizado três vezes na semana, houve redução significativa do peso corporal, da circunferência da cintura e do quadril, da massa gorda do tronco e das pernas e aumento da massa livre de gordura no tronco e pernas. Contudo, não foram observadas diferenças significativas entre os grupos, indicando que protocolos de treinamento isocalórico de HIIT ou contínuo de intensidade moderada (ou 1/2 HIIT induzindo apenas metade do déficit energético) exercem melhorias metabólicas e cardiovasculares similares em indivíduos obesos sedentários.

"Tabata *training*"

Não há, até a data de publicação desta obra, evidências que suportem que o método publicado por Tabata et al.[119] possa gerar o emagrecimento. No estudo original, foram avaliados 14 homens sem sobrepeso e sem obesidade divididos em dois grupos. O primeiro realizou por 6 semanas, e com uma frequência de 5 dias por semana, 60 minutos de cicloergômetro a 70% do VO_2máx. O segundo grupo de homens realizou, 4 dias por semana, 7-8 séries de treinamento intermitente exaustivo por 20 segundos a 170% do VO_2máx, com 10 segundos de repouso entre cada série. Após o período de treinamento, o VO_2máx aumentou em 7 mL/kg/minuto, enquanto a capacidade anaeróbia aumentou 28%. Em conclusão, esse estudo mostrou que o treinamento intermitente de alta intensidade pode melhorar significativamente os sistemas de fornecimento de energia tanto anaeróbio quanto aeróbio, provavelmente pela imposição de estímulos intensivos em ambos os sistemas. Porém, assim como dito anteriormente, nada foi reportado sobre o emagrecimento.

Estudo de McRae et al.[120] propôs um protocolo modificado de Tabata e o testou em 7 mulheres sem sobrepeso e sem obesidade por um período de 4 semanas e a uma frequência de 4 dias por semana. O protocolo foi formado por 8 séries de 20 segundos dos seguintes exercícios: *burpees, jumping jacks, mountain climbers* e *squat thrusts*, separados por 10 segundos de intervalo. Os autores encontraram aumento de 8% no consumo de oxigênio e aumento da resistência muscular, porém nenhuma redução no peso corporal foi encontrada (peso corporal pré: 66,7 ± 15,6 kg; peso corporal após o treinamento "Tabata": 66,7 ± 14,7 kg). É preciso reforçar que o protocolo original de Tabata et al.[119] foi conduzido em cicloergômetro e realizado a 170% do VO_2máx; já o estudo de McRae et al.[120] batizou o protocolo de "Tabata" em função do tempo em exercício (20 segundos) e do tempo de recuperação (10 segundos), porém foi realizado em exercícios com peso corporal. Curiosamente, nenhum dos dois avaliou a redução da gordura corporal.

Mais recentemente, uma carta ao editor publicada por Emberts et al.[121] avaliou o gasto calórico, a FC e a concentração de lactato em 16 voluntários treinados (importante ressaltar que os voluntários não apresentavam sobrepeso nem obesidade), em um protocolo que utilizava exercícios funcionais por 20 minutos separados por 4 blocos de exercícios com duração de 4 minutos cada, sendo os voluntários motivados a realizar a sequência de exercícios por 20 segundos seguidos por 10 segundos de repouso – o protocolo foi intitulado pelos autores "Tabata *workout*". O gasto calórico induzido pelo protocolo ficou entre 240-360 kcal para os 20 minutos de trabalho, porém vale ressaltar que essa carta ao editor também não avaliou os efeitos do protocolo em relação ao emagrecimento, e nesse sentido é preciso ter cautela na extrapolação dos resultados.

Embora os mecanismos envolvendo o gasto energético da sessão e o Epoc nas variações de HIIT de baixo volume como o SIT e o Tabata *training* pareçam promissores, até o momento não existem evidências de que esses protocolos sejam eficientes para o emagrecimento. Recente revisão sistemática e metanálise[122] investigou o efeito dos protocolos de HIIT de baixo volume no emagrecimento. Foram incluídos 47 estudos no total, com média de 12 semanas de duração do programa de intervenção (entre 4-16 semanas). Os resultados da metanálise mostraram que o HIIT de baixo volume e o SIT em comparação ao grupo controle que não realizou exercício não promoveram redução da massa corporal, não reduziram a gordura corporal e não aumentaram a massa magra.

Quando comparado o HIIT de baixo volume e o SIT com protocolos de exercício contínuos de intensidade moderada, o HIIT e o SIT não foram superiores para a redução da massa corporal, percentual de gordura, massa gorda e massa magra em comparação ao contínuo moderado. Os autores destacam que o baixo gasto energético e a baixa taxa de oxidação de gordura podem ajudar a explicar a baixa eficiência do HIIT e do SIT na promoção do emagrecimento. Ainda, os resultados do estudo nos permitem questionar a validade dos resultados dos estudo agudos que mostram os benefícios do HIIT e do SIT sobre o Epoc, a supressão do apetite e a resposta hormonal em relação à redução da adiposidade. É possível que tais alterações não necessariamente conduzam ao emagrecimento a longo prazo com protocolos de baixo volume de exercício.

Por outro lado, os dados da metanálise[122] mostraram que os protocolos de HIIT de baixo volume e de SIT foram superiores ao contínuo moderado para o desenvolvimento da aptidão cardiorrespiratória.

HIIT com corda naval

Nos últimos anos, diversos meios e métodos do treinamento intervalado vêm crescendo em popularidade nos programas de preparação física e condicionamento físico em diferentes populações.

Nesse sentido, o treinamento intervalado com corda naval (TICN) surge como modalidade de treinamento inovadora, que pode ser utilizada como forma de treinamento de resistência cardiorrespiratória[123-126], especialmente para pessoas com dificuldade de locomoção, excesso de peso ou incapazes de realizar exercícios como corrida ou bicicleta.

O TICN é realizado com movimentos ondulatórios com a corda naval, produzindo "ondas" em série durante um período de 10-30 segundos, geralmente executado em intensidade máxima (*all-out*) ou próxima das máximas, em diferentes padrões de movimento[124].

O TICN é caracterizado por alta demanda metabólica e sobrecarga neuromuscular. Esta última se refere à tensão desenvolvida pelo sistema musculoesquelético, recrutamento de unidades motoras e geração de força[6]. Evidências eletromiográficas apontam que os movimentos típicos (ondas duplas ou *double-arm waves*) do TICN promovem ativação dos músculos deltoide anterior, oblíquo externo e eretores da coluna[127]. O trabalho muscular durante o exercício em ondas duplas pode atingir 51-73% da contração voluntária máxima dos músculos envolvidos[127], caracterizando alta ativação neuromuscular dos membros superiores e dos músculos que agem no tronco.

O trabalho cardiometabólico do TICN é superior ao dos principais exercícios do treinamento de força executados em intensidade de 75% de uma repetição máxima[128], alcançando valores próximos de 86-94% da FCmáx[123,126], 11,9 mmol de lactato sanguíneo, 10 equivalentes metabólicos (MET), totalizando dispêndio energético de 9,8 kcal/minuto[123]. Considerando a classificação do American College of Sports Medicine (ACSM) para a intensidade do exercício, o TICN pode ser classificado como intenso (85% da FCmáx) a muito intenso ($\geq$ 90% da FCmáx)[129-130].

Considerando as demandas fisiológicas impostas pelo TICN, é possível especular o desenvolvimento de diferentes componentes da aptidão física, incluindo a resistência aeróbia e a anaeróbia, a força e a resistência muscular, bem como ajustes na composição corporal.

Ratamess et al.[131] investigaram o impacto metabólico de dois diferentes períodos de intervalos de recuperação entre as séries no TICN. O protocolo de treinamento foi composto por 8 séries de 30 segundos de ondas duplas com 1 ou 2 minutos de intervalo. Os resultados mostraram que o consumo de oxigênio (72,4 *vs.* 69,6% do VO_2máx), o gasto energético, a concentração de lactato e a FC foram significativamente maiores no protocolo de treinamento com intervalo de 1 minuto comparado a 2 minutos. Interessantemente, o gasto energético foi significativamente diferente entre homens e mulheres em função da duração do intervalo entre as séries. Os homens apresentaram gasto calórico de 11,9 e 8,8 kcal/minuto para 1 e 2 minutos de intervalo, respectivamente, enquanto as mulheres apresentaram 7,7 e 5 kcal/minuto. O gasto energético total produzido pelo Epoc foi de ~47,5 kcal para homens e de ~29,5 kcal para mulheres.

TREINAMENTO INTERVALADO E EMAGRECIMENTO

O emagrecimento é um processo complexo e multifatorial, e aparentemente o controle nutricional apresenta-se mais importante que o próprio exercício em si, uma vez que, de forma isolada (sem controle alimentar), o exercício pode causar modificações na composição corporal, porém parece exercer um efeito pequeno, de acordo com os resultados de diferentes estudos de revisão sistemática e metanálise[132-133].

Interessantemente, Shaw et al.[134] analisaram 43 estudos que utilizaram uma ou mais intervenções com exercício físico em um total de 3.476 adultos com sobrepeso ou obesidade. Os resultados dessa revisão mostraram que o exercício resultou em pequena redução de peso, mas, quando combinado à dieta, a quantidade de perda de peso conseguida com o exercício aumentou substancialmente. Esses resultados corroboram revisões e estudos anteriores (Miller[135], McTigue[136] e Douketis[137]) que demonstram modesta perda de peso (5 kg) com o exercício isolado.

Não obstante, Shaw et al.[134] demonstraram que a magnitude do efeito do exercício sobre a redução do peso corporal pode ser aumentada com a prática de exercício mais intenso. Os resultados desse estudo apoiam a hipótese de que a atividade vigorosa é mais eficaz que o exercício moderado na indução da perda de peso. Por outro lado, quando a dieta também é modificada, parece que a intensidade do exercício não afeta significativamente o grau de perda de peso. É possível que isso ocorra porque, quando o exercício é combinado com dieta, o efeito da intensidade do exercício sobre a magnitude da perda de peso é compensado pelos efeitos da intervenção na dieta.

A maioria dos estudos sobre HIIT se propõe a estudar períodos curtos (entre 2-6 semanas) do método e suas adaptações musculoesqueléticas. No entanto, alguns estudos têm usado programas mais longos para determinar os efeitos do HIIT na redução da gordura subcutânea e abdominal. Tremblay et al.[138] compararam HIIT e exercício aeróbio contínuo em estado estável e encontraram que, após 15 semanas, os voluntários do grupo HIIT tiveram maior redução de gordura subcutânea quando comparados aos voluntários que realizaram o exercício contínuo. O protocolo utilizado pelos autores consistia em realizar inicialmente 10 segundos e, posteriormente, 15 segundos até atingir a progressão de 4-5 *sprints* de 60-90 segundos, com intervalos de recuperação variando até reduzir a FC para 120-130 bpm. Vale ressaltar que, nesse estudo, os voluntários eram saudáveis e nenhum era obeso. Além disso, a gordura subcutânea foi avaliada por dobras cutâneas, o que, embora seja um procedimento muito prático e científico, usado atualmente por grande parte dos profissionais que realizam avaliação da composição corporal, cientificamente não é padrão ouro para avaliar redução de gordura.

Em 2008, Trapp et al.[31] conduziram um estudo com duração de 15 semanas de HIIT a uma frequência de 3 vezes na semana e com duração de 20 minutos por sessão. As sessões foram conduzidas com 8 segundos de *sprint* em cicloergômetro seguidos por 12 segundos de baixa intensidade. O outro grupo realizou 40 minutos em cicloergômetro a uma intensidade de 60% do VO_2máx. Os resultados mostraram que as mulheres do grupo HIIT tiveram maior redução de gordura subcutânea (2,5 kg) quando comparadas às mulheres que realizaram o exercício contínuo. Um ponto importante para observar no estudo de Trapp et al. é que as mulheres voluntárias para o HIIT tinham um IMC de 24,4 kg/m^2, ou seja, peso normal (sem sobrepeso ou obesidade). Além disso, não houve nenhum controle nutricional no período do estudo, e os próprios autores comentam que tais resultados podem ter sido influenciados por mudanças não relatadas na dieta.

Maillard et al.[139] estudaram o efeito do HIIT comparado ao exercício contínuo no emagrecimento em mulheres pós-menopausadas. O protocolo do HIIT foi composto por 60 séries de 8 segundos a 77-85% da frequência máxima, com 12 segundos de recuperação ativa. Já o exercício contínuo foi composto por 40 minutos a 55-60% da FCmáx. A ingestão de calorias pela alimentação, o nível de atividade física e a massa corporal total não variaram em nenhum grupo desde o início até o final da intervenção do treinamento. Em geral, a massa gorda total diminuiu, e a massa livre de gordura aumentou significativamente ao longo do tempo (cerca de 2-3%). A redução total de massa gorda no final da intervenção não foi diferente significativamente entre os grupos. No entanto, observou-se perda significativa de massa gorda total (−8,3 ± 2,2%) e visceral (−24,2 ± 7,7%) apenas com o HIIT.

O exercício intervalado de alta intensidade também tem sido estudado em mulheres jovens com sobrepeso e obesidade. O protocolo de SIT utilizado no estudo de Higgins et al.[140] foi composto por 8 *sprints* de 30 segundos *all-out* com 4 minutos de recuperação ativa, 3 vezes na semana, por 6 semanas. Foi observada redução de 3,6% no total da massa gorda e 6,6% na gordura do tronco. Vale ressaltar que os autores utilizaram o cicloergômetro em função da característica corporal das mulheres estudadas.

Dentro da mesma perspectiva, Bagley et al.[141] estudaram a aplicação do HIIT 3 vezes na semana por 12 semanas. O protocolo consistiu em 4 séries de 20 segundos de *sprint* em cicloergômetro a uma intensidade de 170% do VO_2máx. Interessantemente, os autores encontraram redução de 1 kg de gordura, e o valor foi estatisticamente maior em homens que em mulheres, sugerindo diferen-

ça entre os gêneros na taxa de oxidação de gordura. As razões para as diferenças sexuais nas reduções de gordura corporal e no metabolismo não são claras.
Há evidências de que as diferenças sexuais na gordura corporal estão ligadas às
ações fisiológicas dos hormônios sexuais[142], mas, quando o equilíbrio energético é mais rigorosamente regulado, a redução de gordura em mulheres e homens
obesos é similar. As diferenças sexuais na perda de gordura também podem estar relacionadas à massa muscular relativa[143], à característica contrátil do músculo esquelético[144] e às características metabólicas[145-146].

A Tabela 3 resume os principais protocolos de HIIT com os respectivos resultados encontrados pelos estudos, bem como a duração em semanas.

SÍNTESE DOS ESTUDOS DE METANÁLISE SOBRE O EFEITO DO TREINAMENTO INTERVALADO NO EMAGRECIMENTO

Diferentes estudos de metanálise compararam o efeito do treinamento intervalado em indicadores antropométricos e de composição corporal do emagrecimento, especialmente comparando com o treinamento contínuo moderado (TCM)
ou com o grupo controle sem exercício. A Figura 11 mostra uma síntese de quatro estudos de metanálise apresentando o efeito do treinamento de HIIT, SIT e
TSR em valores absolutos de percentual de gordura e massa gorda em quilos.

Keating et al.[117] apontaram que o HIIT, o SIT e o TCM foram igualmente eficientes para promover pequenas mudanças na massa gorda corporal. Os autores ainda destacaram que nenhum dos protocolos de exercício promoveu mudanças clinicamente relevantes na adiposidade das pessoas. Isso significa que o
baixo volume de exercício semanal provavelmente não exercerá influência significativa como estratégia isolada sobre o emagrecimento. Wewege et al.[154] também destacaram que o HIIT e o TCM foram similares para promover redução
na massa gorda (−1,7 e −2,1 kg, respectivamente). Os autores indicaram que o
HIIT promoveu o mesmo efeito do TCM, porém com 40% menos tempo total
empregado nas sessões de treinamento.

Em um estudo muito bem conduzido, Viana et al.[155] demonstraram que o
HIIT, o SIT e o TCM foram igualmente eficientes para a redução do percentual
de gordura. Entretanto, os resultados indicaram que o HIIT e o SIT promoveram maior redução da massa gorda em quilos quando comparados ao TCM. Os
autores ressaltaram que o treinamento intervalado foi 28,5% superior na redução da massa gorda. Quando observamos os valores absolutos, verificamos que

TABELA 3 Protocolos de HIIT com os respectivos resultados

Estudo	Gordura subcutânea (kg)	Gordura abdominal/tronco (kg)	Peso corporal (kg)	Protocolo	Duração
Boudou et al.[147]	⇓18%	⇓44%	⇓1,9 kg (2%)	CONT + 5× 2 : 3 min R	8 semanas
Burgomaster et al.[109]	–	–	⇔	4-6 Wingate : 4,5 min R	6 semanas
Dunn[148]	⇓2,6 kg (8%)	⇓12 kg (6%)	⇓1,9 kg (3%)	60× 8 s : 12 s R	12 semanas
Helgerud et al.[149]	–	–	⇓0,8 kg (1%)	15 s : 15 s R	8 semanas
Helgerud et al.[149]	–	–	⇓1,5 kg (2%)	4× 4 min : 4 min R	8 semanas
Mourier et al.[150]	⇓18%	⇓48%	⇓1,5 kg (2%)	SSE + 5× 2 : 3 min R	8 semanas
Perry et al.[112]	–	–	⇓2kg (.03%)	10× 4 min : 2 min R	2 semanas
Tjønna et al.[88]	–	–	⇓2,3 kg (2,5%)	4× 4 min : 3 min	16 semanas
Tjønna et al.[151]	⇓2,4 kg (7%)	⇓1,5kg (8%)#	⇑.1 kg (.3%)	4× 4 min : 3 min R	12 semanas
Trapp et al.[31]	⇓2,5 kg (10%)	⇓15kg (10%)#	⇓1.51 kg (2%)	60× 8 s : 12 s R	15 semanas
Tremblay et al.[138]	⇓15%*	⇓12%*	⇓.1 kg (.1%)	15× 30 s	24 semanas
Warburton et al.[152]	–	–	⇓3 kg (4%)	7× 2 min : 2 min R	16 semanas
Whyte et al.[107]	–	–	⇓1 kg (1%)	4-6 Wingate : 4,5 min R	2 semanas

⇑aumento; ⇓diminuição; ⇔nenhuma mudança; – não reportado; * gordura corporal avaliada por dobras cutâneas; # gordura do tronco; CONT: exercício contínuo moderado; Wingate: 30 segundos de sprint; R: recuperação.
Fonte: adaptada de Boutcher[15].

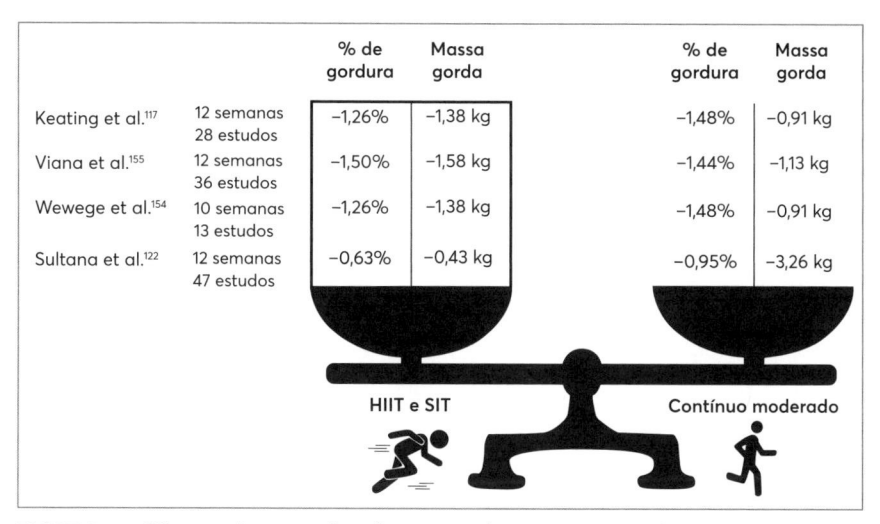

FIGURA 11 Síntese dos estudos de metanálise apresentando valores de redução de massa gorda e percentual de gordura com o treinamento intervalado (HIIT e SIT) e com o treinamento contínuo moderado.

a superioridade é de somente 450 g de gordura em (−1,58 *vs.* −1,13 kg) aproximadamente 12 semanas. Os autores também destacaram que, em função da grande variedade de protocolos de exercício, não é possível fazer conclusões e recomendações gerais sobre o protocolo "ideal" de treinamento de HIIT ou de TCM para o emagrecimento.

O estudo de Viana et al.[155] sugere que, embora o treinamento intervalado tenha apresentado efeito similar na composição corporal em relação ao TCM, em média o HIIT (28 minutos/sessão) e o SIT (18 minutos/sessão) foram eficientes em relação ao tempo (*time-efficient*) em comparação com o TCM (38 minutos/sessão). Comparativamente, o HIIT comprometeu 10 minutos a menos por sessão em comparação ao TCM. Alguns autores advogam que o HIIT pode ser superior, uma vez que a principal barreira reportada para a adesão ao exercício é a falta de tempo. Entretanto, duas questões devem ser analisadas, por exemplo, no contexto do exercício físico em academias de ginástica: será que os praticantes de exercício não têm tempo para ir à academia? Ou será que os praticantes de exercício reportam falta de tempo quando já estão "dentro" da academia? É possível que a discussão sobre a barreira de falta de tempo esteja muito além de 10 ou 20 minutos a menos de exercício.

Por fim, o estudo de Sultana et al.[122] apontou que não existem evidências de que o HIIT curto e o SIT sejam superiores ao TCM para redução da massa gorda e percentual de gordura. Nesse estudo encontramos um dado ainda mais surpreendente. Os autores demonstraram que o HIIT e o SIT não foram superiores para a redução da massa gorda e do percentual de gordura nem mesmo em comparação aos grupos que não praticaram exercício. Os autores concluíram que o treinamento intervalado de baixo volume é ineficiente para promover o emagrecimento.

Todos os dados apresentados sustentam a ideia de que o emagrecimento depende de mudanças no estilo de vida em múltiplas áreas da vida. Essas mudanças precisam ser ajustadas em função das habilidades e competências comportamentais das pessoas, para que, dessa forma, seja possível inserir novos comportamentos envolvendo alimentação, exercício, gerenciamento do tempo, gerenciamento do estresse e da ansiedade, entre outros.

RESPOSTA AFETIVA AO TREINAMENTO INTERVALADO

Uma questão muito importante quando analisamos a resposta afetiva ao treinamento intervalado é a enorme variabilidade de combinações possíveis entre as variáveis de treinamento. Existem múltiplas possibilidades de protocolos por meio da manipulação da intensidade e da duração do intervalo de trabalho, da proporção entre tempo de trabalho e tempo de recuperação (densidade), e até mesmo do tipo de exercício (ergômetros, corda naval, exercícios com a massa corporal). Acrescentando a variabilidade interindividual, é praticamente impossível fazermos generalizações sobre o método intervalado a fim de prevermos a resposta afetiva.

Enquanto a resposta afetiva ao exercício contínuo tem sido bem documentada, o perfil afetivo apresentado em programas de HIIT em diferentes populações ainda permanece elusivo. O exercício de alta intensidade é geralmente percebido com menor resposta afetiva em relação ao treinamento em intensidade moderada[156-157]. Essas evidências apontam para uma falha na adesão aos programas de exercício no "mundo real", ou seja, fora dos ambientes laboratoriais controlados. Realmente, o exercício vigoroso é associado com o aumento da percepção de afetos negativos e a desistência precoce[158]. Esse pode ser o caso do HIIT, já que alguns trabalhos observaram resposta afetiva negativa durante e imediatamente após uma sessão de treinamento de HIIT[159-160], embora esse tipo de resposta não possa ser generalizado para todas as pessoas[161].

Investigações sobre o divertimento e a valência afetiva em protocolos intervalados têm produzido resultados contraditórios. Alguns trabalhos sustentam o HIIT como método viável para promover maior divertimento[160-162], enquanto outros concluíram que o HIIT pode conduzir ao afeto e a emoções negativas durante e após o exercício em pessoas sedentárias[163]. Tais divergências podem ser explicadas por diferenças nos protocolos de treinamento (duração, intensidade e densidade), nível de atividade física, aptidão física e composição corporal dos voluntários.

Protocolos mais exigentes de treinamento intervalado podem promover resposta afetiva negativa, mesmo em indivíduos treinados. O treinamento SIT (8x 30 segundos [*all-out*] a 130% da potência máxima) pode induzir a maior percepção de esforço e acúmulo de lactato sanguíneo que o HIIT (8x 60 segundos a 85% da potência máxima), porém sem diferença na valência afetiva entre os protocolos. Embora não tenha havido diferença entre os métodos de treinamento intervalado, ambos produziram percepção de desprazer ao final do exercício. Interessantemente, quando questionados quanto à preferência 50% dos voluntários escolheram o HIIT e 50% preferiram o SIT.

Bartlett et al.[161] observaram que a percepção de divertimento (avaliada durante a volta à calma) foi maior no HIIT (90% VO_2máx) quando comparado ao exercício moderado (70% VO_2máx), apesar da maior percepção de esforço. Os participantes do estudo eram indivíduos fisicamente ativos e bem condicionados (VO_2máx de 57 ± 4 mL/kg/min). Adicionalmente, Martinez et al.[164] encontraram maior divertimento após o exercício com intervalo de trabalho mais curto (30 e 60 segundos) em comparação ao mais longo (120 segundos), ou o treinamento contínuo de alta intensidade (20 minutos em intensidade acima do liminar ventilatório [LV]) em adultos com obesidade. Autores atestam o HIIT como um método de treinamento mais divertido que os modelos contínuos moderados, especialmente devido a sua característica intermitente, que pode modificar a relação já bem estabelecida entre a intensidade do exercício e o afeto negativo[162].

Niven et al.[165] compararam o SIT de baixo volume (10 repetições de 6 segundos [*all-out*]) com dois protocolos de treinamento contínuo de moderada (30 minutos a 85% do LV) a alta intensidade (total de trabalho equalizado em relação ao moderado em intensidade a 105% do LV) em bicicleta ergométrica. Houve declínio da afetividade durante o exercício, seguido de um rápido efeito rebote, porém sem diferença entre os protocolos. Especula-se que protocolos de HIIT e SIT de baixo volume (7-10 minutos) podem promover respostas afetivas menos negativas.

Homens sedentários com sobrepeso reportam maior percepção de ativação e menor resposta afetiva ao HIIT em relação ao exercício moderado[163]. Além disso, o HIIT realizado em 4-6 repetições de 30 segundos *all-out* em bicicleta ergométrica aumentou agudamente a percepção de estresse, dor e valência afetiva negativa (desprazer). Saanijoki et al.[163] documentaram que, após 6 sessões de SIT (4-6x 30 segundos *all-out*), houve aumento da percepção de estresse, irritação, exaustão e dor, e redução do afeto positivo. Vale a pena destacar que nesse estudo a amostra foi composta somente por homens previamente sedentários (47 ± 5 anos e VO_2pico de 34,2 ± 4,1 mL/kg/minuto) que foram submetidos a um protocolo altamente dispendioso. De fato, pessoas previamente inativas e com excesso de peso podem experienciar o HIIT (4x 3 minutos em intensidade 115% acima do LV interpassado por 2 minutos de recuperação) como mais exaustivo, menos prazeroso e menos divertido em comparação ao exercício contínuo moderado[166]. A média da escala de afetividade durante o protocolo contínuo moderado foi de 2 ± 1,22 unidades, enquanto no protocolo HIIT foi de 1,25 ± 1,47 unidades. A diferença entre os protocolos foi de 0,75 unidade na escala de afetividade, produzindo um efeito do tamanho moderado. A implicação desses achados se manifesta em estudos prospectivos em indivíduos com baixo nível de atividade física, revelando que 1 unidade de diferença na escala durante o exercício pode ser traduzida em 38-41 minutos de atividade física por semana[167].

Outros estudos verificaram redução da afetividade em protocolos de HIIT e SIT *all-out*. Wood et al.[168] compararam a resposta afetiva após um protocolo de HIIT (8x 60 segundos a 85% da potência máxima) e SIT (8x 30 segundos a 130% da potência máxima) em homens fisicamente ativos.

Em protocolos de exercício nos quais a intensidade ultrapassa o LV, os estímulos interoceptivos alcançam áreas do cérebro responsáveis pelas percepções e emoções de forma mais rápida, sobrepondo a atividade cortical[169]. Em esforços de alta intensidade foi observada redução da atividade do córtex pré-frontal para realocação dos recursos metabólicos para áreas cerebrais motoras e subcorticais, requeridas para atender à demanda metabólica do exercício[170]. Portanto, a sobreposição dos estímulos interoceptivos sobre os processos cognitivos durante o exercício *all-out* pode determinar a resposta afetiva.

A PSE é um indicador global para a experiência dos estímulos interoceptivos[171], sendo descrita como uma configuração de sensações – tensão, dor e fadiga envolvendo os músculos e os sistemas cardiovascular e respiratório durante o exercício[172]. Fatores psicológicos (p. ex., motivação, estratégia cognitiva, diferenças individuais) e fatores fisiológicos (p. ex., lactato, H^+, hiperventilação, temperatura) estão envolvidos na avaliação da PSE[173], e a contribuição desses fatores varia em função da intensidade do exercício. Algumas evidências indicam que a PSE é negativamente relacionada com a valência afetiva durante o exercício contínuo[174], o HIIT[175] e o SIT[130]. A Figura 12 mostra a relação entre a progressão da percepção de intensidade de esforço e a queda do afeto positivo durante o SIT.

Estudos anteriores demonstraram que a percepção de tolerância ao exercício se correlacionou com a resposta afetiva ao exercício de alta intensidade[176] e com a quantidade de tempo que os indivíduos sustentam o exercício predomi-

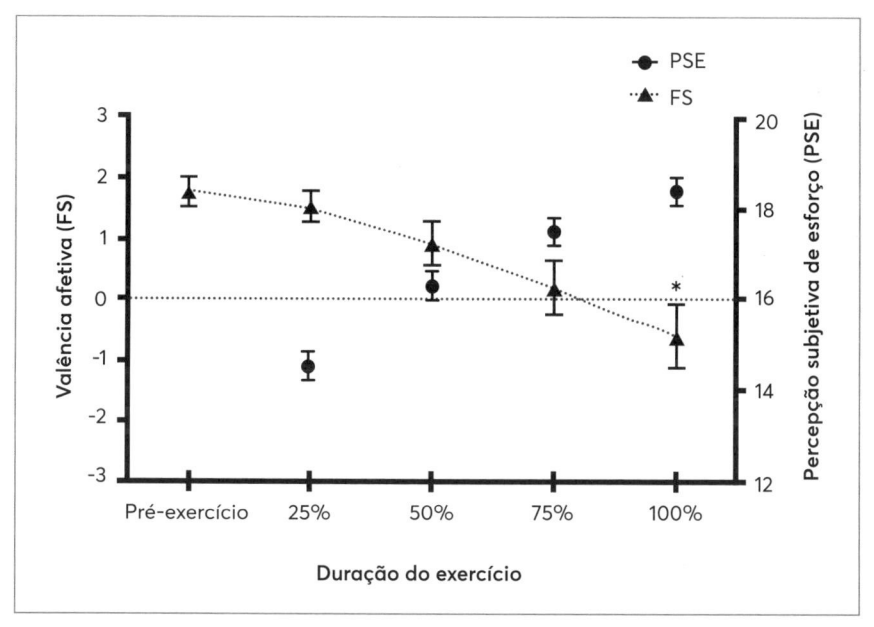

FIGURA 12   Interação entre a resposta da valência afetiva (FS) e a da percepção subjetiva de esforço (PSE) durante o TICN. Os dados estão expressos como média ± erro padrão da média ao longo de 25, 50, 75 e 100% da duração do exercício.
* Significativamente diferente em comparação ao pré-exercício (p < 0,05).
Fonte: adaptada de Marin et al.[130]

nantemente anaeróbio[177]. A tolerância à intensidade do exercício pode ser definida como um traço que influencia a habilidade do indivíduo de continuar se exercitando em um nível de intensidade imposto, mesmo quando a atividade se torna desconfortável e desprazerosa[176].

O esquema apresentado na Figura 13 mostra que o SIT em intensidade *all-out* induz ao aumento do estresse metabólico, o que é percebido e traduzido pelo aumento da PSE. Indivíduos com maior tolerância à intensidade do exercício podem exibir menor declínio, ou mesmo estabilidade da resposta afetiva durante o exercício. Por outro lado, indivíduos com menor tolerância provavelmente experienciarão redução na percepção de prazer à medida que a PSE aumentar. Podemos entender a tolerância como um "botão de volume" graduando o efeito do aumento da PSE sobre a afetividade durante o exercício.

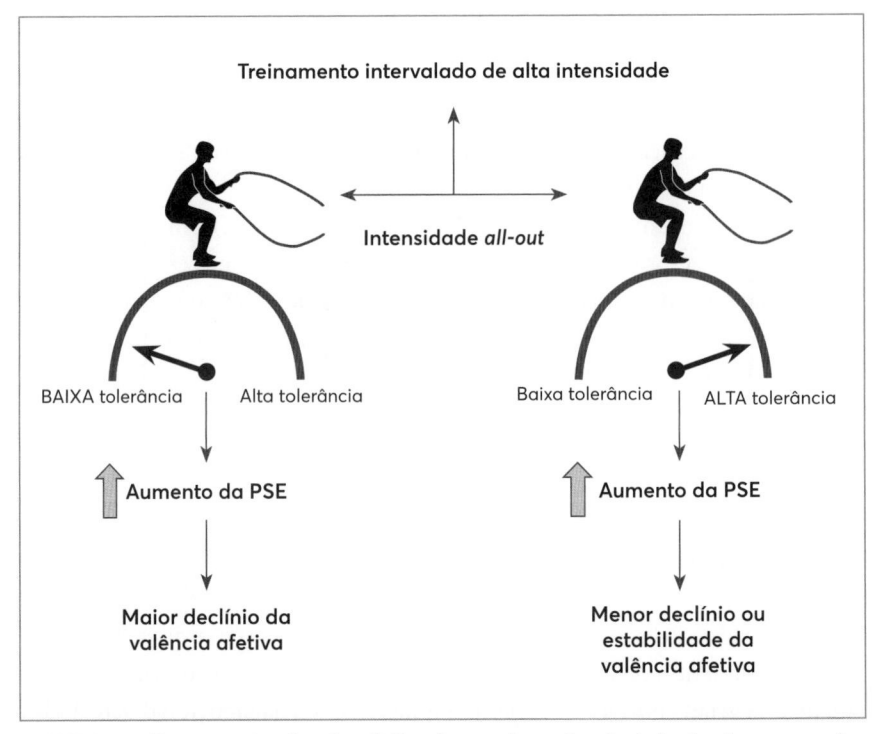

FIGURA 13 Representação do efeito de moderação da tolerância para a intensidade do exercício sobre a relação entre o aumento da PSE e o declínio na valência afetiva.

PSE: percepção subjetiva de esforço.
Fonte: adaptada de Marin[178].

Stork et al.[179] realizaram um estudo de revisão sistemática com o objetivo de identificar a respostas psicológicas no treinamento intervalado. Os autores encontraram que o HIIT tende a produzir respostas similares ou mais negativas sobre o afeto durante o exercício em comparação ao treinamento contínuo moderado. Por outro lado, no período pós-exercício a resposta afetiva não parece diferir entre os métodos de treinamento. Paradoxalmente, os participantes dos estudos reportaram percepção igual ou maior de divertimento, bem como maior preferência pelo treinamento intervalado.

Em recente estudo de revisão sistemática com metanálise com 33 estudos selecionados e mais de mil voluntários, Niven et al.[180] mostraram que, comparado ao contínuo moderado, o HIIT apresentou menor valência afetiva durante, imediatamente após e durante o período de recuperação. Os dados indicaram que os participantes dos estudos avaliaram o HIIT como menos prazeroso durante e após o exercício. Entretanto, quando comparado ao contínuo vigoroso, o HIIT apresentou o mesmo comportamento da resposta afetiva durante e após o exercício. Esses dados estão de acordo com a teoria do modelo dual, indicando que o HIIT pode ser menos prazeroso devido aos estímulos dos interoceptores com o aumento da intensidade do exercício acima do limiar ventilatório.

Coletivamente, os protocolos de HIIT parecem promover uma resposta afetiva menos prazerosa ao exercício, comprometendo, ao menos em parte, o processo de adesão ao exercício no "mundo real". Vale destacar que nem todo protocolo de treinamento intervalo é HIIT. Dessa forma, podemos manipular a intensidade e o número de repetições de intervalo de trabalho individualmente, para favorecer a resposta afetiva ao exercício na tentativa de maximizar a adesão aos programas de treinamento.

DIVERTIMENTO

O divertimento no contexto do exercício é definido com uma resposta positiva à experiência de movimento que reflete sentimentos de prazer, agradabilidade e alegria;[181] portanto, representa uma experiência emocional percebida a partir dos processos de avaliação cognitiva[175]. A resposta de divertimento ao exercício depende de fatores como a percepção de autoeficácia, a realização pessoal e fatores sociais[181]. Realmente, dados mostraram associação positiva entre a satisfação, o divertimento e a autoeficácia após o SIT *all-out*[130].

Um aspecto importante é o de que o divertimento pode explicar a intenção de repetir o HIIT. Entender o impacto de diferentes protocolos de exercício sobre o divertimento é determinante para maximizar a participação e a adesão aos programas de treinamento e atividade física[182-183]. De fato, outros estudos verificaram que o divertimento reportado após o exercício é um forte preditor psicológico para o comportamento fisicamente ativo[167,184-185].

A resposta do divertimento após os protocolos de HIIT e de SIT permanece controversa com relação à da duração do intervalo de trabalho. Alguns estudos documentaram que a menor duração do intervalo de trabalho promoveu maior resposta de divertimento[164,186], enquanto outros não encontraram diferença[22,187].

Em relação aos diferentes meios de treinamento intervalado, Greene, Greenlee e Petruzzello[188] investigaram a resposta afetiva no exercício contínuo moderado (15 minutos de caminhada em ritmo acelerado) e no treinamento intervalado utilizando exercícios com a massa corporal (5 passagens em um circuito de 4 exercícios, com 30 segundos de execução e 1 minuto de intervalo entre as passagens) em homens e mulheres fisicamente ativos. Os dados revelaram que não houve diferença entre os protocolos de exercício para a percepção de divertimento. Por outro lado, a caminhada contínua apresentou valência afetiva mais positiva em comparação ao treinamento intervalado utilizando exercícios com a massa corporal.

Em resumo, podemos imaginar que nem todas as pessoas se sintam confiantes e suficientemente motivadas para iniciar e sustentar um regime de treinamento de alta intensidade, bem como sintam prazer durante a atividade. Quando uma pessoa percebe antecipadamente que a tarefa proposta é difícil demais, ou desproporcional a suas habilidades atuais, é esperado que ela evite participar dessa tarefa para evitar o fracasso. Esse pode ser o caso de algumas pessoas que procuram o exercício físico como estratégia para o emagrecimento. Conforme já discutido na teoria da autodeterminação, a necessidade psicológica de competência é fundamental para a percepção de bem-estar e motivação autônoma para determinado comportamento.

Diante dos tópicos discutidos, a prescrição do HIIT para pessoas sedentárias e com obesidade não deve ser encarada como "tudo ou nada", mas talvez como um processo progressivo, não somente pelos aspectos fisiológicos exigidos para se executar uma sessão de HIIT, mas também de acordo com a percepção de prazer, competência, autoestima e motivação.

MODELOS DE TREINAMENTO CARDIORRESPIRATÓRIOS

Neste capítulo apresentamos as evidências científicas para que a prescrição do treinamento intervalado seja segura, eficaz e agradável. Nesta sessão, a proposta é facilitar a aplicação desses fundamentos.

Você poderá notar que, além dos modelos intervalados discutidos anteriormente, serão sugeridos outros métodos de treinamento cardiorrespiratórios, incluindo alguns métodos contínuos que usamos em nossas práticas profissionais e na consultoria para academias e estúdio da Precision Wellness (PW).

Para a elaboração das tabelas a seguir, foram utilizados alguns critérios discutidos ao longo deste capítulo. Você poderá utilizar esses critérios, bem como adaptar os modelos apresentados nas tabelas para elaborar os treinamentos de seus clientes.

Note que todos os métodos foram sugeridos com base nos mesmos critérios:

1. Utilização da PSE para orientação da intensidade de esforço.
2. Proposta de três intensidades de treinamento para cada método: moderado (coluna à esquerda), moderado a intenso (coluna do meio) e intenso, em alguns casos muito intenso (coluna à direita).
3. Todos os métodos, independentemente da intensidade selecionada, iniciam com um aquecimento e finalizam com uma volta à calma, e em ambos a intensidade é inferior à intensidade da parte principal do treino. O tempo de 5 minutos de aquecimento e de volta à calma é apenas uma sugestão dos autores, podendo ser reduzido ou aumentado pelo treinador responsável pela orientação.
4. O volume do treino também é uma sugestão dos autores, não sendo regra e podendo variar de acordo com as características do cliente, tempo disponível, preferência do cliente, conhecimento técnico do profissional, entre outros fatores do dia a dia. Note que em todos os métodos há mais do que um volume de treino sugerido, e isso dependerá do número de repetições da parte principal do treino.

MODELOS CONTÍNUOS

TABELA 4   Método contínuo constante

Modelo 1 – Contínuo constante			
INTENSIDADE 1			
Moderado	**Duração**	**Intensidade (vVO$_2$máx)**	**PSE**
Aquecimento	5 min	45%	2
ESTÁGIO 1	20 min	60%	5
Repetir de 1 a 2 vezes			
Volta à calma	5 min	45%	2
Volume	30 a 50 min		
INTENSIDADE 2			
Moderado-intenso	**Duração**	**Intensidade (vVO$_2$máx)**	**PSE**
Aquecimento	5 min	55%	3
ESTÁGIO 1	20 min	75%	6
Repetir de 1 a 2 vezes			
Volta à calma	45%	45%	2
Volume	30 a 50 min		
INTENSIDADE 3			
Intenso	**Duração**	**Intensidade (vVO$_2$máx)**	**PSE**
Aquecimento	5 min	55%	3
ESTÁGIO 1	20 min	85%	8
Repetir de 1 a 2 vezes			
Volta à calma	5 min	45%	2
Volume	30 a 50 min		

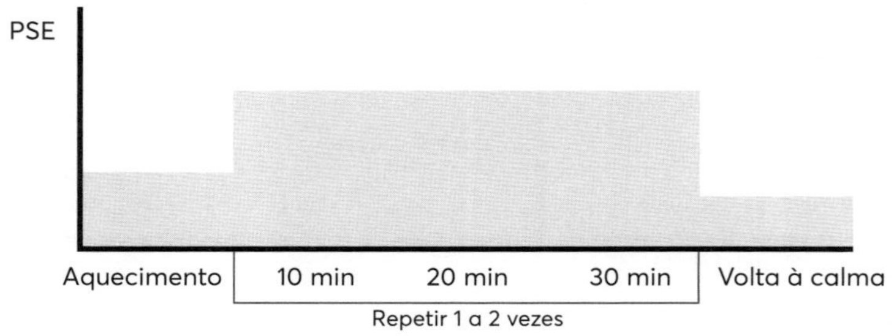

FIGURA 14   Método contínuo constante.

TABELA 5 Método contínuo crescente-decrescente

Modelo 2 – Contínuo crescente-decrescente			
INTENSIDADE 1			
Moderado	Duração	Intensidade (vVO$_2$máx)	PSE
Aquecimento	5 min	50%	2
ESTÁGIO 1	4 min	55%	3
ESTÁGIO 2	4 min	65%	4
ESTÁGIO 3	4 min	70%	6
ESTÁGIO 4	4 min	65%	4
ESTÁGIO 5	4 min	55%	3
Repetir de 1 a 2 vezes			
Volta à calma	5 min	50%	2
Volume	30 a 50 min		
INTENSIDADE 2			
Moderado-intenso	Duração	Intensidade (vVO$_2$máx)	PSE
Aquecimento	5 min	55%	3
ESTÁGIO 1	4 min	60%	4
ESTÁGIO 2	4 min	70%	6
ESTÁGIO 3	4 min	80%	7
ESTÁGIO 4	4 min	70%	6
ESTÁGIO 5	4 min	60%	4
Repetir de 1 a 2 vezes			
Volta à calma	5 min	50%	3
Volume	30 a 50 min		
INTENSIDADE 3			
Intenso	Duração	Intensidade (vVO$_2$máx)	PSE
Aquecimento	5 min	55%	3
ESTÁGIO 1	4 min	65%	5
ESTÁGIO 2	4 min	70%	6
ESTÁGIO 3	4 min	85%	8
ESTÁGIO 4	4 min	70%	6
ESTÁGIO 5	4 min	60%	4
Repetir de 1 a 2 vezes			
Volta à calma	5 min	50%	3
Volume	30 a 50 min		

FIGURA 15 Método contínuo crescente-decrescente.

TABELA 6 Método contínuo crescente

Modelo 3 – Contínuo crescente			
INTENSIDADE 1			
Moderado	Duração	Intensidade (vVO$_2$máx)	PSE
Aquecimento	5 min	50%	2
ESTÁGIO 1	1 min	55%	4
ESTÁGIO 2	1 min	60%	5
ESTÁGIO 3	1 min	65%	3
Repetir de 4 a 7 vezes			
Volta à calma	5 min	50%	2
Volume	22 a 31 min		
INTENSIDADE 2			
Moderado-intenso	Duração	Intensidade (vVO$_2$máx)	PSE
Aquecimento	5 min	55%	3
ESTÁGIO 1	1 min	60%	4
ESTÁGIO 2	1 min	65%	5
ESTÁGIO 3	1 min	75%	6
Repetir de 4 a 7 vezes			
Volta à calma	5 min	50%	3
Volume	22 a 31 min		
INTENSIDADE 3			
Intenso	Duração	Intensidade (vVO$_2$máx)	PSE
Aquecimento	5 min	55%	3
ESTÁGIO 1	1 min	75%	6
ESTÁGIO 2	1 min	80%	7
ESTÁGIO 3	1 min	85%	8
Repetir de 4 a 7 vezes			
Volta à calma	5 min	55%	3
Volume	22 a 31 min		

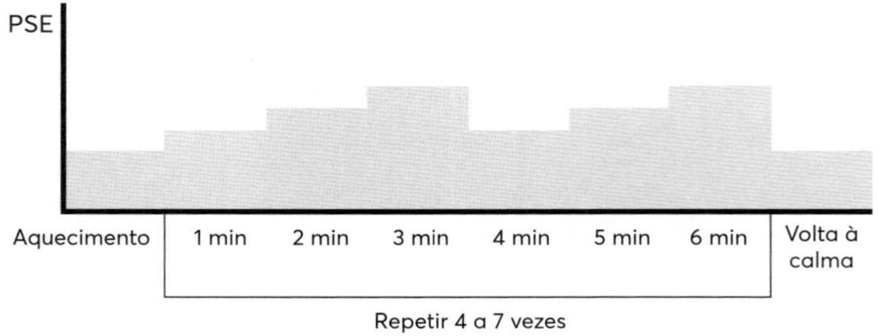

FIGURA 16 Método contínuo crescente.

TABELA 7 Método decrescente (sugestão 1)

Modelo 4 – Método decrescente 1			
INTENSIDADE 1			
Moderado	**Duração**	**Intensidade ($vVO_2máx$)**	**PSE**
Aquecimento	5 min	50%	2
ESTÁGIO 1	1 min	65%	5
ESTÁGIO 2	1 min	60%	4
ESTÁGIO 3	1 min	55%	3
Repetir de 5 a 7 vezes			
Volta à calma	5 min	50%	2
Volume	25 a 41 min		
INTENSIDADE 2			
Moderado-intenso	**Duração**	**Intensidade ($vVO_2máx$)**	**PSE**
Aquecimento	5 min	55%	3
ESTÁGIO 1	1 min	75%	6
ESTÁGIO 2	1 min	65%	5
ESTÁGIO 3	1 min	60%	4
Repetir de 5 a 7 vezes			
Volta à calma	5 min	55%	3
Volume	25 a 41 min		
INTENSIDADE 3			
Intenso	**Duração**	**Intensidade ($vVO_2máx$)**	**PSE**
Aquecimento	5 min	55%	3
ESTÁGIO 1	1 min	85%	8
ESTÁGIO 2	1 min	80%	7
ESTÁGIO 3	1 min	75%	6
Repetir de 5 a 7 vezes			
Volta à calma	5 min	55%	3
Volume	25 a 41 min		

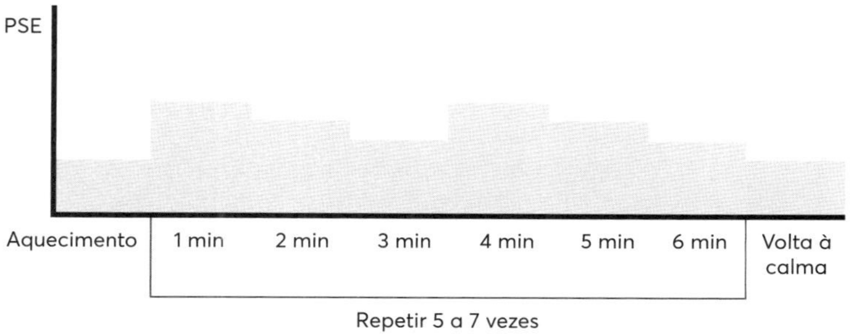

FIGURA 17 Método decrescente.

TABELA 8 Método contínuo decrescente (sugestão 2)

Modelo 5 – Contínuo decrescente 2			
INTENSIDADE 1			
Moderado	**Duração**	**Intensidade (vVO$_2$máx)**	**PSE**
Aquecimento	5 min	50%	2
ESTÁGIO 1	5 min	65%	5
ESTÁGIO 2	5 min	60%	4
ESTÁGIO 3	5 min	55%	3
Repetir de 1 a 3 vezes			
Volta à calma	5 min	50%	2
Volume	25 a 55 min		
INTENSIDADE 2			
Moderado-intenso	**Duração**	**Intensidade (vVO$_2$máx)**	**PSE**
Aquecimento	5 min	55%	3
ESTÁGIO 1	5 min	75%	6
ESTÁGIO 2	5 min	65%	5
ESTÁGIO 3	5 min	60%	4
Repetir de 1 a 3 vezes			
Volta à calma	5 min	55%	3
Volume	25 a 55 min		
INTENSIDADE 3			
Intenso	**Duração**	**Intensidade (vVO$_2$máx)**	**PSE**
Aquecimento	5 min	55%	3
ESTÁGIO 1	5 min	85%	8
ESTÁGIO 2	5 min	80%	7
ESTÁGIO 3	5 min	75%	6
Repetir de 1 a 3 vezes			
Volta à calma	5 min	55%	3
Volume	25 a 55 min		

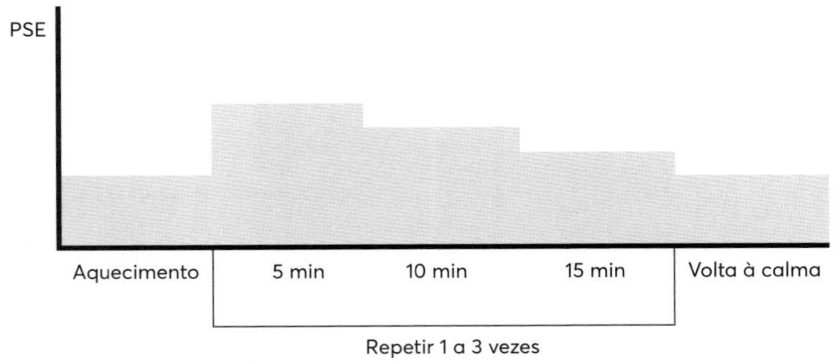

FIGURA 18 Método contínuo decrescente (sugestão 2).

TABELA 9   Método contínuo decrescente (sugestão 3)

Modelo 6 – Contínuo decrescente 3			
INTENSIDADE 1			
Moderado	Duração	Intensidade (vVO$_2$máx)	PSE
Aquecimento	5 min	50%	2
ESTÁGIO 1	2 min	65%	5
ESTÁGIO 2	2 min	60%	4
ESTÁGIO 3	2 min	55%	3
Repetir de 4 a 5 vezes			
Volta à calma	5 min	50%	2
Volume	22 a 40 min		
INTENSIDADE 2			
Moderado-intenso	Duração	Intensidade (vVO$_2$máx)	PSE
Aquecimento	5 min	55%	3
ESTÁGIO 1	2 min	80%	7
ESTÁGIO 2	2 min	65%	5
ESTÁGIO 3	2 min	60%	4
Repetir de 4 a 5 vezes			
Volta à calma	5 min	55%	3
Volume	22 a 40 min		
INTENSIDADE 3			
Intenso	Duração	Intensidade (vVO$_2$máx)	PSE
Aquecimento	5 min	55%	3
ESTÁGIO 1	2 min	85%	8
ESTÁGIO 2	2 min	75%	6
ESTÁGIO 3	2 min	60%	4
Repetir de 4 a 5 vezes			
Volta à calma	5 min	55%	3
Volume	22 a 40 min		

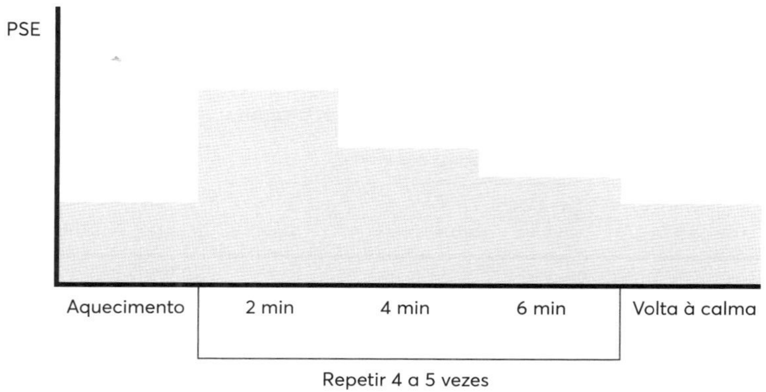

FIGURA 19   Método contínuo decrescente (sugestão 3).

MODELOS VARIATIVOS – INTERVALADOS

TABELA 10 Método intervalado extensivo MÉDIO (sugestão 1)

Modelo 7 – Método intervalado extensivo médio 1 (densidade 1:2)

INTENSIDADE 1			
Moderado	**Duração**	**Intensidade (vVO₂máx)**	**PSE**
Aquecimento	5 min	50%	3
Intervalo de trabalho	1 min	70%	6
Intervalo de recuperação	2 min	50%	3
Repetir de 3 a 8 vezes			
Volta à calma	5 min	50%	2
Volume	19 a 34 min		

INTENSIDADE 2			
Moderado-intenso	**Duração**	**Intensidade (vVO₂máx)**	**PSE**
Aquecimento	5 min	55%	3
Intervalo de trabalho	1 min	85%	8
Intervalo de recuperação	2 min	60%	4
Repetir de 3 a 8 vezes			
Volta à calma	5 min	55%	3
Volume	19 a 34 min		

INTENSIDADE 3			
Intenso	**Duração**	**Intensidade (vVO₂máx)**	**PSE**
Aquecimento	5 min	55%	3
Intervalo de trabalho	1 min	95%	9
Intervalo de recuperação	2 min	60%	4
Repetir de 3 a 8 vezes			
Volta à calma	5 min	55%	3
Volume	19 a 34 min		

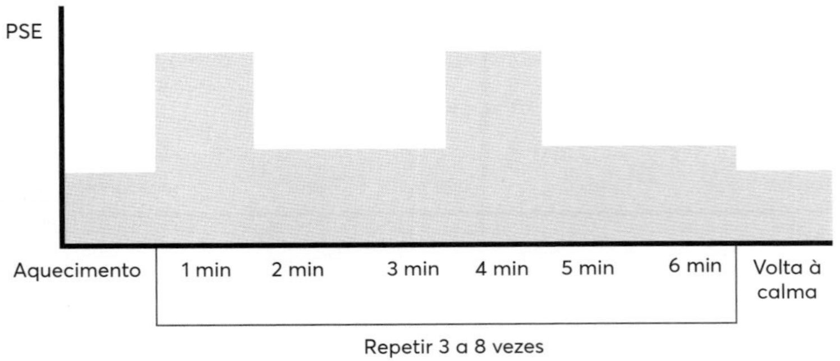

FIGURA 20 Método intervalado extensivo MÉDIO (sugestão 1).

TABELA 11 Método intervalado extensivo MÉDIO (sugestão 2)

Modelo 8 – Método intervalado extensivo médio 2 (densidade 1:1)			
INTENSIDADE 1			
Moderado	**Duração**	**Intensidade (vVO$_2$máx)**	**PSE**
Aquecimento	5 min	50%	3
Intervalo de trabalho	2 min	60%	4
Intervalo de recuperação	2 min	50%	3
Repetir de 3 a 6 vezes			
Volta à calma	5 min	50%	2
Volume	22 a 34 min		
INTENSIDADE 2			
Moderado-intenso	**Duração**	**Intensidade (vVO$_2$máx)**	**PSE**
Aquecimento	5 min	55%	3
Intervalo de trabalho	2 min	75%	7
Intervalo de recuperação	2 min	55%	3
Repetir de 3 a 6 vezes			
Volta à calma	5 min	55%	3
Volume	22 a 34 min		
INTENSIDADE 3			
Intenso	**Duração**	**Intensidade (vVO$_2$máx)**	**PSE**
Aquecimento	5 min	55%	3
Intervalo de trabalho	2 min	85%	8
Intervalo de recuperação	2 min	60%	4
Repetir de 3 a 6 vezes			
Volta à calma	5 min	55%	3
Volume	22 a 34 min		

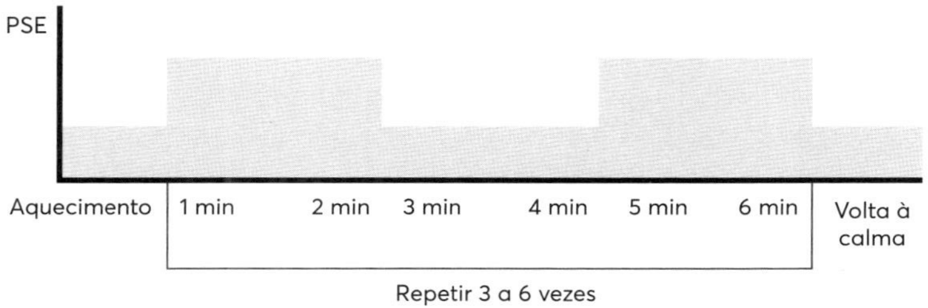

FIGURA 21 Método intervalado extensivo MÉDIO (sugestão 2).

TABELA 12   Método intervalado extensivo MÉDIO (sugestão 3)

Modelo 9 – Método intervalado extensivo médio 3 – crescente (densidade 1:0,5)			
INTENSIDADE 1			
Moderado	Duração	Intensidade (vVO$_2$máx)	PSE
Aquecimento	5 min	50%	2
Intervalo de trabalho 1	2 min	55%	3
Intervalo de recuperação 1	1 min	50%	2
Intervalo de trabalho 2	2 min	60%	4
Intervalo de recuperação 2	1 min	50%	2
Intervalo de recuperação 3	2 min	70%	5
Repetir de 2 a 4 vezes			
Volta à calma	5 min	50%	2
Volume	26 a 46 min		
INTENSIDADE 2			
Moderado-intenso	Duração	Intensidade (vVO$_2$máx)	PSE
Aquecimento	5 min	55%	3
Intervalo de trabalho 1	2 min	65%	5
Intervalo de recuperação 1	1 min	55%	3
Intervalo de trabalho 2	2 min	75%	6
Intervalo de recuperação 2	1 min	55%	3
Intervalo de recuperação 3	2 min	85%	8
Repetir de 2 a 4 vezes			
Volta à calma	5 min	55%	3
Volume	26 a 46 min		
INTENSIDADE 3			
Intenso	Duração	Intensidade (vVO$_2$máx)	PSE
Aquecimento	5 min	55%	3
Intervalo de trabalho 1	2 min	75%	6
Intervalo de recuperação 1	1 min	60%	4
Intervalo de trabalho 2	2 min	80%	7
Intervalo de recuperação 2	1 min	60%	4
Intervalo de recuperação 3	2 min	95%	9
Repetir de 2 a 4 vezes			
Volta à calma	5 min	55%	3
Volume	26 a 46 min		

FIGURA 22   Método intervalado extensivo MÉDIO (sugestão 3).

TABELA 13 Método intervalado extensivo LONGO (sugestão 1)

Modelo 10 – Método intervalado extensivo longo 1 (densidade 1:0,5)			
INTENSIDADE 1			
Moderado	**Duração**	**Intensidade (vVO$_2$máx)**	**PSE**
Aquecimento	5 min	50%	2
Intervalo de trabalho	4 min	65%	5
Intervalo de recuperação	2 min	50%	2
Repetir de 2 a 4 vezes			
Volta à calma	5 min	50%	2
Volume	22 a 34 min		
INTENSIDADE 2			
Moderado-intenso	**Duração**	**Intensidade (vVO$_2$máx)**	**PSE**
Aquecimento	5 min	55%	3
Intervalo de trabalho	4 min	75%	6
Intervalo de recuperação	2 min	55%	3
Repetir de 2 a 4 vezes			
Volta à calma	5 min	55%	3
Volume	22 a 34 min		
INTENSIDADE 3			
Intenso	**Duração**	**Intensidade (vVO$_2$máx)**	**PSE**
Aquecimento	5 min	55%	3
Intervalo de trabalho	4 min	85%	8
Intervalo de recuperação	2 min	60%	4
Repetir de 2 a 4 vezes			
Volta à calma	5 min	55%	3
Volume	22 a 34 min		

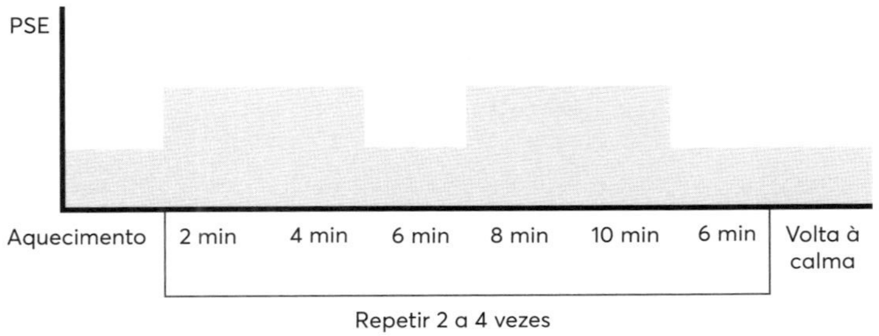

FIGURA 23 Método intervalado extensivo LONGO (sugestão 1).

TABELA 14   Método intervalado extensivo LONGO (sugestão 2)

Modelo 11 – Método intervalado extensivo longo 2 (densidade 1:0,3)

INTENSIDADE 1			
Moderado	Duração	Intensidade (vVO₂máx)	PSE
Aquecimento	5 min	50%	2
Intervalo de trabalho	3 min	70%	5
Intervalo de recuperação	1 min	50%	2
Repetir de 3 a 6 vezes			
Volta à calma	5 min	50%	2
Volume	22 a 34 min		

INTENSIDADE 2			
Moderado-intenso	Duração	Intensidade (vVO₂máx)	PSE
Aquecimento	5 min	55%	3
Intervalo de trabalho	3 min	80%	7
Intervalo de recuperação	1 min	55%	4
Repetir de 3 a 6 vezes			
Volta à calma	5 min	55%	3
Volume	22 a 34 min		

INTENSIDADE 3			
Intenso	Duração	Intensidade (vVO₂máx)	PSE
Aquecimento	5 min	55%	3
Intervalo de trabalho	3 min	85%	8
Intervalo de recuperação	1 min	60%	4
Repetir de 3 a 6 vezes			
Volta à calma	5 min	55%	3
Volume	22 a 34 min		

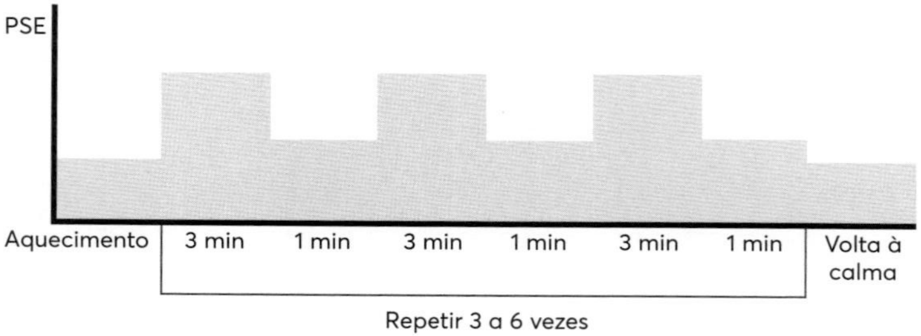

FIGURA 24   Método intervalado extensivo LONGO (sugestão 2).

TABELA 15 Método intervalado intensivo CURTO

Modelo 12 – Método intervalado extensivo curto (densidade 1:1)			
INTENSIDADE 1			
Moderado	**Duração**	**Intensidade (vVO$_2$máx)**	**PSE**
Aquecimento	5 min	50%	2
Intervalo de trabalho	1 min	75%	5
Intervalo de recuperação	1 min	55%	3
Repetir de 6 a 10 vezes			
Volta à calma	5 min	50%	2
Volume	22 a 30 min		
INTENSIDADE 2			
Moderado-intenso	**Duração**	**Intensidade (vVO$_2$máx)**	**PSE**
Aquecimento	5 min	55%	3
Intervalo de trabalho	1 min	85%	8
Intervalo de recuperação	1 min	55%	4
Repetir de 6 a 10 vezes			
Volta à calma	5 min	55%	3
Volume	22 a 30 min		
INTENSIDADE 3			
Intenso	**Duração**	**Intensidade (vVO$_2$máx)**	**PSE**
Aquecimento	5 min	55%	3
Intervalo de trabalho	1 min	95-100%	10
Intervalo de recuperação	1 min	60%	4
Repetir de 6 a 10 vezes			
Volta à calma	5 min	55%	3
Volume	22 a 30 min		

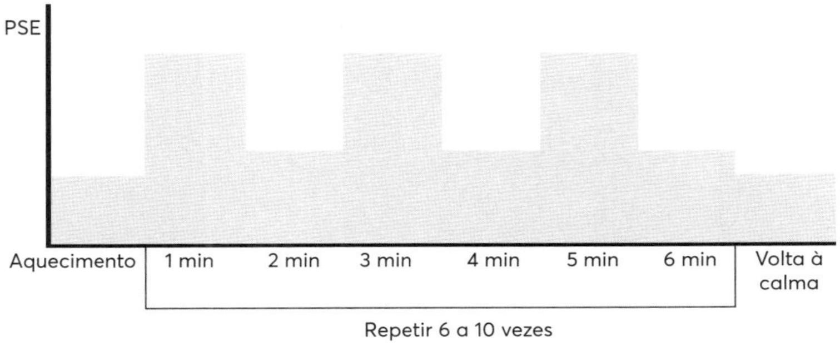

FIGURA 25 Método intervalado intensivo CURTO.

REFERÊNCIAS BIBLIOGRÁFICAS

1. Billat LV. Interval training for performance: a scientific and empirical practice: special recommendations for middle- and long-distance running. Part I: aerobic interval training. Sports Med. 2001;31(1):13-31.

2. Laursen PB. Interval training for endurance. In: Mujika I, editor. Endurance training: science and practice Vitoria-Gasteiz. 2012. p.41-50.

3. Bishop D, Girard O, Mendez-Villanueva A. Repeated-sprint ability – part II: recommendations for training. Sports Med. 2011;41(9):741-56.

4. Iaia FM, Bangsbo J. Speed endurance training is a powerful stimulus for physiological adaptations and performance improvements of athletes. Scand J Med Sci Sports. 2010;20(Suppl 2):11-23.

5. Weston KS, Wisloff U, Coombes JS. High-intensity interval training in patients with lifestyle-induced cardiometabolic disease: a systematic review and meta-analysis. Br J Sports Med. 2014;48(16):1227-34.

6. Buchheit M, Laursen PB. High-intensity interval training, solutions to the programming puzzle: Part I: cardiopulmonary emphasis. Sports Med. 2013;43(5):313-38.

7. Gibala MJ, Gillen JB, Percival ME. Physiological and health-related adaptations to low-volume interval training: influences of nutrition and sex. Sports Med. 2014;44(Suppl 2):S127-37.

8. Seiler S, Hetlelid KJ. The impact of rest duration on work intensity and RPE during interval training. Med Sci Sports Exerc. 2005;37(9):1601.

9. Astorino TA, Schubert MM. Changes in fat oxidation in response to various regimes of high intensity interval training (HIIT). Eur J Appl Physiol. 2018;118(1):51-63.

10. Coutts AJ, Rampinini E, Marcora SM, Castagna C, Impellizzeri FM. Heart rate and blood lactate correlates of perceived exertion during small-sided soccer games. J Sci Med Sport. 2009;12(1):79-84.

11. Borg G. Borg's perceived exertion and pain scales. United States: Human Kinetics; 1998.

12. Pires FO, Lima-Silva AE, Bertuzzi R, Casarini DH, Kiss MA, Lambert MI, et al. The influence of peripheral afferent signals on the rating of perceived exertion and time to exhaustion during exercise at different intensities. Psychophysiology. 2011;48(9):1284-90.

13. Marcora S. Perception of effort during exercise is independent of afferent feedback from skeletal muscles, heart, and lungs. J Appl Physiol (1985). 2009;106(6):2060-2.

14. Borg G, Hassmen P, Lagerstrom M. Perceived exertion related to heart rate and blood lactate during arm and leg exercise. Eur J Appl Physiol Occup Physiol. 1987;56(6):679-85.

15. Taylor JL, Holland DJ, Spathis JG, Beetham KS, Wisloff U, Keating SE, et al. Guidelines for the delivery and monitoring of high intensity interval training in clinical populations. Prog Cardiovasc Dis. 2019;62(2):140-6.

16. Robertson RJ, Goss FL, Dube J, Rutkowski J, Dupain M, Brennan C, Andreacci J. Validation of the adult OMNI scale of perceived exertion for cycle ergometer exercise. Med Sci Sports Exerc. 2004;36(1):102-8.

17. Hannes E, Henry M. On theoretical and realizable ideal conditions in psychophysics: magnitude and category scales and their relation. Percept Psychophys. 1974;16(1):157-68.

18. Schoenmakers P, Reed KE. The effects of recovery duration on physiological and perceptual responses of trained runners during four self-paced HIIT sessions. J Sci Med Sport. 2019;22(4):462-6.

19. Stavrinou PS, Bogdanis GC, Giannaki CD, Terzis G, Hadjicharalambous M. Effects of high-intensity interval training frequency on perceptual responses and future physical activity participation. Appl Physiol Nutr Metab. 2019;44(9):952-7.

20. Hill DW, Cureton KJ, Grisham SC, Collins MA. Effect of training on the rating of perceived exertion at the ventilatory threshold. Eur J Appl Physiol Occup Physiol. 1987;56(2):206-11.

21. Smilios I, Myrkos A, Zafeiridis A, Toubekis A, Spassis A, Tokmakidis SP. The effects of recovery duration during high-intensity interval exercise on time spent at high rates of oxygen consumption, oxygen kinetics, and blood lactate. J Strength Cond Res. 2018;32(8):2183-9.

22. Tucker WJ, Sawyer BJ, Jarrett CL, Bhammar DM, Gaesser GA. Physiological responses to high-intensity interval exercise differing in interval duration. J Strength Cond Res. 2015;29(12):3326-35.

23. Eigendorf J, May M, Friedrich J, Engeli S, Maassen N, Gros G, Meissner JD. High intensity high volume interval training improves endurance performance and induces a nearly complete slow-to--fast fiber transformation on the mRNA level. Front Physiol. 2018;9:601.

24. Garcia-Hermoso A, Saavedra JM, Escalante Y. Effects of exercise on resting blood pressure in obese children: a meta-analysis of randomized controlled trials. Obes Rev. 2013;14(11):919-28.

25. Escalante Y, Saavedra JM, Garcia-Hermoso A, Dominguez AM. Improvement of the lipid profile with exercise in obese children: a systematic review. Prev Med. 2012;54(5):293-301.

26. Saavedra JM, Escalante Y, Garcia-Hermoso A. Improvement of aerobic fitness in obese children: a meta-analysis. Int J Pediatr Obes. 2011;6(3-4):169-77.

27. Ramos JS, Dalleck LC, Tjonna AE, Beetham KS, Coombes JS. The impact of high-intensity interval training versus moderate-intensity continuous training on vascular function: a systematic review and meta-analysis. Sports Med. 2015;45(5):679-92.

28. Lunt H, Draper N, Marshall HC, Logan FJ, Hamlin MJ, Shearman JP, et al. High intensity interval training in a real world setting: a randomized controlled feasibility study in overweight inactive adults, measuring change in maximal oxygen uptake. PLoS One. 2014;9(1):e83256.

29. Logan GR, Harris N, Duncan S, Schofield G. A review of adolescent high-intensity interval training. Sports Med. 2014;44(8):1071-85.

30. Gibala MJ, McGee SL. Metabolic adaptations to short-term high-intensity interval training: a little pain for a lot of gain? Exerc Sport Sci Rev. 2008;36(2):58-63.

31. Trapp EG, Chisholm DJ, Freund J, Boutcher SH. The effects of high-intensity intermittent exercise training on fat loss and fasting insulin levels of young women. Int J Obes (Lond). 2008;32(4):684-91.

32. Penicaud L, Cousin B, Leloup C, Lorsignol A, Casteilla L. The autonomic nervous system, adipose tissue plasticity, and energy balance. Nutrition. 2000;16(10):903-8.

33. Stich V, Pelikanova T, Wohl P, Sengenes C, Zakaroff-Girard A, Lafontan M, Berlan M. Activation of alpha2-adrenergic receptors blunts epinephrine-induced lipolysis in subcutaneous adipose tissue during a hyperinsulinemic euglycemic clamp in men. Am J Physiol Endocrinol Metab. 2003;285(3):E599-607.

34. Lee DH, Park DB, Lee YK, An CS, Oh YS, Kang JS, Kang SH, Chung MY. The effects of thiazolidinedione treatment on the regulations of aquaglyceroporins and glycerol kinase in OLETF rats. Metabolism. 2005;54(10):1282-9.

35. Weinstein Y, Bediz C, Dotan R, Falk B. Reliability of peak-lactate, heart rate, and plasma volume following the Wingate test. Med Sci Sports Exerc. 1998;30(9):1456-60.

36. Trapp EG, Chisholm DJ, Boutcher SH. Metabolic response of trained and untrained women during high-intensity intermittent cycle exercise. Am J Physiol Regul Integr Comp Physiol. 2007;293(6):R2370-5.

37. Bracken RM, Linnane DM, Brooks S. Plasma catecholamine and nephrine responses to brief intermittent maximal intensity exercise. Amino Acids. 2009;36(2):209-17.

38. Gratas-Delamarche A, Le Cam R, Delamarche P, Monnier M, Koubi H. Lactate and catecholamine responses in male and female sprinters during a Wingate test. Eur J Appl Physiol Occup Physiol. 1994;68(4):362-6.

39. Vincent S, Berthon P, Zouhal H, Moussa E, Catheline M, Bentue-Ferrer D, Gratas-Delamarche A. Plasma glucose, insulin and catecholamine responses to a Wingate test in physically active women and men. Eur J Appl Physiol. 2004;91(1):15-21.

40. Christmass MA, Dawson B, Arthur PG. Effect of work and recovery duration on skeletal muscle oxygenation and fuel use during sustained intermittent exercise. Eur J Appl Physiol Occup Physiol. 1999;80(5):436-47.

41. Zouhal H, Jacob C, Delamarche P, Gratas-Delamarche A. Catecholamines and the effects of exercise, training and gender. Sports Med. 2008;38(5):401-23.

42. Issekutz B, Jr. Role of beta-adrenergic receptors in mobilization of energy sources in exercising dogs. J Appl Physiol Respir Environ Exerc Physiol. 1978;44(6):869-76.

43. Nevill ME, Holmyard DJ, Hall GM, Allsop P, van Oosterhout A, Burrin JM, et al. Growth hormone responses to treadmill sprinting in sprint- and endurance-trained athletes. Eur J Appl Physiol Occup Physiol. 1996;72(5-6):460-7.

44. Vuorimaa T, Ahotupa M, Hakkinen K, Vasankari T. Different hormonal response to continuous and intermittent exercise in middle-distance and marathon runners. Scand J Med Sci Sports. 2008;18(5):565-72.

45. Hoffman JR, Falk B, Radom-Isaac S, Weinstein Y, Magazanik A, Wang Y, et al. The effect of environmental temperature on testosterone and cortisol responses to high intensity, intermittent exercise in humans. Eur J Appl Physiol Occup Physiol. 1997;75(1):83-7.

46. Bussau VA, Ferreira LD, Jones TW, Fournier PA. The 10-s maximal sprint: a novel approach to counter an exercise-mediated fall in glycemia in individuals with type 1 diabetes. Diabetes Care. 2006;29(3):601-6.

47. Astorino TA, Schubert MM. Individual responses to completion of short-term and chronic interval training: a retrospective study. PLoS One. 2014;9(5):e97638.

48. Martins C, Kazakova I, Ludviksen M, Mehus I, Wisloff U, Kulseng B, et al. High-intensity interval training and isocaloric moderate-intensity continuous training result in similar improvements in body composition and fitness in obese individuals. Int J Sport Nutr Exerc Metab. 2016;26(3):197-204.

49. Malatesta D, Werlen C, Bulfaro S, Cheneviere X, Borrani F. Effect of high-intensity interval exercise on lipid oxidation during postexercise recovery. Med Sci Sports Exerc. 2009;41(2):364-74.

50. Baar K. Involvement of PPAR gamma co-activator-1, nuclear respiratory factors 1 and 2, and PPAR alpha in the adaptive response to endurance exercise. Proc Nutr Soc. 2004;63(2):269-73.

51. Gibala MJ, McGee SL, Garnham AP, Howlett KF, Snow RJ, Hargreaves M. Brief intense interval exercise activates AMPK and p38 MAPK signaling and increases the expression of PGC-1alpha in human skeletal muscle. J Appl Physiol (1985). 2009;106(3):929-34.

52. Pilegaard H, Saltin B, Neufer PD. Exercise induces transient transcriptional activation of the PGC-1alpha gene in human skeletal muscle. J Physiol. 2003;546(Pt 3):851-8.

53. Watt MJ, Southgate RJ, Holmes AG, Febbraio MA. Suppression of plasma free fatty acids upregulates peroxisome proliferator-activated receptor (PPAR) alpha and delta and PPAR coactivator 1alpha in human skeletal muscle, but not lipid regulatory genes. J Mol Endocrinol. 2004;33(2):533-44.

54. Russell AP, Hesselink MK, Lo SK, Schrauwen P. Regulation of metabolic transcriptional co-activators and transcription factors with acute exercise. Faseb J. 2005;19(8):986-8.

55. De Filippis E, Alvarez G, Berria R, Cusi K, Everman S, Meyer C, et al. Insulin-resistant muscle is exercise resistant: evidence for reduced response of nuclear-encoded mitochondrial genes to exercise. Am J Physiol Endocrinol Metab. 2008;294(3):E607-14.

56. Coffey VG, Hawley JA. The molecular bases of training adaptation. Sports Med. 2007;37(9):737-63.

57. Jorgensen SB, Jensen TE, Richter EA. Role of AMPK in skeletal muscle gene adaptation in relation to exercise. Appl Physiol Nutr Metab. 2007;32(5):904-11.

58. Chen ZP, McConell GK, Michell BJ, Snow RJ, Canny BJ, Kemp BE. AMPK signaling in contracting human skeletal muscle: acetyl-CoA carboxylase and NO synthase phosphorylation. Am J Physiol Endocrinol Metab. 2000;279(5):E1202-6.

59. Birk JB, Wojtaszewski JF. Predominant alpha2/beta2/gamma3 AMPK activation during exercise in human skeletal muscle. J Physiol. 2006;577(Pt 3):1021-32.

60. Wright DC, Han DH, Garcia-Roves PM, Geiger PC, Jones TE, Holloszy JO. Exercise-induced mitochondrial biogenesis begins before the increase in muscle PGC-1alpha expression. J Biol Chem. 2007;282(1):194-9.

61. Rose AJ, Hargreaves M. Exercise increases Ca2+-calmodulin-dependent protein kinase II activity in human skeletal muscle. J Physiol. 2003;553(Pt 1):303-9.

62. Yu M, Blomstrand E, Chibalin AV, Krook A, Zierath JR. Marathon running increases ERK1/2 and p38 MAP kinase signalling to downstream targets in human skeletal muscle. J Physiol. 2001;536(Pt 1):273-82.

63. Hawley JA, Gibala MJ. What's new since Hippocrates? Preventing type 2 diabetes by physical exercise and diet. Diabetologia. 2012;55(3):535-9.

64. Sim AY, Wallman KE, Fairchild TJ, Guelfi KJ. High-intensity intermittent exercise attenuates ad-libitum energy intake. Int J Obes (Lond). 2014;38(3):417-22.

65. Sim AY, Wallman KE, Fairchild TJ, Guelfi KJ. Effects of high-intensity intermittent exercise training on appetite regulation. Med Sci Sports Exerc. 2015;47(11):2441-9.

66. Deighton K, Barry R, Connon CE, Stensel DJ. Appetite, gut hormone and energy intake responses to low volume sprint interval and traditional endurance exercise. Eur J Appl Physiol. 2013;113(5):1147-56.

67. Wynne K, Stanley S, McGowan B, Bloom S. Appetite control. J Endocrinol. 2005;184(2):291-318.

68. Broom DR, Stensel DJ, Bishop NC, Burns SF, Miyashita M. Exercise-induced suppression of acylated ghrelin in humans. J Appl Physiol (1985). 2007;102(6):2165-71.

69. Clausen JP. Effect of physical training on cardiovascular adjustments to exercise in man. Physiol Rev. 1977;57(4):779-815.

70. Lam CK, Chari M, Wang PY, Lam TK. Central lactate metabolism regulates food intake. Am J Physiol Endocrinol Metab. 2008;295(2):E491-6.

71. Nagase H, Bray GA, York DA. Effects of pyruvate and lactate on food intake in rat strains sensitive and resistant to dietary obesity. Physiol Behav. 1996;59(3):555-60.

72. Friedman MI. Control of energy intake by energy metabolism. Am J Clin Nutr. 1995;62(5 Suppl):1096S-100S.

73. Scheurink AJ, Ammar AA, Benthem B, van Dijk G, Sodersten PA. Exercise and the regulation of energy intake. Int J Obes Relat Metab Disord. 1999;23 Suppl 3:S1-6.

74. Rijzewijk LJ, van der Meer RW, Lamb HJ, de Jong HW, Lubberink M, Romijn JA, et al. Altered myocardial substrate metabolism and decreased diastolic function in nonischemic human diabetic cardiomyopathy: studies with cardiac positron emission tomography and magnetic resonance imaging. J Am Coll Cardiol. 2009;54(16):1524-32.

75. Zile MR, Gottdiener JS, Hetzel SJ, McMurray JJ, Komajda M, McKelvie R, et al. Prevalence and significance of alterations in cardiac structure and function in patients with heart failure and a preserved ejection fraction. Circulation. 2011;124(23):2491-501.

76. Frey N, Katus HA, Olson EN, Hill JA. Hypertrophy of the heart: a new therapeutic target? Circulation. 2004;109(13):1580-9.

77. Cassidy S, Thoma C, Hallsworth K, Parikh J, Hollingsworth KG, Taylor R, et al. High intensity intermittent exercise improves cardiac structure and function and reduces liver fat in patients with type 2 diabetes: a randomised controlled trial. Diabetologia. 2016;59(1):56-66.

78. Hallsworth K, Thoma C, Hollingsworth KG, Cassidy S, Anstee QM, Day CP, et al. Modified high-intensity interval training reduces liver fat and improves cardiac function in non-alcoholic fatty liver disease: a randomized controlled trial. Clin Sci (Lond). 2015;129(12):1097-105.

79. Molmen-Hansen HE, Stolen T, Tjonna AE, Aamot IL, Ekeberg IS, Tyldum GA, et al. Aerobic interval training reduces blood pressure and improves myocardial function in hypertensive patients. Eur J Prev Cardiol. 2012;19(2):151-60.

80. Wisloff U, Stoylen A, Loennechen JP, Bruvold M, Rognmo O, Haram PM, et al. Superior cardiovascular effect of aerobic interval training versus moderate continuous training in heart failure patients: a randomized study. Circulation. 2007;115(24):3086-94.

81. Hollekim-Strand SM, Bjorgaas MR, Albrektsen G, Tjonna AE, Wisloff U, Ingul CB. High-intensity interval exercise effectively improves cardiac function in patients with type 2 diabetes mellitus and diastolic dysfunction: a randomized controlled trial. J Am Coll Cardiol. 2014;64(16):1758-60.

82. Coletta AP, Cleland JG, Freemantle N, Clark AL. Clinical trials update from the European Society of Cardiology Heart Failure meeting: Shape, Bring-Up 2 VAS, Cola II, Fosidial, Betacar, Casino and meta-analysis of cardiac resynchronisation therapy. Eur J Heart Fail. 2004;6(5):673-6.

83. Halley CM, Houghtaling PL, Khalil MK, Thomas JD, Jaber WA. Mortality rate in patients with diastolic dysfunction and normal systolic function. Arch Intern Med. 2011;171(12):1082-7.

84. Goland S, Shimoni S, Zornitzki T, Knobler H, Azoulai O, Lutaty G, et al. Cardiac abnormalities as a new manifestation of nonalcoholic fatty liver disease: echocardiographic and tissue Doppler imaging assessment. J Clin Gastroenterol. 2006;40(10):949-55.

85. Avogaro A, Albiero M, Menegazzo L, de Kreutzenberg S, Fadini GP. Endothelial dysfunction in diabetes: the role of reparatory mechanisms. Diabetes Care. 2011;34(Suppl 2):S285-90.

86. Stensvold D, Tjonna AE, Skaug EA, Aspenes S, Stolen T, Wisloff U, et al. Strength training versus aerobic interval training to modify risk factors of metabolic syndrome. J Appl Physiol (1985). 2010;108(4):804-10.

87. Fex A, Leduc-Gaudet JP, Filion ME, Karelis AD, Aubertin-Leheudre M. Effect of elliptical high intensity interval training on metabolic risk factor in pre- and type 2 diabetes patients: a pilot study. J Phys Act Health. 2015;12(7):942-6.

88. Tjonna AE, Lee SJ, Rognmo O, Stolen TO, Bye A, Haram PM, et al. Aerobic interval training versus continuous moderate exercise as a treatment for the metabolic syndrome: a pilot study. Circulation. 2008;118(4):346-54.

89. Robinson E, Durrer C, Simtchouk S, Jung ME, Bourne JE, Voth E, et al. Short-term high-intensity interval and moderate-intensity continuous training reduce leukocyte TLR4 in inactive adults at elevated risk of type 2 diabetes. J Appl Physiol (1985). 2015;119(5):508-16.

90. Pescatello LS, Franklin BA, Fagard R, Farquhar WB, Kelley GA, Ray CA, et al. American College of Sports Medicine position stand: exercise and hypertension. Med Sci Sports Exerc. 2004;36(3):533-53.

91. Cassidy S, Thoma C, Houghton D, Trenell MI. High-intensity interval training: a review of its impact on glucose control and cardiometabolic health. Diabetologia. 2017;60(1):7-23.

92. Hazell TJ, Hamilton CD, Olver TD, Lemon PW. Running sprint interval training induces fat loss in women. Appl Physiol Nutr Metab. 2014;39(8):944-50.

93. MacDougall JD, Hicks AL, MacDonald JR, McKelvie RS, Green HJ, Smith KM. Muscle performance and enzymatic adaptations to sprint interval training. J Appl Physiol (1985). 1998;84(6):2138-42.

94. Hazell TJ, Macpherson RE, Gravelle BM, Lemon PW. 10 or 30-s sprint interval training bouts enhance both aerobic and anaerobic performance. Eur J Appl Physiol. 2010;110(1):153-60.

95. Zelt JG, Hankinson PB, Foster WS, Williams CB, Reynolds J, Garneys E, et al. Reducing the volume of sprint interval training does not diminish maximal and submaximal performance gains in healthy men. Eur J Appl Physiol. 2014;114(11):2427-36.

96. Macpherson RE, Hazell TJ, Olver TD, Paterson DH, Lemon PW. Run sprint interval training improves aerobic performance but not maximal cardiac output. Med Sci Sports Exerc. 2011;43(1):115-22.

97. Ma JK, Scribbans TD, Edgett BE, Boyd CJ, Simpson CA, Little JP, et al. Extremely low-volume, high-intensity interval training improves exercise capacity and increases mitochondrial protein content in human skeletal muscle. Open J Mol Integr Physiol. 2013;3(4):202-10.

98. Metcalfe RS, Babraj JA, Fawkner SG, Vollaard NB. Towards the minimal amount of exercise for improving metabolic health: beneficial effects of reduced-exertion high-intensity interval training. Eur J Appl Physiol. 2012;112(7):2767-75.

99. Gillen JB, Martin BJ, MacInnis MJ, Skelly LE, Tarnopolsky MA, Gibala MJ. Twelve weeks of sprint interval training improves indices of cardiometabolic health similar to traditional endurance training despite a five-fold lower exercise volume and time commitment. PLoS One. 2016;11(4):e0154075.

100. Bogdanis GC, Nevill ME, Boobis LH, Lakomy HK. Contribution of phosphocreatine and aerobic metabolism to energy supply during repeated sprint exercise. J Appl Physiol (1985). 1996;80(3):876-84.

101. Serpiello FR, McKenna MJ, Bishop DJ, Aughey RJ, Caldow MK, Cameron-Smith D, et al. Repeated sprints alter signaling related to mitochondrial biogenesis in humans. Med Sci Sports Exerc. 2012;44(5):827-34.

102. Hazell TJ, Olver TD, Hamilton CD, Lemon PW. Two minutes of sprint-interval exercise elicits 24-hr oxygen consumption similar to that of 30 min of continuous endurance exercise. Int J Sport Nutr Exerc Metab. 2012;22(4):276-83.

103. LaForgia J, Withers RT, Gore CJ. Effects of exercise intensity and duration on the excess post-exercise oxygen consumption. J Sports Sci. 2006;24(12):1247-64.

104. Townsend LK, Couture KM, Hazell TJ. Mode of exercise and sex are not important for oxygen consumption during and in recovery from sprint interval training. Appl Physiol Nutr Metab. 2014;39(12):1388-94.

105. 105.   Beaulieu K, Olver TD, Abbott KC, Lemon PW. Energy intake over 2 days is unaffected by acute sprint interval exercise despite increased appetite and energy expenditure. Appl Physiol Nutr Metab. 2015;40(1):79-86.

106. Skelly LE, Andrews PC, Gillen JB, Martin BJ, Percival ME, Gibala MJ. High-intensity interval exercise induces 24-h energy expenditure similar to traditional endurance exercise despite reduced time commitment. Appl Physiol Nutr Metab. 2014;39(7):845-8.

107. Whyte LJ, Gill JM, Cathcart AJ. Effect of 2 weeks of sprint interval training on health-related outcomes in sedentary overweight/obese men. Metabolism. 2010;59(10):1421-8.

108. Chan HH, Burns SF. Oxygen consumption, substrate oxidation, and blood pressure following sprint interval exercise. Appl Physiol Nutr Metab. 2013;38(2):182-7.

109. Burgomaster KA, Howarth KR, Phillips SM, Rakobowchuk M, Macdonald MJ, McGee SL, et al. Similar metabolic adaptations during exercise after low volume sprint interval and traditional endurance training in humans. J Physiol. 2008;586(1):151-60.

110. Gillen JB, Percival ME, Ludzki A, Tarnopolsky MA, Gibala MJ. Interval training in the fed or fasted state improves body composition and muscle oxidative capacity in overweight women. Obesity (Silver Spring). 2013;21(11):2249-55.

111. Gillen JB, Percival ME, Skelly LE, Martin BJ, Tan RB, Tarnopolsky MA, et al. Three minutes of all-out intermittent exercise per week increases skeletal muscle oxidative capacity and improves cardiometabolic health. PLoS One. 2014;9(11):e111489.

112. Perry CG, Heigenhauser GJ, Bonen A, Spriet LL. High-intensity aerobic interval training increases fat and carbohydrate metabolic capacities in human skeletal muscle. Appl Physiol Nutr Metab. 2008;33(6):1112-23.

113. Williams CB, Zelt JG, Castellani LN, Little JP, Jung ME, Wright DC, et al. Changes in mechanisms proposed to mediate fat loss following an acute bout of high-intensity interval and endurance exercise. Appl Physiol Nutr Metab. 2013;38(12):1236-44.

114. Islam H, Townsend LK, Hazell TJ. Modified sprint interval training protocols. Part I. Physiological responses. Appl Physiol Nutr Metab. 2017;42(4):339-46.

115. Little JP, Gillen JB, Percival ME, Safdar A, Tarnopolsky MA, Punthakee Z, et al. Low-volume high-intensity interval training reduces hyperglycemia and increases muscle mitochondrial capacity in patients with type 2 diabetes. J Appl Physiol (1985). 2011;111(6):1554-60.

116. Tucker WJ, Angadi SS, Gaesser GA. excess postexercise oxygen consumption after high-intensity and sprint interval exercise, and continuous steady-state exercise. J Strength Cond Res. 2016;30(11):3090-7.

117. Keating SE, Machan EA, O'Connor HT, Gerofi JA, Sainsbury A, Caterson ID, et al. Continuous exercise but not high intensity interval training improves fat distribution in overweight adults. J Obes. 2014;2014:834865.

118. Fisher G, Brown AW, Bohan Brown MM, Alcorn A, Noles C, Winwood L, et al. High Intensity Interval- vs moderate intensity- training for improving cardiometabolic health in overweight or obese males: a randomized controlled trial. PLoS One. 2015;10(10):e0138853.

119. Tabata I, Nishimura K, Kouzaki M, Hirai Y, Ogita F, Miyachi M, et al. Effects of moderate-intensity endurance and high-intensity intermittent training on anaerobic capacity and VO2max. Med Sci Sports Exerc. 1996;28(10):1327-30.

120. McRae G, Payne A, Zelt JG, Scribbans TD, Jung ME, Little JP, et al. Extremely low volume, whole-body aerobic-resistance training improves aerobic fitness and muscular endurance in females. Appl Physiol Nutr Metab. 2012;37(6):1124-31.

121. Emberts T, Porcari J, Dobers-Tein S, Steffen J, Foster C. Exercise intensity and energy expenditure of a tabata workout. J Sports Sci Med. 2013;12(3):612-3.

122. Sultana RN, Sabag A, Keating SE, Johnson NA. The effect of low-volume high-intensity interval training on body composition and cardiorespiratory fitness: a systematic review and meta-analysis. Sports Med. 2019;49(11):1687-721.

123. Fountaine CJ, Schmidt BJ. Metabolic cost of rope training. J Strength Cond Res. 2015;29(4):889-93.

124. Stanforth D, Brumitt J, Ratamess NA, Atkins W, Keteyian SJ. Training toys... bells, ropes, and balls – oh my! ACSM's Health & Fitness Journal. 2015;19(4):5-11.

125. Chen WH, Wu HJ, Lo SL, Chen H, Yang WW, Huang CF, et al. Eight-week battle rope training improves multiple physical fitness dimensions and shooting accuracy in collegiate basketball players. J Strength Cond Res. 2018;32(10):2715-24.

126. Faigenbaum AD, Kang J, Ratamess NA, Farrell A, Golda S, Stranieri A, et al. Acute cardiometabolic responses to a novel training rope protocol in children. J Strength Cond Res. 2018;32(5):1197-206.

127. Calatayud J, Martin F, Colado JC, Benitez JC, Jakobsen MD, Andersen LL. Muscle activity during unilateral vs. bilateral battle rope exercises. J Strength Cond Res. 2015;29(10):2854-9.

128. Ratamess NA, Rosenberg JG, Klei S, Dougherty BM, Kang J, Smith CR, et al. Comparison of the acute metabolic responses to traditional resistance, body-weight, and battling rope exercises. J Strength Cond Res. 2015;29(1):47-57.

129. ACSM. ACSM's guidelines for exercise testing and prescription. 10th ed. Philadelphia, PA: LWW; 2017.

130. Marin DP, Astorino TA, Martinatto F, Ragazzini FT, Bispo RE, Foschini D, et al. Comparison of perceptual responses between different upper-body sprint interval exercise protocols. Physiol Behav. 2019;210:112626.

131. Ratamess NA, Smith CR, Beller NA, Kang J, Faigenbaum AD, Bush JA. Effects of rest interval length on acute battling rope exercise metabolism. J Strength Cond Res. 2015;29(9):2375-87.

132. Stoner L, Rowlands D, Morrison A, Credeur D, Hamlin M, Gaffney K, et al. Efficacy of exercise intervention for weight loss in overweight and obese adolescents: meta-analysis and implications. Sports Med. 2016;46(11):1737-51.

133. Chin SH, Kahathuduwa CN, Binks M. Physical activity and obesity: what we know and what we need to know. Obes Rev. 2016;17(12):1226-44.

134. Shaw K, Gennat H, O'Rourke P, Del Mar C. Exercise for overweight or obesity. Cochrane Database Syst Rev. 2006;(4):CD003817.

135. Miller WC, Koceja DM, Hamilton EJ. A meta-analysis of the past 25 years of weight loss research using diet, exercise or diet plus exercise intervention. Int J Obes Relat Metab Disord. 1997;21(10):941-7.

136. McTigue KM, Harris R, Hemphill B, Lux L, Sutton S, Bunton AJ, et al. Screening and interventions for obesity in adults: summary of the evidence for the U.S. Preventive Services Task Force. Ann Intern Med. 2003;139(11):933-49.

137. Douketis JD, Macie C, Thabane L, Williamson DF. Systematic review of long-term weight loss studies in obese adults: clinical significance and applicability to clinical practice. Int J Obes (Lond). 2005;29(10):1153-67.

138. Tremblay A, Simoneau JA, Bouchard C. Impact of exercise intensity on body fatness and skeletal muscle metabolism. Metabolism. 1994;43(7):814-8.

139. Maillard F, Rousset S, Pereira B, Traore A, de Pradel Del Amaze P, Boirie Y, et al. High-intensity interval training reduces abdominal fat mass in postmenopausal women with type 2 diabetes. Diabetes Metab. 2016;42(6):433-41.

140. Higgins S, Fedewa MV, Hathaway ED, Schmidt MD, Evans EM. Sprint interval and moderate-intensity cycling training differentially affect adiposity and aerobic capacity in overweight young-adult women. Appl Physiol Nutr Metab. 2016;41(11):1177-83.

141. Bagley L, Slevin M, Bradburn S, Liu D, Murgatroyd C, Morrissey G, et al. Sex differences in the effects of 12 weeks sprint interval training on body fat mass and the rates of fatty acid oxidation and VO2max during exercise. BMJ Open Sport Exerc Med. 2016;2(1):e000056.

142. Tarnopolsky MA. Sex differences in exercise metabolism and the role of 17-beta estradiol. Med Sci Sports Exerc. 2008;40(4):648-54.

143. Bijlsma AY, Meskers MC, Molendijk M, Westendorp RG, Sipila S, Stenroth L, et al. Diagnostic measures for sarcopenia and bone mineral density. Osteoporos Int. 2013;24(10):2681-91.

144. McPhee JS, Maden-Wilkinson TM, Narici MV, Jones DA, Degens H. Knee extensor fatigue resistance of young and older men and women performing sustained and brief intermittent isometric contractions. Muscle Nerve. 2014;50(3):393-400.

145. Venables MC, Achten J, Jeukendrup AE. Determinants of fat oxidation during exercise in healthy men and women: a cross-sectional study. J Appl Physiol (1985). 2005;98(1):160-7.

146. Esbjornsson-Liljedahl M, Sundberg CJ, Norman B, Jansson E. Metabolic response in type I and type II muscle fibers during a 30-s cycle sprint in men and women. J Appl Physiol (1985). 1999;87(4):1326-32.

147. Boudou P, Sobngwi E, Mauvais-Jarvis F, Vexiau P, Gautier JF. Absence of exercise-induced variations in adiponectin levels despite decreased abdominal adiposity and improved insulin sensitivity in type 2 diabetic men. Eur J Endocrinol. 2003;149(5):421-4.

148. Dunn SL. Effects of exercise and dietary intervention on metabolic syndrome markers of inactive premenopausal women. University of New South Wales; 2009.

149. Helgerud J, Hoydal K, Wang E, Karlsen T, Berg P, Bjerkaas M, et al. Aerobic high-intensity intervals improve VO2max more than moderate training. Med Sci Sports Exerc. 2007;39(4):665-71.

150. Mourier A, Gautier JF, De Kerviler E, Bigard AX, Villette JM, Garnier JP, et al. Mobilization of visceral adipose tissue related to the improvement in insulin sensitivity in response to physical training in NIDDM: effects of branched-chain amino acid supplements. Diabetes Care. 1997;20(3):385-91.

151. Tjonna AE, Stolen TO, Bye A, Volden M, Slordahl SA, Odegard R, et al. Aerobic interval training reduces cardiovascular risk factors more than a multitreatment approach in overweight adolescents. Clin Sci (Lond). 2009;116(4):317-26.

152. Warburton DE, McKenzie DC, Haykowsky MJ, Taylor A, Shoemaker P, Ignaszewski AP, et al. Effectiveness of high-intensity interval training for the rehabilitation of patients with coronary artery disease. Am J Cardiol. 2005;95(9):1080-4.

153. Boutcher SH. High-intensity intermittent exercise and fat loss. J Obes. 2011;2011:868305.

154. Wewege M, van den Berg R, Ward RE, Keech A. The effects of high-intensity interval training vs. moderate-intensity continuous training on body composition in overweight and obese adults: a systematic review and meta-analysis. Obes Rev. 2017;18(6):635-46.

155. Viana RB, Naves JPA, Coswig VS, de Lira CAB, Steele J, Fisher JP, et al. Is interval training the magic bullet for fat loss? A systematic review and meta-analysis comparing moderate-intensity continuous training with high-intensity interval training (HIIT). Br J Sports Med. 2019;53(10):655-64.

156. Kilpatrick M, Kraemer R, Bartholomew J, Acevedo E, Jarreau D. Affective responses to exercise are dependent on intensity rather than total work. Med Sci Sports Exerc. 2007;39(8):1417-22.

157. Ekkekakis P, Parfitt G, Petruzzello SJ. The pleasure and displeasure people feel when they exercise at different intensities: decennial update and progress towards a tripartite rationale for exercise intensity prescription. Sports Med. 2011;41(8):641-71.

158. Perri MG, Anton SD, Durning PE, Ketterson TU, Sydeman SJ, Berlant NE, et al. Adherence to exercise prescriptions: effects of prescribing moderate versus higher levels of intensity and frequency. Health Psychol. 2002;21(5):452-8.

159. Oliveira BR, Slama FA, Deslandes AC, Furtado ES, Santos TM. Continuous and high-intensity interval training: which promotes higher pleasure? PLoS One. 2013;8(11):e79965.

160. Jung ME, Bourne JE, Little JP. Where does HIT fit? An examination of the affective response to high-intensity intervals in comparison to continuous moderate- and continuous vigorous-intensity exercise in the exercise intensity-affect continuum. PLoS One. 2014;9(12):e114541.

161. Bartlett JD, Close GL, MacLaren DP, Gregson W, Drust B, Morton JP. High-intensity interval running is perceived to be more enjoyable than moderate-intensity continuous exercise: implications for exercise adherence. J Sports Sci. 2011;29(6):547-53.

162. Jung ME, Little JP, Batterham AM. Commentary: why sprint interval training is inappropriate for a largely sedentary population. Front Psychol. 2015;6:1999.

163. Saanijoki T, Nummenmaa L, Eskelinen JJ, Savolainen AM, Vahlberg T, Kalliokoski KK, et al. Affective responses to repeated sessions of high-intensity interval training. Med Sci Sports Exerc. 2015;47(12):2604-11.

164. Martinez N, Kilpatrick MW, Salomon K, Jung ME, Little JP. Affective and enjoyment responses to high-Intensity Interval training in overweight-to-obese and Insufficiently active adults. J Sport Exerc Psychol. 2015;37(2):138-49.

165. Niven A, Thow J, Holroyd J, Turner AP, Phillips SM. Comparison of affective responses during and after low volume high-intensity interval exercise, continuous moderate- and continuous high-intensity exercise in active, untrained, healthy males. J Sports Sci. 2018;36(17):1993-2001.

166. Decker ES, Ekkekakis P. More efficient, perhaps, but at what price? Pleasure and enjoyment responses to high-intensity interval exercise in low-active women with obesity. Psychology of Sport and Exercise. 2017;28:1-10.

167. Williams DM, Dunsiger S, Ciccolo JT, Lewis BA, Albrecht AE, Marcus BH. Acute affective response to a moderate-intensity exercise stimulus predicts physical activity participation 6 and 12 months later. Psychol Sport Exerc. 2008;9(3):231-45.

168. Wood KM, Olive B, LaValle K, Thompson H, Greer K, Astorino TA. Dissimilar physiological and perceptual responses between sprint Interval training and high-intensity interval training. J Strength Cond Res. 2016;30(1):244-50.

169. Ekkekakis P. Pleasure and displeasure from the body: Perspectives from exercise. Cogn Emot. 2003;17(2):213-39.

170. Dietrich A. Transient hypofrontality as a mechanism for the psychological effects of exercise. Psychiatry Res. 2006;145(1):79-83.

171. Sudeck G, Schmid J, Conzelmann A. Exercise experiences and changes in affective attitude: direct and indirect effects of in situ measurements of experiences. Front Psychol. 2016;7:900.

172. Groslambert A, Mahon AD. Perceived exertion: influence of age and cognitive development. Sports Med. 2006;36(11):911-28.

173. Rejeski WJ. The perception of exertion: a social psychophysiological integration. Journal of Sport Psychology. 1981;3(4):305-20.

174. Barnett F. The effect of exercise on affective and self-efficacy responses in older and younger women. J Phys Act Health. 2013;10(1):97-105.

175. Malik AA, Williams CA, Weston KL, Barker AR. Perceptual responses to high- and moderate-Intensity Interval exercise in adolescents. Med Sci Sports Exerc. 2018;50(5):1021-30.

176. Ekkekakis P, Hall EE, Petruzzello SJ. Some like it vigorous: measuring Individual differences in the preference for and tolerance of exercise Intensity. J Sport Exerc Psychol. 2005;27(3):350-74.

177. Ekkekakis P, Lind E, Hall EE, Petruzzello SJ. Can self-reported tolerance of exercise intensity play a role in exercise testing? Med Sci Sports Exerc. 2007;39(7):1193-9.

178. Marin DP. Comparação das respostas perceptivas e motivacionais entre diferentes protocolos de treinamento intervalado. São Paulo: Universidade Cruzeiro do Sul; 2019.

179. Stork MJ, Banfield LE, Gibala MJ, Martin Ginis KA. A scoping review of the psychological responses to interval exercise: is interval exercise a viable alternative to traditional exercise? Health Psychol Rev. 2017;11(4):324-44.

180. Niven A, Laird Y, Saunders DH, Phillips SM. A systematic review and meta-analysis of affective responses to acute high intensity interval exercise compared with continuous moderate- and high--Intensity exercise. Health Psychol Rev. 2020:1-34.

181. Kimiecik JC, Harris AT. What is enjoyment? a conceptual/definitional analysis with implications for sport and exercise psychology. Journal of Sport and Exercise Psychology. 1998;20(3):247-63.

182. Marin DP, Polito LFT, Foschini D, Urtado CB, Otton R. Motives, motivation and exercise behavioral regulations in crossfit and resistance training participants. Psych. 2018;9(14):2869-84.

183. Rhodes RE, Fiala B, Conner M. A review and meta-analysis of affective judgments and physical activity in adult populations. Ann Behav Med. 2009;38(3):180-204.

184. Rhodes RE, Kates A. Can the affective response to exercise predict future motives and physical activity behavior? A systematic review of published evidence. Ann Behav Med. 2015;49(5):715-31.

185. Kwan BM, Bryan AD. In-task and post-task affective response to exercise: translating exercise intentions into behaviour. Br J Health Psychol. 2010;15(Pt 1):115-31.

186. Townsend LK, Islam H, Dunn E, Eys M, Robertson-Wilson J, Hazell TJ. Modified sprint interval training protocols. Part II. Psychological responses. Appl Physiol Nutr Metab. 2017;42(4):347-53.

187. Olney N, Wertz T, LaPorta Z, Mora A, Serbas J, Astorino TA. Comparison of acute physiological and psychological responses between moderate-Intensity continuous exercise and three regimes of high-Intensity Interval training. J Strength Cond Res. 2018;32(8):2130-8.

188. Greene DR, Greenlee TA, Petruzzello SJ. That feeling I get: examination of the exercise intensity-affect-enjoyment relationship. Psychology of Sport and Exercise. 2018;35:39-46.

Treinamento de força: emagrecimento e controle da obesidade

Jonato Prestes
Christiano Bertoldo
Denis Foschini
Douglas Popp Marin

INTRODUÇÃO

Dentre as estratégias de exercício físico para o emagrecimento, o treinamento de força (TF) tem sido intensamente pesquisado e utilizado no *fitness* e em clínicas para auxiliar nos processos do emagrecimento, bem como da manutenção do peso perdido. Contudo, os mecanismos pelos quais o TF impede o excesso de adiposidade corporal não estão totalmente esclarecidos, e seus efeitos, quando isolados de mudanças de comportamentos alimentares, são questionados.

Didaticamente, este capítulo apresenta os efeitos agudos e crônicos do TF sobre o gasto energético, o metabolismo e o emagrecimento. Essa abordagem vai auxiliar o leitor a diferenciar os efeitos transitórios de uma sessão de exercício *versus* os efeitos de um programa de TF sobre o emagrecimento, que por vezes podem ser confundidos e interpretados de maneira equivocada.

RESPOSTAS AGUDAS E MÉTODOS DE TREINAMENTO DE FORÇA

Segundo o último posicionamento do Colégio Americano de Medicina do Esporte (ACSM)[1], as estratégias e intervenções apropriadas para perda de peso e prevenção da recuperação do peso enfatizaram a restrição nutricional e o exercício aeróbio. Contudo, para o ACSM,[1] as evidências sobre o papel do TF no controle do peso corporal eram insuficientes, embora esse tipo de exercício possa aumentar a massa muscular, aumentando o gasto energético em 24 horas. Pesquisas mostram um aumento no gasto calórico durante e após uma sessão de TF, e a contribuição total desse tipo de exercício para o gasto calórico diário parece mais relacionada a sua influência durante o exercício em si[2-3].

Com relação à contribuição do TF para o gasto energético durante o exercício, Olds e Abernethy[4] mostraram que o TF realizado com 12 repetições a 75% de 1 repetição máxima (1RM) produziu gasto calórico durante o exercício e consumo excessivo de oxigênio pós-exercício (EPOC, do inglês *excess post-exercise oxygen consumption*, falaremos mais adiante) similares ao protocolo com 15 repetições a 60% de 1RM quando equalizados pelo trabalho mecânico.

QUADRO 1 Exemplos de treinamento de força em circuito com intensidade leve e intensidade moderada realizado próximo à falha concêntrica

Circuito de intensidade leve 2 séries de 15 repetições – 60% de 1RM	Circuito de intensidade moderada 2 séries de 12 repetições – 75% de 1RM
Supino	Supino
Leg press	*Leg press*
Desenvolvimento	Desenvolvimento
Extensão de joelhos	Extensão de joelhos
Puxada frontal	Puxada frontal
Mesa flexora	Mesa flexora
Crucifixo	Crucifixo

1RM: uma repetição máxima.
Fonte: estudo de Olds e Abernethy[4].

O Quadro 1 reflete o protocolo retirado do estudo de Olds e Abernethy[4]. Nesse caso, várias adaptações podem ser realizadas, por exemplo, usar repetições máximas até a falha após um período inicial de treinamento de 1-3 meses. Os exercícios podem ser modificados de acordo com as necessidades de cada cliente, intercorrências clínicas ou o objetivo de fortalecer diferentes grupos musculares. Exercícios de estabilidade, pranchas, entre outros podem ser adicionados ou substituir exercícios que não forem primordiais. Apresentamos no Quadro 2 dois protocolos de TF em circuito com diferentes zonas de repetições para uma fase mais avançada do mesmo cliente com maior volume de trabalho. Uma forma de progressão para aumentar o trabalho metabólico e tornar a sessão de treino mais exaustiva é reduzir o intervalo de recuperação entre as passagens do circuito de 3 para 2 minutos e então 1 minuto a cada fase do treinamento. Vale destacar que a redução do intervalo de recuperação entre as séries e exercícios promoverá maior demanda anaeróbia na sessão de exercício (aumento do lactato sanguíneo), porém não necessariamente maior gasto energético. O dispêndio energético de uma sessão de treinamento está intimamente relacionado com o trabalho total executado. A ordem dos exercícios pode ser alterada, o peso pode ser ajustado de acordo com o ganho de força dentro das zonas de repetições e assim por diante. Nas semanas iniciais é interessante treinar sem a falha e priorizar a técnica de execução dos exercícios, até porque nesse período os resultados serão bem similares.

QUADRO 2 Exemplos de treinamento de força em circuito com diferentes zonas de repetições máximas para uma fase mais avançada

Circuito: 3 passagens de 15-20RM Montagem de programa: alternado por segmento tradicional Intensidade: leve-moderada Volume: 405-540 repetições	Circuito: 3 passagens de 10-12RM Montagem de programa: alternado por segmento parcial Intensidade: moderada Volume: 360-432 repetições
Supino	Supino
Leg press	*Leg press*
Prancha frontal	Remada baixa na polia
Remada baixa na polia	Agachamento
Agachamento	Desenvolvimento com halter
Extensão de coluna	Mesa flexora
Desenvolvimento com barra	Flexão de braço
Mesa flexora	Cadeira adutora
Abdominal no solo	Puxada frontal
	Cadeira abdutora
	Abdominal no solo
	Extensão de coluna

RM: repetição máxima.

Corroborando esses achados, Thornton e Potteiger[5] mostraram, em mulheres treinadas, que o TF mais intenso (9 exercícios; 2x 8 – 85% de 8RM) não promoveu diferença para o consumo de oxigênio durante o exercício e, portanto, para o gasto calórico (63,7 ± 7 kcal *vs.* 71,7 ± 7,1 kcal) em comparação ao protocolo de menor intensidade (9 exercícios; 2x 15 – 45% de 8RM). Esse resultado já seria esperado, uma vez que o volume de carga de treinamento foi equalizado entre os protocolos (4.342,7 ± 754 kg *vs.* 4.326,5 ± 753 kg). Os autores indicaram que o excesso de oxigênio consumido pós-exercício foi significativamente maior (duas vezes mais) após o protocolo de alta intensidade (85% de 8RM) em relação ao protocolo de baixa intensidade. Entretanto, na análise cuidadosa quanto à relevância clínica, verificamos que a diferença foi de somente

5,5 kcal (11 ± 1,9 *vs.* 5,5 ± 1,3 kcal). É possível que essa diferença seja considerada irrelevante quando pensamos em emagrecimento a longo prazo. O exemplo de treino do estudo supracitado é apresentado no Quadro 3. Os achados do estudo nos ajudam a entender o efeito similar do trabalho metabólico quando equalizamos o volume total do treino, manipulando tanto a intensidade (sobrecarga) quanto o número total de repetições.

QUADRO 3 Exemplos de treinamento de força com intensidade leve e intensidade alta realizado próximo à falha concêntrica

Circuito intenso 2 séries de 8 repetições – 85% de 8RM	Circuito leve 2 séries de 15 repetições – 45% de 8RM
Rosca direta	Rosca direta
Desenvolvimento	Desenvolvimento
Peck deck	*Peck deck*
Supino	Supino
Puxada frontal	Puxada frontal
Extensão de cotovelos	Extensão dos cotovelos
Mesa flexora	Mesa flexora
Leg press	*Leg press*
Cadeira extensora	Cadeira extensora

8RM: oito repetições máximas.
Fonte: estudo de Thornton e Potteiger[5].

Fatouros et al.[6] estudaram homens de 65-82 anos sedentários e com sobrepeso divididos em quatro grupos: sem exercício; baixa intensidade (45-50% de 1RM com 2 minutos de intervalo entre as séries); moderada intensidade (60-65% de 1RM com 4 minutos de intervalo entre as séries); e alta intensidade (80-85% de 1RM com 6 minutos de intervalo entre as séries) (Quadro 4). Os resultados mostraram que o gasto calórico no grupo alta intensidade (221,6 ± 8,8 kcal) foi menor em comparação ao grupo de moderada (295,6 ± 10,7 kcal) e baixa (281,6 ± 9,8 kcal) intensidade.

QUADRO 4 Exemplos de treinamento de força com diferentes intensidades aplicado em idosos com sobrepeso

Intensidade: leve 3 séries 45-50% 1RM	Intensidade: moderada 3 séries 60-65% 1RM	Intensidade: alta 3 séries 80-85% 1RM
Supino vertical	Supino vertical	Supino vertical
Cadeira extensora	Cadeira extensora	Cadeira extensora

(Continua)

QUADRO 4 Exemplos de treinamento de força com diferentes intensidades aplicado em idosos com sobrepeso (*continuação*)

Intensidade: leve 3 séries 45-50% 1RM	Intensidade: moderada 3 séries 60-65% 1RM	Intensidade: alta 3 séries 80-85% 1RM
Desenvolvimento	Desenvolvimento	Desenvolvimento
Mesa flexora	Mesa flexora	Mesa flexora
Puxada frontal	Puxada frontal	Puxada frontal
Leg press	*Leg press*	*Leg press*
Flexão de cotovelos	Flexão de cotovelos	Flexão de cotovelos
Extensão de cotovelos	Extensão de cotovelos	Extensão de cotovelos
Abdominais	Abdominais	Abdominais
Extensão de coluna	Extensão de coluna	Extensão de coluna

1RM: uma repetição máxima.
Obs.: as séries eram realizadas próximo à falha concêntrica.
Fonte: estudo de Fatouros et al.[6]

Os exemplos de treino do Quadro 4 também podem servir como modelo de periodização com incremento progressivo de intensidade a cada mês em sujeitos destreinados ou até semanalmente em sujeitos treinados. O Quadro 5 apresenta um exemplo de periodização de 12 semanas com repetições máximas. Observe que existe um aumento progressivo na intensidade dos exercícios (zonas de RM) e uma redução progressiva do volume total por sessão.

QUADRO 5 Exemplo de periodização do treinamento de força

Micro 1-4 semanas 3 séries de 15-20RM	Micro 2-4 semanas 3 séries de 10-12RM	Micro 3-4 semanas 3 séries de 4-6RM
Supino com barra	Supino com barra	Supino com barra
Leg press	*Leg press*	*Leg press*
Remada baixa	Remada baixa	Remada baixa
Cadeira extensora	Cadeira extensora	Cadeira extensora
Desenvolvimento	Desenvolvimento	Desenvolvimento
Mesa flexora	Mesa flexora	Mesa flexora
Flexão de cotovelos	Flexão de cotovelos	Flexão de cotovelos
Flexão plantar	Flexão plantar	Flexão plantar
Extensão de cotovelos	Extensão de cotovelos	Extensão de cotovelos
Abdominais	Abdominais	Abdominais
Extensão de coluna	Extensão de coluna	Extensão de coluna
Volume: 495-660	Volume: 330-396	Volume: 132-198

RM: repetições máximas; volume (repetições): exercícios x séries x repetições.

Outro fator a ser considerado em relação ao gasto calórico durante o TF é a velocidade de execução do movimento. Mazzetti et al.[7] estudaram o efeito da execução lenta (2 segundos) e rápida (explosiva) no exercício de agachamento. Os grupos realizaram 4 séries de 8 repetições com 80% de 1RM. A taxa média do gasto calórico (kcal/minuto) foi significativamente maior (7,27 kcal por minuto de exercício *vs.* 6,43 kcal por minuto de exercício) durante a execução do movimento rápido (explosão/potência). Os autores concluíram que o exercício de agachamento realizado de forma rápida (explosão/potência) e com velocidade máxima induz maior aumento do gasto calórico que o agachamento realizado de forma lenta.

Ainda sobre a variável velocidade de execução, Mazzetti et al.[8] corroboraram o estudo citado anteriormente. Os pesquisadores tiveram como objetivo principal comparar o gasto energético entre os protocolos de exercícios de força usando movimentos explosivos máximos (máxima velocidade) ou lentos (2 s) contra movimentos recreativos (normalmente utilizados por praticantes convencionais em academias), porém nesse estudo o público foi de homens treinados e não treinados. Para tanto, 7 homens treinados (21,9 ± 2,1 anos) e 7 homens jovens não treinados realizaram três protocolos de exercício quase idênticos. Os indivíduos realizaram 3 séries de agachamento, remada com halter, levantamento terra, supino, puxador costas, desenvolvimento, flexão do cotovelo e tríceps banco. A taxa de gasto calórico foi significativamente maior para os movimentos explosivos máximos quando comparados aos movimentos lentos e também aos movimentos tradicionalmente realizados nas academias durante todos os exercícios em homens treinados. Os movimentos explosivos também geraram maior taxa de gasto energético do que os movimentos tradicionais, exceto no levantamento terra em homens destreinados. Em homens treinados, o total de quilocalorias foi significativamente maior no grupo que realizou os movimentos explosivos máximos (507 kcal) em comparação com movimentos recreativos (431 kcal), mas não nos voluntários não treinados. Os autores sugerem que, para programas de TF para o corpo inteiro, movimentos explosivos máximos otimizam o gasto calórico em homens treinados. Novamente, vale ressaltar que esses fatores dependem da manipulação das variáveis do TF, o que será demonstrado no estudo citado a seguir.

Em contrapartida, parece que o gasto calórico no supino se apresenta de modo diferente em relação a exercícios para membros inferiores, como o agachamento. Scott[9] avaliou o gasto calórico durante o supino em homens jovens, fisicamente ativos, durante 3 séries de 5 repetições (para evitar a fadiga, o que poderia interferir no gasto calórico) a 70% de 1RM em três cadências diferentes: 1,5 segundo na fase concêntrica e excêntrica (15 segundos por série e 45 segundos no total); 4 segundos na fase excêntrica e 1 segundo na concêntrica (25 segundos por série e 75 segundos no total); e 1 segundo na fase excêntrica e 4 segundos na concêntrica (25 segundos por série e 75 segundos no total). O gasto energético foi significativamente maior nos grupos 4 segundos na excêntrica e 1 segundo na concêntrica (19,12 kcal) e 4 segundos na concêntrica e 1 segundo na excêntrica (20,1 kcal) comparados ao grupo 1,5 segundo tanto para concêntrica quanto para excêntrica (14,4 kcal). O autor sugere que, para o supino, maior tempo de execução com intensidade submáxima proporciona maior gasto calórico.

Assim, a mudança de velocidade durante o TF pode ser uma opção para mudar os estímulos e aumentar o gasto energético, especialmente em sujeitos que não estão acostumados a essa variação. O cuidado é utilizar essa variável em sujeitos que dominam a técnica de execução do exercício e apresentam as devidas adaptações neuromusculares e tendíneas. Nos exemplos de treinamento citados anteriormente, uma opção seria aumentar a velocidade da fase concêntrica sem mudar os outros parâmetros de prescrição, por exemplo, ou ainda incluir repetições com mais velocidade próximo à falha concêntrica para aumentar o número de repetições e o tempo sob tensão. As mudanças nas variáveis de prescrição funcionam por determinado período, e na sequência é necessário alterar outros parâmetros do treinamento para proporcionar resultados mais contínuos no emagrecimento.

Parece que o aumento do gasto calórico pode também ser influenciado pelo número de séries realizadas durante o TF. Mookerjee et al.[10] comparam o gasto calórico em protocolo de série única e múltiplas séries usando calorimetria indireta. Doze homens e 12 mulheres jovens realizaram os protocolos com 70% de 1RM, sendo 5 exercícios para membro superior do corpo com 1 ou 3 séries realizados em ordem aleatória. O gasto calórico foi significativamente maior no protocolo múltiplas séries (167,9 ± 58,7 kcal) comparado ao protocolo de série única (71,3 ± 26,5 kcal), além de diferenças significativas entre os sexos, com maiores valores nos homens do que nas mulheres. Os pesquisadores sugerem que o protocolo de múltiplas séries promove maiores demandas metabólicas do que o protocolo de série única quando o número de exercícios realizados é o mesmo.

QUADRO 6 Exemplos de treinamento de força para membros superiores com diferentes volumes de séries

1 série de 10 repetições – 70% de 1RM	3 séries de 10 repetições – 70% de 1RM
Supino	Supino
Puxada frontal	Puxada frontal
Desenvolvimento	Desenvolvimento
Flexão de cotovelos	Flexão de cotovelos
Extensão de cotovelos	Extensão de cotovelos
Peck deck	*Peck deck*
Volume: 60 repetições	Volume: 180 repetições

1RM: uma repetição máxima; volume (repetições): exercícios x séries x repetições.
Fonte: estudo de Mookerjee et al.[10]

O mesmo tipo de treino demonstrado no Quadro 6 pode ser realizado com uma sequência para membros inferiores. No caso, o cliente pode treinar membros superiores uma ou duas vezes na semana intercalando com treinos para membros inferiores conforme o Quadro 7. Mesmo com o menor gasto energético, o uso de apenas uma série é uma opção para pessoas com tempo muito limitado para treinar. O cliente pode treinar superiores às segundas e quintas-feiras e inferiores às terças e sextas, ou mesmo escolher um dia por semana para cada treino. Os dias podem variar de acordo com a disponibilidade.

QUADRO 7 Exemplos de treinamento de força para membros inferiores com diferentes volumes de séries

1 série de 10-12RM	3 séries de 10-12RM
Agachamento	Agachamento
Leg press 45 graus	*Leg press* 45 graus
Cadeira extensora	Cadeira extensora
Mesa flexora	Mesa flexora
Flexão plantar em pé	Flexão plantar em pé
Volume: 50-60	Volume: 150-180

RM: repetições máximas; volume (repetições): exercícios x séries x repetições.

TREINAMENTO DE FORÇA E CONSUMO EXCESSIVO DE OXIGÊNIO PÓS-EXERCÍCIO

Outro fator muito estudado em resposta ao TF é o EPOC. Após o exercício, o consumo de oxigênio permanece superior aos valores de repouso por determinado período de tempo, oportunizando maior gasto energético. Esse consumo extra de oxigênio é denominado EPOC. Embora a existência seja bem estabelecida, sua magnitude, duração e bases metabólicas precisam de elucidação, assim como o efeito de diferentes variáveis relacionadas ao exercício físico. O gasto de energia baseia-se na oxidação de substrato, que é diferente para cada período de exercício e de recuperação pós-exercício. A utilização do substrato também tem o potencial de afetar o consumo de oxigênio. Por exemplo, a "troca" do substrato na recuperação pós-exercício de hidrato de carbono para gordura pode ser responsável por 10-15% do excesso de consumo de oxigênio pós-exercício[11].

A literatura aponta que, sobre o EPOC, determinadas variáveis podem exercer efeitos distintos daqueles anteriormente apresentados em relação ao custo energético durante a realização do exercício. Há evidências de que o TF pode apresentar um gasto calórico pós-exercício superior ao apresentado pelo Treinamento de Resistência Aeróbia (TRA), porém não temos base científica concreta para afirmar que esse fator é determinante para o processo de emagrecimento. Um estudo[12] comparou a duração do EPOC de 1 sessão de TF *versus* TRA com as mesmas características de volume (duração de 27 minutos) e intensidade (por volta de 44% do VO_2máx). Os resultados mostraram que o consumo de oxigênio permaneceu significativamente elevado até 90 minutos após o término da sessão de TF e apenas 30 minutos após a sessão do treino aeróbio. Além disso, os autores reportaram que o EPOC foi estatisticamente mais alto nos primeiros 30 minutos de TF (19 L) comparado com o aeróbio (12,7 L), o que representou um gasto adicional de 95 e 64 kcal, respectivamente.

Na mesma direção desses achados, Greer et al.[13] decidiram comparar o EPOC em homens com baixo nível de atividade física. Os voluntários realizaram 3 sessões de exercícios (isocalóricos) em um período de 7 dias: TF, exercício aeróbio no estado estável e exercício aeróbio intermitente. Para a sessão de TF os pesquisadores usaram 5 exercícios com 1 série até a falha concêntrica com intensidade de 60% de 1RM e 1 minuto de intervalo entre os exercícios. Os resultados mostraram que o TF resultou em maior gasto calórico (45 kcal) pós-exercício por até 21 horas quando comparado ao exercício aeróbio no estado estável (39 kcal), e consequentemente foi mais efetivo para o gasto calórico diário comparado ao exercício aeróbio.

Thornton e Potteiger[5] avaliaram o EPOC em 14 mulheres treinadas após protocolo de TF de alta e baixa intensidade com mesmo volume e intervalo entre as séries. Os resultados mostraram que o EPOC do grupo submetido à atividade de alta intensidade (8 repetições a 85% de 8RM com duração de 23 minutos) foi estatisticamente superior ao do grupo baixa intensidade (15 repetições a 45% de 8RM com duração de 26 minutos). Curiosamente, Tornton et al.[14] sugerem que para mulheres com sobrepeso não treinadas parece não haver diferença no EPOC entre intensidades maiores e menores. O protocolo utilizado no estudo foi de 9 exercícios com 3 séries de 15 repetições a 45% de 8RM, e outro grupo executou 3 séries de 8 repetições a 85% de 8RM. Os resultados do estudo mostraram uma tendência de maior EPOC para o grupo de maior intensidade (1,26 L de oxigênio por minuto) comparado ao de menor intensidade (0,87 L de oxigênio por minuto), porém não encontraram diferenças significativas no VO_2 entre os protocolos. Esses dados sugerem que o TF de baixa ou alta intensidade com volume de trabalho equiparado produz um consumo de oxigênio semelhante pós-exercício para mulheres com sobrepeso. Os autores ainda reportam que ambos os programas foram bem tolerados e podem ser utilizados para populações sedentárias.

O número de séries nos protocolos parece ser um fator que pode contribuir para o aumento do EPOC, embora o estudo de Heden et al.[15] tenha mostrado que uma simples sessão de TF realizada com apenas 1 série seja suficiente para elevar o gasto calórico pós-exercício similarmente a 3 séries por até 72 horas após o exercício. Nesse estudo, o objetivo dos pesquisadores foi comparar os efeitos agudos de 1 ou 3 séries de 1 sessão de TF realizado para o corpo todo. Para tanto, jovens com sobrepeso (índice de massa corporal – IMC – de 25 kg/m²) foram submetidos a uma única sessão de TF e realizavam 10 exercícios com 10 repetições máximas. Avaliando pela calorimetria indireta, os autores não observaram diferenças significativas em 24, 48 e 72 horas após a sessão de TF. O gasto calórico em repouso foi aumentado (5%, aproximadamente 95,6 kcal/dia) em 24, 48 e 72 horas em ambos os protocolos, comparado aos valores iniciais. O estudo sugere que um programa simples de TF com 1 série exigindo apenas 15 minutos para sua execução foi tão efetivo quanto 3 séries (35 minutos) para elevar o gasto calórico pós-exercício por até 72 horas em homens com excesso de peso e com alto risco de desenvolvimento da obesidade.

Nesse caso, como podemos observar no Quadro 8, as três combinações de circuito podem ser iniciadas com apenas uma série, deixando o aumento do volume de séries para uma segunda fase da periodização. Após esse período a mudança nas variáveis, como o aumento de volume, pode ser importante para manter o gasto calórico elevado, visto que em algumas semanas o organismo se adapta ao programa de TF e ocorre uma redução do gasto calórico para a mesma sessão de treino. O TF com 3 séries também pode ser utilizado para aquele cliente mais treinado ou que estava treinando em outra academia e veio procurar os seus serviços.

QUADRO 8 Exemplos de treinamento de força em circuito

1 série de 10RM	3 séries de 10RM
Combinação 1: 30 s entre os exercícios e 4 min para combinação 2	**Combinação 1:** 30 s entre os exercícios e 4 min para combinação 2
Leg press	Leg press
Supino	Supino
Mesa flexora	Mesa flexora
Combinação 2: 30 s entre os exercícios e 4 min para combinação 3	**Combinação 2:** 30 s entre os exercícios e 4 min para combinação 3
Puxada frontal	Puxada frontal
Flexão plantar	Flexão plantar
Desenvolvimento	Desenvolvimento
Combinação 3: 30 s entre os exercícios	**Combinação 3:** 30 s entre os exercícios
Flexão de cotovelos	Flexão de cotovelos
Extensão de cotovelos	Extensão de cotovelos
Abdominais	Abdominais
Extensão de coluna	Extensão de coluna
Volume: 100	Volume: 300

10RM: 10 repetições máximas; volume (repetições): exercícios x séries x repetições.
Fonte: estudo de Heden et al.[15]

Métodos de treino, como superséries e sua contribuição sobre o EPOC, também vêm sendo estudados. Realzola et al.[16] desenvolveram um perfil metabólico para treinamento de força em supersérie agonista-antagonista (RSSs) em homens e mulheres. RSSs são estilos de TF que consistem em realizar dois exercícios consecutivos com grupos musculares opostos, limitando os tempos de descanso entre eles. Dezoito indivíduos treinados em TF foram submetidos a duas séries de volume-carga equiparadas TF: RSS e TF tradicional (TRAD). Os exercícios em RSS foram divididos em três grupos: (a) supersérie de levantamento terra hexagonal com *leg press*, (b) supersérie de supino com remada sentada e (c) supersérie com desenvolvimento com halteres e puxada pela frente (latíssimo do dorso). O protocolo TRAD foi realizado com os mesmos exercícios, porém com intervalo entre os exercícios. Independentemente do sexo, um RSS gerou maior consumo de O_2, frequência cardíaca, lactato sanguíneo, PSE e gasto energético anaeróbio e aeróbio, e foi concluído em um tempo menor em comparação com o TRAD (p ≤ 0,05). Quando comparados com as mulheres, os homens tiveram EPOC, média de lactato sanguíneo e gasto de energia anaeróbio e aeróbio significativamente maiores durante RSSs (p ≤ 0,05). A média de lactato sanguíneo e o gasto energético aeróbio dos homens também foram significativamente maiores do que o das mulheres durante o TRAD (p ≤ 0,05). Este estudo sugere que o método em supersérie (agonista-antagonista) em uma sessão de TF é metabolicamente mais exigente do que o método tradicional de TF.

Na mesma linha de investigação, Kelleher et al.[17] compararam o gasto energético e o consumo de oxigênio pós-exercício entre o TF tradicional e o TF de múltiplas séries com alta intensidade para agonista/antagonista e intervalo de recuperação reduzido (superséries). Os grupos realizaram 6 exercícios com 4 séries de 10RM. Foi avaliado o consumo de oxigênio durante e após 60 minutos para cada sessão de TF. Os resultados do estudo mostraram que não houve diferença para o gasto energético entre o TF tradicional e o treinamento em superséries (241,4 kcal *vs* 228,1 kcal, respectivamente). Entretanto, quando dividido o gasto calórico por minuto, o protocolo de superséries promoveu maior gasto energético (8,3 kcal/minuto) em comparação ao TF tradicional (6,3 kcal/minuto). Durante o período de recuperação, o treinamento em superséries proporcionou maior EPOC (19 kcal/minuto) quando comparado ao TF tradicional (14,26 kcal/minuto). Embora não houvesse diferença na demanda energética total entre os protocolos, os autores sugerem que praticantes que tenham pouco tempo disponível para o TF podem utilizar o método de superséries para proporcionar maior demanda energética por unidade de tempo. Outra boa opção é começar pelo tradicional e ir aumentando a dificuldade pela inclusão de métodos mais complexos à medida que o sujeito se torna mais adaptado ao treino. O exemplo do TF tradicional e do treino com o método de superséries é apresentado no Quadro 9.

Outro método de treino muito popular nas academias e que também tem recebido atenção quanto ao gasto calórico é o "treino negativo" ou TF com ênfase na fase excêntrica do movimento. Hackney et al.[18] estudaram homens jovens treinados e não treinados em 8 exercícios e 8 séries de 6 repetições, sendo 1 segundo para a fase concêntrica e 3 segundos para a fase excêntrica. O principal achado dos pesquisadores foi que o TF com ênfase na fase excêntrica aumentou o gasto calórico por até 72 horas pós-exercício tanto em jovens treinados quanto em não treinados. Basicamente, essas modificações de cadências podem ser realizadas em todos os exemplos de treino que foram apresentados neste capítulo após a devida adaptação dos sujeitos, por exemplo, 2-3 meses de treino.

QUADRO 9   Exemplos de treinamento de força com superséries e tradicional

4 séries até a falha com 70% de 1RM	4 séries até a falha com 70% de 1RM
Supersérie	Tradicional
Combinação 1: sem descanso entre os exercícios e 1 min entre as séries	4 séries em cada exercício com 1 minuto de descanso e depois 4 séries
Supino	no exercício seguinte na ordem a
Remada	seguir:
Combinação 2: sem descanso entre os exercícios e 1 min entre as séries	Supino
Flexão dos cotovelos	Remada
Extensão dos cotovelos	Flexão dos cotovelos
Combinação 3: sem descanso entre os exercícios e 1 min entre as séries	Extensão dos cotovelos
Cadeira extensora	Cadeira extensora
Mesa flexora	Mesa flexora

1RM: uma repetição máxima.
Fonte: estudo de Kelleher et al.[17]

Paoli et al.[19] compararam o TF tradicional com TF de alta intensidade, manipulando o intervalo de descanso dentro das séries, chamado pelos autores de TF intervalado de alta intensidade (HIRT, do inglês *high-intensity interval resistance training*). O protocolo consistiu em executar 6 repetições, 20 segundos de descanso, 2/3 repetições, 20 segundos de descanso, 2/3 repetições com 2 minutos e 30 segundos de descanso entre as séries, 3 exercícios para um total de 7 séries. O TF tradicional foi realizado em 8 exercícios e 4 séries de 8-12 repetições com 1-2 minutos de descanso com uma quantidade total de 32 séries. O HIRT mostrou maior aumento no gasto calórico em repouso (2.362 kcal/dia) após 22 horas quando comparado ao TF tradicional (1.999 kcal/dia). A razão de troca respiratória foi significativamente menor no HIRT (0,798) comparado com o TF tradicional (0,82), sugerindo assim que o TF de alta intensidade com manipulação dos intervalos de descanso pode aumentar a oxidação das gorduras. O Quadro 10 apresenta um exemplo de TF com o método *rest-pause* ou HIRT e um modelo tradicional. Reduzir o intervalo de descanso entre as séries ou entre as passagens e combinações de um circuito aumenta o gasto energético e pode auxiliar nos resultados em longo prazo, evitando assim a estabilização ou redução do gasto energético para a mesma sessão de treino.

QUADRO 10 Exemplos de treinamento de força com *rest-pause* (HIRT) e tradicional

Rest-pause (HIRT)	Tradicional
1 série de 6RM – pausa de 20 s + 2-3 repetições – pausa de 20 s + 2-3 repetições, mantendo sempre 80-85% de 1RM *Leg press* com 3 séries Puxada e supino com 2 séries	4 séries de 8-12 repetições até a falha com 70-75% de 1RM. 1 minuto de descanso entre as séries para os exercícios isolados e 2 minutos para os multiarticulares Supino Puxada Desenvolvimento Flexão dos cotovelos Extensão dos cotovelos *Leg press* Mesa flexora Abdominais

RM: repetição máxima; HIRT: high-intensity interval resistance training.
Fonte: estudo de Paoli et al[19]

Outra preocupação entre profissionais e pessoas interessadas no emagrecimento é a relação entre o EPOC e a oxidação de nutrientes (carboidrato *versus* gordura). Dentro dessa perspectiva, Melanson et al.[20] objetivaram estudar os efeitos do TF *versus* treinamento aeróbio no gasto calórico em 24 horas e na oxidação de substratos dentro desse período. Para tanto, compararam 10 homens que realizaram 49 minutos de TRA em cicloergômetro a 70% do VO_2máx com 70 minutos de atividade de força em circuito (4 séries em 10 exercícios a 70% de 1RM). Os autores concluíram que o TF e o treino aeróbio têm efeito similar na oxidação de substratos em 24 horas.

Os fatores relacionados ao metabolismo reportados na literatura como os principais responsáveis pelo EPOC ainda não estão plenamente explicados e justificados, porém se sabe que há dois componentes: um lento e outro rápido. O lento pode estar relacionado principalmente à exigência do metabolismo anaeróbio durante o exercício. O rápido relaciona-se à elevação das concentrações sanguíneas de lactato e à ressíntese de creatina dentro do músculo[21-22]. A Figura 1 mostra um resumo dos principais fatores respiratórios, circulatórios, hormonais, iônicos, metabólicos e hormonais que contribuem para o EPOC[22].

O TF realizado em alta intensidade resulta em maior ativação do sistema nervoso simpático[23-24], o que proporciona aumento do metabolismo de gordura pós--exercício, em decorrência da mudança no fornecimento de energia (de carboi-

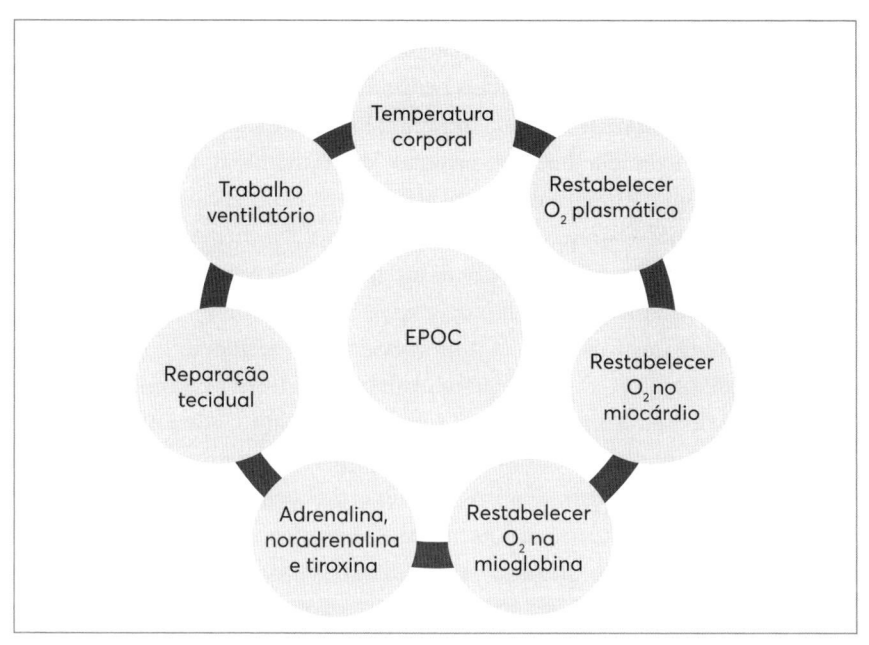

FIGURA 1 Fatores que afetam significativamente o consumo excessivo de oxigênio após o exercício (EPOC).

EPOC: consumo excessivo de oxigênio pós-exercício.

drato para gordura). Um dos principais fatores responsáveis pelo maior gasto energético que ocorre várias horas após o término do TF intenso é o estímulo para o uso do triacilglicerol (TAG) no tecido adiposo. Além desse, outros fatores importantes são: a ressíntese de glicogênio, as microlesões adaptativas no tecido muscular e os efeitos indutores da hipertrofia proporcionados pelo TF[13,25].

Treinamento de força e lipólise

Além do gasto calórico na sessão e do EPOC, o TF também aumenta a "quebra de gordura na célula adiposa" (lipólise) e a utilização de gordura para o exercício (oxidação). Tais mecanismos ainda carecem de mais evidências científicas para confirmação, embora os estudos citados a seguir tenham se proposto a avaliá-los em pessoas eutróficas e com obesidade.

Polak et al.[26] investigaram se o TF modifica o controle da lipólise com especial atenção ao envolvimento da via antilipolítica (receptor adrenérgico alfa-2). Foram avaliados homens obesos (IMC: 32,7 kg/m^2) de 47 anos inseridos em um programa de TF realizado 3 vezes na semana com duração de 1 hora por um período de 12 semanas. Os exercícios realizados foram: supino, *leg press*, crucifixo, puxador, extensão da lombar, abdominal, flexão e extensão dos cotovelos, mesa flexora e flexão plantar. A intensidade do treinamento foi fixada em 60-70% de 1RM com o número de repetições entre 12-15 e as cargas ajustadas ao longo do programa. Os resultados sugerem que o TF aumenta a capacidade de resposta à estimulação do receptor beta adrenérgico e a ação das catecolaminas mediadas pelo receptor antilipolítico.

Outro estudo que investigou a responsividade do tecido adiposo ao TF foi o de Chatzinikolaou et al.[27] O objetivo dos pesquisadores foi avaliar a lipólise em magros e obesos em resposta ao TF agudo. Para tanto, homens jovens magros (IMC 23,7 kg/m²) e obesos (IMC 31,2 kg/m²) realizaram uma sessão de 30 minutos de TF em circuito. Foram realizadas três passagens pelos seguintes exercícios: (1) supino; (2) remada sentada; (3) *leg press*; (4) desenvolvimento; (5) extensão dos joelhos; (6) flexão dos joelhos; (7) rosca bíceps; (8) *pulley* tríceps; (9) abdominal e (10) extensão lombar. Os voluntários realizavam 10-12 repetições por série a 70-75% de 1RM com 30 segundos de intervalo entre as séries em um total de 30 minutos. Os resultados apontam que a lipólise aumentou 18 vezes em 5 minutos de exercício nos homens magros e 16 vezes em 10 minutos de exercício em homens obesos. A ativação lipolítica nos homens obesos foi evidenciada pelas concentrações de ácidos graxos livres (AGL) e glicerol, que aumentaram no soro após o programa de TF. A pesquisa concluiu que o TF proporciona maior gasto energético em homens magros do que em obesos e regula a lipólise do tecido adiposo.

Além da sensibilidade dos receptores beta-adrenérgicos, outros mecanismos relacionados à lipólise induzida pelo TF podem ser explicados pelas respostas hormonais induzidas por esse tipo de exercício. As catecolaminas estimulam a lipólise via ativação dos receptores beta-adrenérgicos em alguns tecidos alvo, como tecido adiposo e músculo[28-29]. As catecolaminas, a adrenalina e a noradrenalina ligam-se tanto em receptores adrenérgicos lipolíticos como em antilipolíticos, como vimos anteriormente, porém parece que a adrenalina é mais decisiva que a noradrenalina para induzir a lipólise em tecido adiposo humano[30].

Outro hormônio modulado pelo TF e que exerce um papel importante na lipólise é o hormônio do crescimento (GH). O GH estimula a lipólise em tecido adiposo humano induzindo um aumento nas concentrações de AGL no plasma. Esse efeito envolve a estimulação de lipase hormônio sensível (LHS)[31].

A lipólise induzida pela adrenalina e pelo GH em decorrência do TF foi estudada por Ormsbee et al.[32] Dez homens magros (IMC: 20,9 kg/m²; percentual de gordura: 13%) e 10 homens obesos (IMC: 36,2 kg/m², percentual de gordura: 37,8%), sedentários, com idades entre 18 e 40 anos foram recrutados para o estudo. A lipólise foi avaliada de forma direta por meio de microdiálises introduzidas na região percutânea para dosagem do glicerol (marcador de lipólise). O protocolo de TF foi realizado com carga equivalente a 85% de 10RM, 2 séries de 10 repetições e a terceira série até a falha concêntrica. Os resultados mostraram aumento significativo das catecolaminas, tanto em magros quanto em obesos, e aumento do GH comparado ao momento pré-treino de força, sendo este mais pronunciado em magros quando comparados aos obesos. Além disso, os autores mostraram aumento significativo do glicerol intersticial, indicando a ocorrência de lipólise durante a prática do TF.

Treinamento de força e metabolismo de gordura

Além da lipólise, a oxidação de gordura já foi alvo de pesquisadores com o intuito de investigar o papel do TF em face do uso dos lipídeos como substrato. O estudo de Ormsbee et al.[33] avaliou a oxidação de gordura imediatamente antes e após a sessão de TF por meio do quociente respiratório adquirido pela calorimetria indireta. O quociente respiratório (razão entre VCO_2/VO_2) varia de 0,7, que reflete predomínio do metabolismo lipídico; 0,8, indicando consumo de proteína; 0,84, sugerindo o metabolismo misto; e 1, indicando o metabolismo predominante da glicose[34]. O protocolo foi composto pelos seguintes exercícios: supino, puxador costas, *leg press*, desenvolvimento, extensão e flexão dos joelhos. Cada exercício foi realizado em 3 séries de 10 repetições com carga equivalente a 85-100% de 10RM. Os intervalos de repouso foram de 90 segundos entre as séries e exercícios, com a sessão durando entre 40-45 minutos. Os resultados mostraram uma redução significativa de 16% na razão de troca respiratória no dia da realização do TF (0,71) comparado ao dia sem exercício (0,85) e maior oxidação de gordura (10,2 g/hora) após a realização do TF comparado ao dia em que a sessão não foi realizada (5 g/hora), o que representou uma diferença de 105%. Portanto, os autores sugerem que o mecanismo por trás do TF que contribui para melhorar a composição corporal é em parte devido ao aumento da lipólise do tecido adiposo abdominal, maior oxidação de gordura corporal total e gasto de energia.

Outro estudo de Ormsbee et al.[32] já citado anteriormente também avaliou a oxidação de gordura, porém dessa vez comparando-a em homens magros e obesos. Os resultados mostraram um aumento na oxidação após a sessão de TF de intensidade moderada (2 séries de 10RM e a terceira série até a falha concêntrica com 85% de 10RM) por um período de 40 minutos, porém não encontraram diferenças significativas entre homens magros e obesos. A conclusão do estudo sugere que o TF de intensidade moderada melhora a oxidação de gordura corporal tanto em homens sedentários magros quanto em obesos. No Quadro 11 é apresentado um exemplo de TF com 2 séries próximo à falha concêntrica e a terceira até a falha. Esse modelo pode ser interessante antes de usar a falha em todas as séries e também pode intensificar o treinamento.

QUADRO 11   Exemplo de treinamento de força com a inclusão de 1 série até a falha concêntrica

2 séries de 10 repetições com 85% de 10RM e a terceira série até a falha
90 segundos de descanso entre as séries e os exercícios
Supino vertical
Puxada frontal
Leg press
Desenvolvimento
Cadeira extensora
Mesa flexora
Volume: 120

10RM: 10 repetições máximas; volume (repetições): exercícios x séries x repetições.
Fonte: estudo de Ormsbee et al.[32]

Treinamento excêntrico e oxidação de "gordura"

O TF excêntrico tem sido estudado e parece ser uma estratégia promissora com relação à oxidação de gordura. Paschalis et al.[35] estudaram os efeitos do treinamento excêntrico sobre o perfil lipídico e a oxidação de gordura em mulheres saudáveis. O programa de treino foi realizado em dinamômetro isocinético no exercício de extensão dos joelhos à velocidade angular de 60 graus por segundo, 5 séries de 15 repetições com 2 minutos de intervalo entre as séries. Os resultados mostraram que, agudamente, o TF excêntrico aumentou 12,9% a oxidação de gordura e cronicamente após 8 semanas aumentou em 9,9% em comparação com a primeira semana de treinamento, além da melhora da lipemia durante o período do estudo. Os autores sugerem que apenas 30 minutos de exercício excêntrico por semana durante 8 semanas podem ser suficientes para melhorar os fatores metabólicos de risco à saúde.

Outro estudo, também de Paschalis et al.,[36] propôs-se a avaliar o papel do TF excêntrico na oxidação de gordura, porém em mulheres magras (19,9% de gordura) e em mulheres com sobrepeso (31,4% de gordura). O exercício foi realizado na cadeira extensora isocinética a 60 graus por segundo, 5 séries de 15 repetições com 2 minutos de intervalo entre as séries. Os valores elevados do quociente respiratório pré-exercício no grupo com sobrepeso denotaram reduzida utilização de lipídios. Após o TF excêntrico houve maior e mais prolongada redução do quociente respiratório no grupo com excesso de peso em comparação com o grupo de mulheres magras, sugerindo maior utilização de gordura como substrato energético após a realização do protocolo. Também foi observada redução dos triglicerídeos. O estudo sugere que o TF excêntrico pode ser um fator promissor de estilo de vida para combater a obesidade e a dislipidemia.

Em resumo, o TF pode mesmo aumentar a mobilização de gorduras durante e após o exercício, aumentar o gasto energético e o EPOC, porém o quanto isso vai determinar o emagrecimento real depende de outras variáveis, em especial a dieta e a mudança de estilo de vida. Aumentar a oxidação de gorduras e o gasto energético é um passo que pode ajudar na redução da gordura corporal, mas, se não acompanhado de outras mudanças, poderá não ter o efeito crônico desejado. Não obstante, os valores totais de EPOC, mesmo longos de 24 a 72 h, são muito limitados. Outro ponto importante é que o organismo se adapta rapidamente, diminuindo o gasto energético e o EPOC, em resposta a uma mesma sessão de treinamento, o que leva os profissionais da área a precisarem manipular constantemente as variáveis do TF com vistas a obter resultados efetivos em longo prazo. Agora vamos entender melhor os estudos crônicos que avaliaram os efeitos do TF sobre o emagrecimento.

RESPOSTAS CRÔNICAS AO TREINAMENTO DE FORÇA: NO EMAGRECIMENTO E NO CONTROLE DA OBESIDADE

O TF crônico gera mudanças estruturais resultantes de um aumento do tamanho das fibras preexistentes denominado hipertrofia miofibrilar. Esse aumento no tamanho das fibras auxilia na manutenção da taxa metabólica de repouso após um período de restrição calórica[37], previne o ganho de tecido adiposo[38] e preserva o gasto energético total diário[39].

Na sessão anterior ficou evidente que uma sessão aguda do TF pode favorecer a oxidação de gorduras no período pós-exercício quando comparado à situação controle (sedentarismo). Entretanto, quando analisados estudos crônicos (com duração superior a 8 semanas) com TF isolado (sem alteração dietética e inclusão de exercícios cardiovasculares), o efeito sobre o emagrecimento parece ser discreto ou irrelevante. Por exemplo, Tibana et al.[40] analisaram os efeitos do TF isolado durante 8 semanas (3 vezes por semana, exercícios para os membros inferiores e superiores, 8-12RM) em mulheres com sobrepeso/obesidade sobre os marcadores de adiposidade corporal. Os autores demonstraram que o programa não foi efetivo em alterar a adiposidade corporal (IMC e percentual de gordura). O Quadro 12 apresenta o exemplo de TF proposto por Tibana et al.[40] com parcelamento A para membros superiores, B para membros inferiores e G = TF geral ou de músculos prioritários.

QUADRO 12 Exemplo de treinamento de força com parcelamento A = membros superiores, B = membros inferiores e G = treino geral ou de prioridades

Exercícios		
A	**B**	**G**
Supino	*Leg press*	*Leg press*
Puxada	Cadeira extensora	Cadeira extensora
Desenvolvimento	Mesa flexora	Mesa flexora
Bíceps máquina	Cadeira abdutora	Supino
Tríceps na polia	Cadeira adutora	Puxada
Abdominal no solo	Flexão plantar em pé	Desenvolvimento
	Abdominal no solo	
Volume: 144-216	**Volume: 168-252**	**Volume: 144-216**
3 séries de 8-12RM	3 séries de 8-12RM	3 séries de 8-12RM
1 minuto de intervalo	1 minuto de intervalo	1 minuto de intervalo

RM: repetições máximas; volume (repetições): exercícios x séries x repetições.
Fonte: estudo de Tibana et al.[40]

Em outro estudo, Willis et al.[41] demonstraram que o TF isolado (3 vezes por semana, 3 séries de 8-12RM) durante 8 meses não foi efetivo na diminuição da massa gorda (–0,26 kg) e da circunferência da cintura (–0,06 cm) em sedentários com sobrepeso ou obesidade. Não obstante, Perez-Gomez et al.[42] demonstraram que em homens jovens eutróficos o TF realizado durante 10 semanas (50-90% de 1RM) também não alterou o percentual de gordura corporal (–0,83%)

e de massa gorda (–0,5 kg). Ismail et al.[43] realizaram uma revisão sistemática com metanálise comparando os efeitos do TF isolado ou do TRA isolado na diminuição da gordura visceral em indivíduos com sobrepeso ou obesidade. Comparados ao grupo controle sem exercício, os pesquisadores encontraram efeito clinicamente relevante apenas para o TRA. Em contrapartida, o TF isolado não apresentou relevância (tamanho do efeito) na redução de gordura visceral. Essa revisão demonstra que a combinação de TRA aliado ao TF e à modificação alimentar pode ser a melhor estratégia para quem almeja diminuir a gordura corporal e visceral.

De fato, a literatura suporta a ideia de que o exercício físico isolado não apresenta efeito importante no processo de emagrecimento. Johns et al.,[44] após realizarem uma revisão sistemática com metanálise, demonstraram que, quando analisado o grupo dieta + exercício físico *versus* apenas exercício físico, após 12 meses de programa o grupo dieta + exercício físico alcançou uma perda de –6,29 kg em relação ao grupo que só fez o exercício físico isolado (independentemente do tipo, modo e duração). Além disso, quando realizada apenas dieta inicialmente (3 meses de programa) a perda foi similar à do grupo dieta + exercício físico. No entanto, aos 12 meses o grupo dieta + exercício alcançou maior perda de peso. A inclusão da dieta somada ao programa de exercício físico parece ser a melhor opção no processo de emagrecimento, especialmente em longo prazo. De forma geral, os estudos apresentam redução de 8-11% na gordura corporal com programas de emagrecimento incluindo exercício físico e mudança nos hábitos alimentares ao longo de 6 meses[45]. Por outro lado, quando somente o exercício físico tanto de moderada quanto de alta intensidade é utilizado como estratégia para o emagrecimento, a redução da massa corporal é em torno de 2-3%.

Recentes estudos de revisão apontam que o TF tradicional não promove efeito sobre a redução da adiposidade, da massa corporal, da circunferência da cintura e do percentual de gordura se realizado de maneira isolada (sem alteração dietética e sem a inclusão de TRA)[45-46]. Tipicamente, observa-se redução modesta na massa corporal (1-3 kg) e na gordura corporal (1-3%) com o TF isolado ao longo de 6 meses[41-42]. Entretanto, essa perspectiva pode ser modificada com a inclusão de restrição calórica moderada. De modo geral, o TF combinado com restrição calórica aproximadamente 500 kcal/dia pode reduzir a massa corporal em 4,77 ± 7 kg, aumentar a massa muscular e reduzir a massa gorda em 6,1 ± 4,2 kg[46].

Outra ressalva que pode ser apontada é a realização do TF em circuito. Seo et al.[47] realizaram um estudo de revisão sistemática com metanálise para avaliar o efeito do TF em circuito sobre a perda de peso. Os resultados apontaram um efeito médio de redução de 3,81 kg com o TF em circuito. Análises subsequentes revelaram que esse efeito ocorreu somente em indivíduos previamente com sobrepeso ou obesidade, mas não em eutróficos, especialmente em programas de treinamento com duração maior do que 6 meses.

Levando em consideração os dados apresentados, podemos sugerir que a utilização de protocolos de TF em circuito incluindo exercícios do TRA como uma das estações do circuito associado com restrição calórica pode ser uma estratégia eficiente para o emagrecimento. Essa estratégia pode ser útil para clientes com baixa tolerância ao TRA, uma vez que este último aparece de forma acumulada ao longo da sessão de treinamento. No exemplo do Quadro 13, o TRA aparece com o exercício em esteira com 3 minutos de duração contínua em intensidade constante.

QUADRO 13 Treinamento de força em circuito combinando estações com exercícios de resistência aeróbia

Circuito: 3 passagens
Montagem de programa do TF: alternado por segmento tradicional
Intensidade do TF: moderada (10-12RM)
Volume do TF: 270-324 repetições
Método do TRA: contínuo acumulado
Volume do TRA: 27 minutos
Intensidade do TRA: PSE 12 / 14
Supino *Leg press* Prancha frontal Esteira – 3 minutos Remada baixa na polia Agachamento Extensão de coluna Esteira – 3 minutos Desenvolvimento com barra Mesa flexora Abdominal no solo Esteira – 3 minutos

PSE: percepção subjetiva de esforço refere à escala de Borg 6-20; RM: repetições máximas; TF: treinamento de força.

Outras formas de variação do TRA podem ser consideradas, como a inclusão de algumas repetições de HIIT (2x [1 min – PSE 17 / 1 minuto de recuperação em PSE 11]), conforme apresentado no Quadro 14. Note que, nesse exemplo, a duração de cada passagem pelo HIIT em esteira é de 4 minutos, portanto, se repetida em três estações do circuito, teremos 12 minutos de HIIT (6 minutos de intervalo de trabalho + 6 minutos de intervalo de recuperação) para cada passagem no circuito completo. É necessário lembrar que esse tipo de protocolo de exercício é metabolicamente exigente e não deve ser indicado para pessoas com baixo nível de aptidão física. Conforme apresentado nos capítulos anteriores, observamos uma associação entre o desenvolvimento da obesidade e o baixo nível de atividade física. Embora esse protocolo seja desenvolvido buscando a maior densidade na sessão de treinamento, otimizando o gasto calórico, provavelmente as pessoas com excesso de peso e obesidade não apresentam nível de aptidão física suficiente para tolerar esse tipo de protocolo. Como consequência, a percepção de esforço e de desprazer ao longo da sessão pode ser alta, favorecendo a construção de uma experiência negativa com o exercício ou com o treinamento personalizado. Isso pode comprometer a adesão e, por consequência, qualquer efeito positivo do exercício sobre o emagrecimento.

QUADRO 14 Treinamento de força em circuito combinando estações com exercícios de resistência aeróbia

Circuito: 3 passagens **Montagem de programa do TF:** alternado por segmento tradicional **Intensidade do TF:** moderada (10-12RM) **Volume do TF:** 270-324 repetições **Método do TRA:** treinamento intervalado **Volume do TRA:** 36 minutos **Intensidade do TRA:** PSE 17 / 11
Supino *Leg press* Prancha frontal Esteira – 2x (1 min – PSE 17 / 1 min de recuperação em PSE 11) Remada baixa na polia Agachamento Extensão de coluna Esteira – 2x (1 min – PSE 17 / 1 min de recuperação em PSE 11) Desenvolvimento com barra Mesa flexora Abdominal no solo Esteira – 2x (1 min – PSE 17 / 1 min de recuperação em PSE 11)

PSE: percepção subjetiva de esforço refere à escala de Borg 6-20; RM: repetições máximas; TF: treinamento de força.

Vale destacar que os indivíduos que praticam o TF a longo prazo, mesmo com sobrepeso ou obesidade, apresentam indicadores de saúde metabólica similares aos eutróficos praticantes de TF. Essa afirmação foi mostrada por meio do estudo de Roberts et al.,[48] que analisaram 90 homens jovens divididos em três grupos: sobrepesados sedentários (n = 30); sobrepesados e treinados no TF (n = 30) e eutróficos treinados (n = 30). Os resultados encontrados demonstraram que os indivíduos classificados com sobrepeso ou com obesidade grau 1 apresentam perfis de risco metabólico e cardiovascular semelhantes aos dos eutróficos treinados e melhores que os dos sobrepesados sedentários. Nesse aspecto, apesar de o TF isolado apresentar efeitos limitados na alteração da gordura corporal, pode ser importante para uma boa saúde cardiovascular e metabólica.

Então, parece claro que o emagrecimento e o controle da maioria das doenças associadas à obesidade dependem da combinação de exercícios físicos com uma mudança nos padrões alimentares (que chamamos até então de dieta). Nesse sentido, o Grupo de Estudos da Obesidade (GEO) da Universidade Federal de São Paulo realizou diversos estudos que compararam os efeitos do TRA (TRA = 60 minutos moderado) com os efeitos de um programa combinado (COMB = TRA 30 minutos moderado + TF com cargas de 6-15RM – Quadro 15) em 14 semanas[49] ou 1 ano[50-53] de terapia interdisciplinar, todos mantendo o mesmo protocolo de tratamento, incluindo consulta médica (1x/mês), terapia nutricional (1x/semana), terapia psicológica (1x/semana) e exercícios físicos (3x/semana).

No Quadro 15 pode-se observar, após 14 semanas de intervenção, que ambos os grupos apresentaram redução significativa na massa corporal total, no IMC, na massa gorda (kg), no tecido adiposo visceral (TAV) e no tecido adiposo subcutâneo (TAS). O colesterol total, o LDL-c, o percentual de gordura, a pressão arterial sistólica (PAS), a pressão arterial diastólica (PAD), a insulinemia e o HOMA-IR diminuíram apenas no grupo que fez o treinamento combinado. É interessante observar que a massa magra (kg) reduziu apenas no grupo TA e aumentou no grupo combinado.

QUADRO 15 Protocolo de treinamento de força

Ordem dos exercícios	
1. Supino máquina	6. Extensão da coluna máquina
2. *Leg press*	7. Desenvolvimento máquina
3. Abdominal máquina	8. Extensão do tornozelo sentada
4. *Pulley* puxada pela frente	9. Rosca simultânea máquina
5. Cadeira flexora	10. Tríceps máquina

Obs.: o protocolo foi realizado durante 14 semanas, 3 vezes por semana (segundas, quartas e sextas-feiras), carga de trabalho de 6-15RM (repetições máximas), 1-1,5 minuto de intervalo entre as séries.

TABELA 1   Comparação entre os grupos treinamento de resistência aeróbia (TRA) e treinamento combinado (COMB) após 14 semanas de tratamento interdisciplinar.

MEDIDAS	TRA	Δ%	COMB	Δ%
Massa corporal total (kg)	↓	6,6	↓	9,8
IMC (kg/m^2)	↓	6,0	↓	10,1
% gordura	←→	3,6	↓	17,5
Massa gorda (kg)	↓	10,4	↓	24,8
Massa magra (kg)	↓	5,3	↑	2,3
TAV (kg)	↓	13,5	↓	31,8
TAS (kg)	↓	8,1	↓	16,7
Colesterol total (mg/dL)	←→	3,5	↓	13,6
HDL-colesterol (mg/dL)	←→	2,7	←→	NS
LDL-colesterol (mg/dL)	←→	NS	↓	15,4
PAS (mmHg)	←→	NS	↓	14,7
PAD (mmHg)	←→	3,5	↓	13,1
VO$_{2máx}$	↑	17,5	↑	13,2
TMR (kcal)	←→	NS	←→	NS
Glicemia (mg/dL)	↑	2,6	←→	NS
Insulinemia (mcU/dL)	↑	4,3	↓	22,2
HOMA-IR	↑	26,5	↓	21

↑: aumentou com a intervenção ($p < 0,05$); ↓: reduziu com a intervenção ($p < 0,05$); Δ%: percentual de alteração; ←→: não apresentou alteração estatisticamente significativa (NS); HOMA-IR: *homeostatic model assessment*, modelo matemático que se correlaciona com a resistência insulínica; IMC: índice de massa corporal; PAD: pressão arterial diastólica; PAS: pressão arterial sistólica; TAS: tecido adiposo subcutâneo; TAV: tecido adiposo visceral; TMR: taxa metabólica de repouso.
Fonte: adaptada de Foschini[49].

A tabela 2 apresenta os resultados após 1 ano de intervenção. Ambos os grupos apresentaram redução significativa na massa corporal total, no IMC, na massa gorda (kg), no tecido adiposo visceral (TAV) e no tecido adiposo subcutâneo (TAS). A massa magra, o conteúdo mineral ósseo e a concentração plasmática de adiponectina (adipocina anti-inflamatória) aumentaram apenas no grupo combinado. A insulinemia, o HOMA-IR e as enzimas hepáticas alanina aminotransferase (ALT) e transaminase glutâmico-pirúvica (TGP) reduziram apenas no grupo combinado.

Quando comparado à magnitude de controle das variáveis, os estudos apresentam que o combinado foi estatisticamente superior ao exercício cardiorrespiratório com predominância aeróbia sobre: TAS, LDL-colesterol, ALT/TGP, adiponectina[52], composição corporal, circunferência da cintura,[53] glicemia e colesterol total[52-53].

TABELA 2 Comparação entre os grupos treinamento aeróbio e combinado após 1 ano de tratamento interdisciplinar

MEDIDAS	TRA	COMB
Massa corporal total (kg)	↓	↓
IMC (kg/m²)	↓	↓
Massa gorda (kg)	↓	↓
Conteúdo mineral ósseo	←→	↑
Massa magra (kg)	↓	↑
TAV (kg)	↓	↓
TAS (kg)	↓	↓
Adiponectina	←→	↑
Insulinemia	←→	↓
ALT/TGP	←→	↓
HOMA-IR	←→	↓

↑: aumentou com a intervenção (p < 0,05); ↓: reduziu com a intervenção (p < 0,05); ←→: não apresentou alteração estatisticamente significativa (NS); ALT: alanina aminotransferase; HOMA-IR: *homeostatic model assessment*, modelo matemático que se correlaciona com a resistência insulínica; IMC: índice de massa corporal; TAS: tecido adiposo subcutâneo; TAV: tecido adiposo visceral; TGP: transaminase glutâmico-pirúvica.

Resposta afetiva no treinamento de força

Embora a investigação da resposta psicoafetiva no TF seja um assunto recente na psicologia do exercício, algumas evidências demonstram que o TF pode aprimorar uma grande variedade de indicadores psicológicos, como o estado de ansiedade, estresse, prazer-desprazer e estados emocionais. Isso pode contribuir para treinadores e treinadoras orientarem o programa de exercício, principalmente para a população não atleta, com base em características específicas de cada indivíduo, selecionando as variáveis do treinamento para potencializar a experiência positiva relacionada ao prazer, divertimento, satisfação pessoal e autoeficácia.

Existe uma tendência a acreditarmos que a intensidade moderada, sem a presença da falha ou exaustão ao final das séries, promove respostas psicológicas mais favoráveis ao TF[54-55]. Arent et al.[55] propuseram uma relação dose-dependente entre a intensidade e a resposta afetiva, com a intensidade moderada (p. ex., 70% de 10 repetições máximas) apresentando valência afetiva mais positiva quando comparada com a baixa (40% de 10 repetições máximas) e a alta intensidade (100% de 10 repetições máximas). Interessantemente, as alterações na frequência cardíaca e na concentração de cortisol foram preditores significativos para as mudanças na percepção de afeto negativo durante o exercício. Isso sugere que alterações no sistema nervoso simpático e no eixo hipotálamo-hipófise adrenal são mecanismos fisiológicos fundamentais para a promoção das mudanças afetivas.

Belezza et al.[56] realizaram um estudo em homens e mulheres para investigar o efeito da ordem dos exercícios sobre a afetividade ao treinamento de força. O protocolo de exercício foi executado em duas ordens distintas: (1) exercícios multiarticulares para os isolados; (2) exercícios isolados para os multiarticulares. Foram realizadas 2 séries de cada exercício em intensidade de 80-100% de 10 repetições máximas, com 1 minuto de intervalo entre as séries. Não houve alteração significativa na afetividade quando os voluntários realizaram o protocolo em ordem dos multiarticulares para os monoarticulares. Por outro lado, quando os voluntários executaram os exercícios em ordem dos monoarticulares para multiarticulares, foi observado aumento da valência afetiva positiva durante e após a sessão.

Apesar do número reduzido de informações disponíveis, a intensidade autosselecionada também parece favorecer a resposta afetiva prazerosa durante e após a sessão de exercício em adultos e adolescentes no TF[57-58]. Foscht et al.[58] investigaram o impacto da intensidade autosselecionada ou imposta sobre resposta afetiva em mulheres jovens recreacionalmente treinadas. Foram realizadas 3 sessões de treinamento com diferentes intensidades: 40% de 1RM, 70% de 1RM e intensidade autosselecionada (média de 57% de 1RM). As sessões de treinamento utilizando intensidade autosselecionada e de 40% de 1RM promoveram maior percepção de prazer durante e após em comparação aos valores pré-exercício. Em contraste, houve redução transitória da valência afetiva durante a sessão de treinamento a 70% de 1RM, seguida de um "efeito rebote" no período após o exercício. Interessantemente, as voluntárias reportaram maior autoeficácia e maior intenção futura de realizar o exercício após a sessão de intensidade autosselecionada. A intenção e a autoeficácia são dois dos construtos motivacionais mais importantes que influenciam o comportamento do exercício.

Miller et al.[59] utilizaram o modelo circumplexo de Russell para comparar a resposta afetiva durante e após o treinamento de força em protocolos de treinamento utilizando ações musculares concêntricas, excêntricas e combinadas (tradicional). As sessões incluíram 4 exercícios (supino reto, rosca direta, desenvolvimento de ombros e remada baixa), 3 séries com sobrecarga progressiva (80, 100 e 120% de 10 repetições máximas) e 2 minutos de intervalo entre as séries. Todos os protocolos produziram aumento da valência afetiva positiva e da percepção de ativação durante as sessões de treinamento. Embora os dados apontem para um aumento da percepção de prazer imediatamente e 60 minutos após o treinamento de força, vale a pena destacar alguns pontos importantes do estudo. O protocolo de treinamento proposto por Miller e colaboradores pode ser considerado de baixo volume (4 exercícios x 3 séries), reduzindo a possibilidade de acúmulo de fadiga ao longo da sessão. Além disso, as medidas perceptivas foram conduzidas somente antes, imediatamente após e 60 minutos após o treinamento. É importante destacar que a resposta afetiva mais relevante para a adesão ao exercício é aquela percebida durante a sessão de treinamento.

Outras variáveis do treinamento de força além da intensidade podem interferir nos afetos ao longo de uma sessão de TF. Carraro, Paoli e Gobbi[60] compararam as respostas perceptivas (afeto, divertimento, percepção de ativação e percepção de esforço) no treinamento de mesma intensidade, realizado em máquinas e equipamentos *versus* pesos livres. Para tanto, 30 homens recreacionalmente treinados realizaram 2 sessões de treinamento separadas por 3 dias de intervalo. A sessão de treinamento em máquinas incluiu: supino reto máquina, desenvolvimento de ombros e *leg press*, enquanto a sessão realizada com pesos livres incluiu supino com barra, desenvolvimento de ombros com barra e agachamento. Os resultados mostraram que o treinamento utilizando pesos livres promoveu aumento da percepção de prazer, divertimento, ativação e percepção de esforço quando comparado com o treinamento realizado em máquinas. Mais estudos são necessários para estabelecer a relação entre a afetividade e a escolha dos exercícios em diferentes populações (idosos, mulheres, pessoas com excesso de peso, iniciantes no treinamento de força). Entretanto, especula-se que as recomendações para iniciantes possam incluir a combinação de máquinas e pesos livres para otimizar a resposta afetiva positiva e o divertimento, facilitando a adesão ao exercício.

Heinrich et al.[61] compararam um programa de treinamento composto por exercícios funcionais de alta intensidade (3 sessões por semana; 60 minutos de *CrossFit*) com um programa de TF combinado com TRA (3 sessões por semana; 50 minutos em ergômetros a 40-60% da frequência cardíaca de reserva; 4 exercícios – 3 séries de 8-15 repetições a 50-75% de 1RM). Os participantes do grupo de treinamento funcional de alta intensidade reportaram maior divertimento e apresentaram maior probabilidade de continuar com o programa de treinamento.

Coletivamente, utilizar a resposta de valência afetiva ao TF pode auxiliar nos ajustes das variáveis agudas de montagem do programa (intensidade, escolha dos exercícios, volume, intervalo de recuperação entre as séries) para otimizar a percepção de prazer e divertimento nas sessões de TF. Recentemente, Rhodes et al.[62] mostraram que a resposta afetiva positiva ao TF influencia positivamente na adesão ao exercício. É evidente que qualquer protocolo de exercício somente será afetivo no processo de emagrecimento se repetido a longo prazo.

CONSIDERAÇÕES FINAIS

Como consideração final, a revisão da literatura apresentada neste capítulo indica que o TF isolado parece ter efeitos limitados para o emagrecimento ou o controle da obesidade e suas comorbidades. Os estudos indicam que os efeitos agudos do TF parecem ser significativos e expressivos, porém, em longo prazo, esses efeitos parecem ser encontrados somente quando o TF é combinado com mudanças no padrão alimentar e o controle de fatores intrínsecos e extrínsecos que compõem a complexidade do estilo de vida moderno. Sabidamente, o TF deve ser incluído em um programa de emagrecimento em longo prazo devido a seus benefícios sobre a força, a massa muscular, a capacidade funcional, a massa óssea, entre outros. No caso da preservação da massa muscular, o TF pode ajudar mesmo com dietas muito restritivas (800 kcal/dia).[37] Quando associado à dieta, o TF resulta em efeitos similares no emagrecimento em comparação a outros modelos de treinamento[63].

REFERÊNCIAS BIBLIOGRÁFICAS

1. Donnelly JE, Blair SN, Jakicic JM, Manore MM, Rankin JW, Smith BK, et al. American College of Sports Medicine Position Stand. Appropriate physical activity intervention strategies for weight loss and prevention of weight regain for adults. Med Sci Sports Exerc. 2009;41(2):459-71.
2. Poehlman ET, Denino WF, Beckett T, Kinaman KA, Dionne IJ, Dvorak R, et al. Effects of endurance and resistance training on total daily energy expenditure in young women: a controlled randomized trial. J Clin Endocrinol Metab. 2002;87(3):1004-9.

3. Melanson EL, Sharp TA, Seagle HM, Horton TJ, Donahoo WT, Grunwald GK, et al. Effect of exercise intensity on 24-h energy expenditure and nutrient oxidation. J Appl Physiol (1985). 2002;92(3):1045-52.
4. Olds TS, Abernethy PJ. Postexercise oxygen consumption following heavy and light resistance exercise. J Strength Cond Res. 1993;7:147-52.
5. Thornton MK, Potteiger JA. Effects of resistance exercise bouts of different intensities but equal work on Epoc. Med Sci Sports Exerc. 2002;34(4):715-22.
6. Fatouros IG, Chatzinikolaou A, Tournis S, Nikolaidis MG, Jamurtas AZ, Douroudos, II, et al. Intensity of resistance exercise determines adipokine and resting energy expenditure responses in overweight elderly individuals. Diabetes Care. 2009;32(12):2161-7.
7. Mazzetti S, Douglass M, Yocum A, Harber M. Effect of explosive versus slow contractions and exercise intensity on energy expenditure. Med Sci Sports Exerc. 2007;39(8):1291-301.
8. Mazzetti S, Wolff C, Yocum A, Reidy P, Douglass M, Cochran M, et al. Effect of maximal and slow versus recreational muscle contractions on energy expenditure in trained and untrained men. J Sports Med Phys Fitness. 2011;51(3):381-92.
9. Scott CB. The effect of time-under-tension and weight lifting cadence on aerobic, anaerobic, and recovery energy expenditures: 3 submaximal sets. Appl Physiol Nutr Metab. 2012;37(2):252-6.
10. Mookerjee S, Welikonich MJ, Ratamess NA. Comparison of energy expenditure during single-set vs. multiple-set resistance exercise. J Strength Cond Res. 2016;30(5):1447-52.
11. Bahr R. Excess postexercise oxygen consumption: magnitude, mechanisms and practical implications. Acta Physiol Scand Suppl. 1992;605:1-70.
12. Burleson MA, Jr., O'Bryant HS, Stone MH, Collins MA, Triplett-McBride T. Effect of weight training exercise and treadmill exercise on post-exercise oxygen consumption. Med Sci Sports Exerc. 1998;30(4):518-22.
13. Greer BK, Sirithienthad P, Moffatt RJ, Marcello RT, Panton LB. EPOC comparison between isocaloric bouts of steady-state aerobic, intermittent aerobic, and resistance training. Res Q Exerc Sport. 2015;86(2):190-5.
14. Thornton MK, Rossi SJ, McMillan JL. Comparison of two different resistance training intensities on excess post-exercise oxygen consumption in African American women who are overweight. J Strength Cond Res. 2011;25(2):489-96.
15. Heden T, Lox C, Rose P, Reid S, Kirk EP. One-set resistance training elevates energy expenditure for 72 h similar to three sets. Eur J Appl Physiol. 2011;111(3):477-84.
16. Realzola RA, Mang ZA, Millender DJ, Beam JR, Bellovary BN, Wells AD, Houck JM, Kravitz L. Metabolic Profile of Reciprocal Supersets in Young, Recreationally Active Women and Men. J Strength Cond Res. 2021 Apr 27. doi: 10.1519/JSC.0000000000003920. Online ahead of print.
17. Kelleher AR, Hackney KJ, Fairchild TJ, Keslacy S, Ploutz-Snyder LL. The metabolic costs of reciprocal supersets vs. traditional resistance exercise in young recreationally active adults. J Strength Cond Res. 2010;24(4):1043-51.
18. Hackney KJ, Engels HJ, Gretebeck RJ. Resting energy expenditure and delayed-onset muscle soreness after full-body resistance training with an eccentric concentration. J Strength Cond Res. 2008;22(5):1602-9.
19. Paoli A, Moro T, Marcolin G, Neri M, Bianco A, Palma A, et al. High-intensity interval resistance training (HIRT) influences resting energy expenditure and respiratory ratio in non-dieting individuals. J Transl Med. 2012;10:237.
20. Melanson EL, Sharp TA, Seagle HM, Donahoo WT, Grunwald GK, Peters JC, et al. Resistance and aerobic exercise have similar effects on 24-h nutrient oxidation. Med Sci Sports Exerc. 2002;34(11):1793-800.
21. Binzen CA, Swan PD, Manore MM. Postexercise oxygen consumption and substrate use after resistance exercise in women. Med Sci Sports Exerc. 2001;33(6):932-8.

22. Gaesser GA, Brooks GA. Metabolic bases of excess post-exercise oxygen consumption: a review. Med Sci Sports Exerc. 1984;16(1):29-43.

23. Pratley R, Nicklas B, Rubin M, Miller J, Smith A, Smith M, et al. Strength training increases resting metabolic rate and norepinephrine levels in healthy 50- to 65-yr-old men. J Appl Physiol (1985). 1994;76(1):133-7.

24. Fatouros I, Chatzinikolaou A, Paltoglou G, Petridou A, Avloniti A, Jamurtas A, et al. Acute resistance exercise results in catecholaminergic rather than hypothalamic-pituitary-adrenal axis stimulation during exercise in young men. Stress. 2010;13(6):461-8.

25. Vierck J, O'Reilly B, Hossner K, Antonio J, Byrne K, Bucci L, et al. Satellite cell regulation following myotrauma caused by resistance exercise. Cell Biol Int. 2000;24(5):263-72.

26. Polak J, Moro C, Klimcakova E, Hejnova J, Majercik M, Viguerie N, et al. Dynamic strength training improves insulin sensitivity and functional balance between adrenergic alpha 2A and beta pathways in subcutaneous adipose tissue of obese subjects. Diabetologia. 2005;48(12):2631-40.

27. Chatzinikolaou A, Fatouros I, Petridou A, Jamurtas A, Avloniti A, Douroudos I, et al. Adipose tissue lipolysis is upregulated in lean and obese men during acute resistance exercise. Diabetes Care. 2008;31(7):1397-9.

28. Wahrenberg H, Lonnqvist F, Hellmer J, Arner P. Importance of beta-adrenoceptor function in fat cells for lipid mobilization. Eur J Clin Invest. 1992;22(6):412-9.

29. Lafontan M, Langin D. Lipolysis and lipid mobilization in human adipose tissue. Prog Lipid Res. 2009;48(5):275-97.

30. de Glisezinski I, Larrouy D, Bajzova M, Koppo K, Polak J, Berlan M, et al. Adrenaline but not noradrenaline is a determinant of exercise-induced lipid mobilization in human subcutaneous adipose tissue. J Physiol. 2009;587(Pt 13):3393-404.

31. Chaves VE, Junior FM, Bertolini GL. The metabolic effects of growth hormone in adipose tissue. Endocrine. 2013;44(2):293-302.

32. Ormsbee MJ, Choi MD, Medlin JK, Geyer GH, Trantham LH, Dubis GS, et al. Regulation of fat metabolism during resistance exercise in sedentary lean and obese men. J Appl Physiol (1985). 2009;106(5):1529-37.

33. Ormsbee MJ, Thyfault JP, Johnson EA, Kraus RM, Choi MD, Hickner RC. Fat metabolism and acute resistance exercise in trained men. J Appl Physiol (1985). 2007;102(5):1767-72.

34. Brandi LS, Bertolini R, Calafa M. Indirect calorimetry in critically ill patients: clinical applications and practical advice. Nutrition. 1997;13(4):349-58.

35. Paschalis V, Nikolaidis MG, Theodorou AA, Panayiotou G, Fatouros IG, Koutedakis Y, et al. A weekly bout of eccentric exercise is sufficient to induce health-promoting effects. Med Sci Sports Exerc. 2011;43(1):64-73.

36. Paschalis V, Nikolaidis MG, Giakas G, Theodorou AA, Sakellariou GK, Fatouros IG, et al. Beneficial changes in energy expenditure and lipid profile after eccentric exercise in overweight and lean women. Scand J Med Sci Sports. 2010;20(1):e103-11.

37. Hunter GR, Byrne NM, Sirikul B, Fernandez JR, Zuckerman PA, Darnell BE, et al. Resistance training conserves fat-free mass and resting energy expenditure following weight loss. Obesity (Silver Spring). 2008;16(5):1045-51.

38. Hunter GR, Brock DW, Byrne NM, Chandler-Laney PC, Del Corral P, Gower BA. Exercise training prevents regain of visceral fat for 1 year following weight loss. Obesity (Silver Spring). 2010;18(4):690-5.

39. Hunter GR, Fisher G, Neumeier WH, Carter SJ, Plaisance EP. Exercise training and energy expenditure following weight loss. Med Sci Sports Exerc. 2015;47(9):1950-7.

40. Tibana RA, Navalta J, Bottaro M, Vieira D, Tajra V, Silva Ade O, et al. Effects of eight weeks of resistance training on the risk factors of metabolic syndrome in overweight /obese women – "a pilot study". Diabetol Metab Syndr. 2013;5(1):11.

41. Willis LH, Slentz CA, Bateman LA, Shields AT, Piner LW, Bales CW, et al. Effects of aerobic and/or resistance training on body mass and fat mass in overweight or obese adults. J Appl Physiol (1985). 2012;113(12):1831-7.

42. Perez-Gomez J, Vicente-Rodriguez G, Ara Royo I, Martinez-Redondo D, Puzo Foncillas J, Moreno LA, et al. Effect of endurance and resistance training on regional fat mass and lipid profile. Nutr Hosp. 2013;28(2):340-6.

43. Ismail I, Keating SE, Baker MK, Johnson NA. A systematic review and meta-analysis of the effect of aerobic vs. resistance exercise training on visceral fat. Obes Rev. 2012;13(1):68-91.

44. Johns DJ, Hartmann-Boyce J, Jebb SA, Aveyard P, Behavioural Weight Management Review G. Diet or exercise interventions vs combined behavioral weight management programs: a systematic review and meta-analysis of direct comparisons. J Acad Nutr Diet. 2014;114(10):1557-68.

45. Chin SH, Kahathuduwa CN, Binks M. Physical activity and obesity: what we know and what we need to know. Obes Rev. 2016;17(12):1226-44.

46. Clark JE, Goon DT. The role of resistance training for treatment of obesity related health issues and for changing health status of the individual who is overfat or obese: a review. J Sports Med Phys Fitness. 2015;55(3):205-22.

47. Seo YG, Noh HM, Kim SY. Weight loss effects of circuit training interventions: a systematic review and meta-analysis. Obes Rev. 2019;20(11):1642-50.

48. Roberts CK, Lee MM, Katiraie M, Krell SL, Angadi SS, Chronley MK, et al. Strength fitness and body weight status on markers of cardiometabolic health. Med Sci Sports Exerc. 2015;47(6):1211-8.

49. Foschini D. Efeitos de diferentes tipos de treinamento físico associados à intervenção multidisciplinar em adolescentes obesos. São Paulo: Universidade Federal de São Paulo – Unifesp/EPM; 2008.

50. Campos RM, de Mello MT, Tock L, Silva PL, Masquio DC, de Piano A, et al. Aerobic plus resistance training improves bone metabolism and inflammation in adolescents who are obese. J Strength Cond Res. 2014;28(3):758-66.

51. Ackel-D'Elia C, Carnier J, Bueno CR, Jr., Campos RM, Sanches PL, Clemente AP, et al. Effects of different physical exercises on leptin concentration in obese adolescents. Int J Sports Med. 2014;35(2):164-71.

52. de Piano A, de Mello MT, Sanches Pde L, da Silva PL, Campos RM, Carnier J, et al. Long-term effects of aerobic plus resistance training on the adipokines and neuropeptides in nonalcoholic fatty liver disease obese adolescents. Eur J Gastroenterol Hepatol. 2012;24(11):1313-24.

53. de Mello MT, de Piano A, Carnier J, Sanches Pde L, Correa FA, Tock L, et al. Long-term effects of aerobic plus resistance training on the metabolic syndrome and adiponectinemia in obese adolescents. J Clin Hypertens (Greenwich). 2011;13(5):343-50.

54. O'Connor PJ, Puetz TW. Chronic physical activity and feelings of energy and fatigue. Med Sci Sports Exerc. 2005;37(2):299-305.

55. Arent SM, Landers DM, Matt KS, Etnier JL. Dose-response and mechanistic issues in the resistance training and affect relationship. Journal of Sport and Exercise Psychology 2005;17(1):92-110.

56. Bellezza PA, Hall EE, Miller PC, Bixby WR. The influence of exercise order on blood lactate, perceptual, and affective responses. J Strength Cond Res. 2009;23(1):203-8.

57. Alves RC, Prestes J, Souza Junior TP, Follador L, Lopes WA, da Silva SG. Acute effect of weight training at a self-selected intensity on affective responses in obese adolescents. Journal of Exercise Physiology online. 2014;17(6):66-73.

58. Focht BC, Garver MJ, Cotter JA, Devor ST, Lucas AR, Fairman CM. Affective responses to acute resistance exercise performed at self-selected and imposed loads in trained women. J Strength Cond Res. 2015;29(11):3067-74.

59. Miller PC, Hall EE, Chmelo EA, Morrison JM, DeWitt RE, Kostura CM. The influence of muscle action on heart rate, RPE, and affective responses after upper-body resistance exercise. J Strength Cond Res. 2009;23(2):366-72.

60. Carroaro A, Paoli A, Gobbi E. Affective response to acute resistance exercise: a comparison among machines and free weights. Sport Sciences for Health. 2018;14(2):283-8.
61. Heinrich KM, Patel PM, O'Neal JL, Heinrich BS. High-intensity compared to moderate-intensity training for exercise initiation, enjoyment, adherence, and intentions: an intervention study. BMC Public Health. 2014;14:789.
62. Rhodes RE, Lubans DR, Karunamuni N, Kennedy S, Plotnikoff R. Factors associated with participation in resistance training: a systematic review. Br J Sports Med. 2017;51(20):1466-72.
63. Benito PJ, Bermejo LM, Peinado AB, Lopez-Plaza B, Cupeiro R, Szendrei B, et al. Change in weight and body composition in obese subjects following a hypocaloric diet plus different training programs or physical activity recommendations. J Appl Physiol (1985). 2015;118(8):1006-13.

Índice remissivo